건강을 지켜주는

발효식품 이야기

건강을 지켜주는

발효식품 이야기

신동화 지음

자유아카데미

이 책을 읽는 독자들에게

거대한 우주의 이 작은 위성에 출현한 인간은 여러 가지 농·축·수산물 등 자연에서 얻을 수 있는 천연 산물들을 처리 없이 먹으며 생존해 왔다. 이러한 천연재료 중 일부는 지구 최초의 생명체였던 수많은 미생물에 의해 자연발효되어 그 독특한 맛과 향으로 원시 인간의 입맛을 사로잡았을 것이다. 우연한 기회로 발효식품을 먹게 된 인류는 이를 식문화에 접목하였고, 오늘날에 이르기까지 다양하게 발전해 왔다.

발효식품은 효모, 세균, 곰팡이 등과 같은 다양한 미생물이 관여하여 식품 원료의 여러 성분을 분해하거나 새롭게 합성하면서 생성된 산물과 미생물로 건강에 긍정적인 영향을 준다.

세계인이 즐기는 발효식품은 3,500~5,000종이 넘고 하루에 먹는 양도 50 g~200 g 정도로 인류의 식단에 큰 몫을 차지하고 있다(Stewart, C. 2024, Tamang, J. P., 2010). 최근에는 발효에 관여하는 미생물들이 인간의 장내에 들어가 긍정적인 역할을 한다는 사실이 밝혀져 여러 나라에서 깊은 관심의 대상이 되고 있다(Sanlier, N. et al. 2019). 최근 인류를 위협했던 코로나 바이러스에 대해서도 발효식품을 섭취하면 면역력을 높일 수 있다는 주장이 나오면서 새롭게 조명받고 있다. 특히 채소류(김치)나 우유 발효식품들의 면역기능이 강조되면서 한국의 발효식품들에 세계인의 이목이 쏠렸다.

우리나라는 오랜 역사에 걸맞게 다양한 발효식품을 먹어 왔으며 한식의 가장 중요한 부식으로서 자리를 굳건히 지키고 있다. 한국인의 식탁에서 빼놓을 수 없는 4대 발효식품, 즉 장류, 김치, 젓갈, 식초는 각기 다른 기능을 갖고 한식의 차별화에 기여하고 있다. 이 발효식품들이 한국인의 불안장애를 낮추는 기능이 있으며(Tae, T. and Kim, T.S., 2024) 성별에 따라 효과가 다르다는 사실도 확인되고 있다. 또한 한국의 발효식품을 포함한 전통식품이 한국인의 장수와 관련된다고 했으며(Park, S. C., 2023) 발효식품의 건강기능성이 폭넓게 제시되기도 하였다(Shin, D. H., 2023).

각종 발효식품은 전통적으로 한국을 대표하는 기반 음식이자 한식을 K-Food로 세계에 알리는 첨병 역할을 하고 있다. 특히 발효에 관여하는 미생물의 용도는 식품발효의 범위를 크게 넘어 제약, 환경산업, 각종 첨가물 생산 분야로 확대되어 광범위한 발효산업으로 그 영역을 넓혀가고 있다.

근래 미생물의 기능은 유전자변형기술을 기반으로 하여 사용자의 지향 목적에 맞게 변형시키는 새로운 영역으로 그 범위를 확대하고 있는 추세이다. 미생물은 무생물의 한정된 범위를 뛰어넘는 생물계의 무한기능을 가장 손쉽게 이용할 수 있게 해주고, 인류가 계속 활용해야 할 전망 있는 미래 지향적인 대상이자 신산업을 창출할 분야를 선도할 것으로 전망된다.

이 책에서는 발효의 기본원리와 미생물의 기능을 이용한 세계 여러 나라의 대표적인 발효식품을 소개하고 우리나라 4대 발효식품의 특성과 제조방법, 기능성 및 앞으로의 발전 방향을 제시하였다. 또한 세계적인 관심의 대상인 장내 미생물, 마이크로바이옴의 개념과 필요성 그리고 독특한 건강기능에 대하여 기술하였다. 이 책이 우리 발효식품의 발전 가능성과 미래 산업으로 발돋움하는 청사진을 그려보는 기회가 되기를 기대한다.

이번에 발간하는 《건강을 지켜주는 발효식품 이야기》는 본인이 2019년 저술한 《건강 100세, 발효식품이 답이다》를 기본으로 하여 새로운 정보를 추가하고 근래 화두가 되고 있는 기능성식품, probiotic 및 그 건강 기능성을 제시하는 등 최신 내용을 담아 재작성했음을 밝힌다.

2025년 1월

저자 신동화

차례

1장 발효의 신비 - 1

01 발효식품, 과학기술로 접근 - 5
02 발효는 어떻게 일어나는가? - 9
03 발효의 영역 - 12
04 한국 전통발효식품의 의미 - 15

2장 발효식품의 역사와 종류 - 19

01 인류 역사와 함께한 발효식품 - 22
02 발효식품의 분류 - 25

3장 세계 발효식품 - 41

01 채소류 식품 - 44
02 과실 발효식품 - 54
03 죽순 발효식품 - 64
04 곡류 발효식품 - 67
05 두류 발효식품 - 80
06 육류 발효식품 - 99
07 알 제품 - 103
08 수산 발효식품 - 105

4장 한국의 전통발효식품 - 125

01 한국 발효식품 개괄 - 127

02 장류 - 129

03 김치 - 194

04 젓갈 - 212

05 식초 - 240

5장 발효식품의 건강 기능성 - 261

6장 장내 미생물의 역할과 기능 - 275

01 마이크로바이옴에 대한 이해 - 279

02 Prebiotic - 286

03 Postbiotic - 289

04 치료제로서 Probiotics - 291

7장 발효식품의 미래 - 293

01 산업적 측면 - 295

02 발효식품에 대한 기대 - 297

참고문헌 - 300

찾아보기 - 323

1

발효의 신비

01 발효식품, 과학기술로 접근

02 발효는 어떻게 일어나는가?

03 발효의 영역

04 한국 전통발효식품의 의미

우리가 살고 있는 자연에서 일어나는 현상 변화는 실로 다양하다. 생명체뿐만 아니라 무생물계에서도 끊임없이 변화가 일어나고 있으며 한순간도 정지한 상태로 존재하지 않는다. 특히 생명현상을 유지하는 생체들은 자체 내에서 생존을 위한 많은 생화학 작용을 하고 있으며 정지된 상태로 현상을 유지하는 경우는 한순간도 없다.

이 지구상에 존재하는 생명체의 시원을 거슬러 올라가 보면 140억 년 전, 우주 생성과 함께 그 한구석에 지구가 나타난 것은 약 40억 년 전이라 추정하고 있다(유발 하라리, 2015, 브라운 신시아, 2007). 거기서 약 5억 년이 흐른 후 생명의 조상인 미생물이 출현했다고 과학자들은 화석을 통해 추정하고 있다.

최초의 생명체인 미생물은 생존을 위해서 주위 자연산물을 이용해 생존에 필수인 에너지를 얻었고 존재하는 자원을 활용하여 증식이 가능하였을 것이다. 아마 이 최초의 미생물이 진화를 거듭하면서 분화되었으며 여기서 처음 도입된 생리활동이 발효일 것으로 추정된다. 즉 발효는 태초부터 에너지를 얻는 생명체의 생존 수단이었고, 그 생리작용이 지금까지 이어지고 있다고 봐야 한다.

지금도 우리 주위에는 미생물의 작용으로 수많은 새로운 산물이 생산되고 있다. 지구의 공기 조성, 특히 생명 유지에 필수적인 21%에 달하는 산소 생성도 결국 미생물에서 시작되었다고 추정된다. 따라서 발효를 공부하는 것은 모든 생명체가 존재할 수 있게 한 근본적인 생화학 변화의 근원을 탐색하는 것이며, 어찌 보면 가장 오래된 생리현상에 접근하는 시도 중 하나이다.

그렇기에 발효는 발효식품뿐만 아니라 더 넓은 생물분야인 과학 세계를 여행하는 지침이 될 것이다. 또한 미래 여러 방향으로 발전할 가능성이 높은 분야임을 인식하게 되리라 기대한다.

미생물은 최초의 생명체로서 지금까지 계속 그들의 특성을 보존하며 생존하고 있으며, 진화를 거듭하면서 현재의 여건과 자연환경에 적응하여 존재할 수 있는 것은 미생물의 적응력 덕분일 것이다. 이 미생물의 무한 적응력을 적절히 활용한다면 발효식품을 통한 인간의 식생활을 진작하고 삶의 질도 개선하면서 건강 유지에도 도움이 되는 좋은 생명체로 활용할 수 있을 것이다.

01

발효식품, 과학기술로 접근

발효식품은 인류의 물질, 문명의 발전과 같이 해왔으나 발효과학이 인간의 머릿속 지식 안으로 들어온 시기는 겨우 500년 전이었다. 이전까지는 자연에 의존하고 주위에 있는 산물을 그대로 이용하였다. 지금 현존하는 발효식품 중에는 원시시대 그 상태로 지속한 것들도 있다.

관련 과학의 발전으로 발효를 일으키는 원인이 미생물임을 알게 되면서 여러 수단을 동원하여 미생물을 관리하는 새로운 전기를 맞았다. 발효의 원인인 미생물을 인간의 눈으로 볼 수 있게 된 것은 17세기 네덜란드 상인이자 화학자였던 레벤후크(Antonie Philips van Leeuwenhoek, 1822~1895)에 의해서인데, 이때의 배율은 200배 정도였다. 미생물의 발견으로 발효는 생명현상이라는 사실이 확인되었으며 포도즙이 포도주가 되는 현상과 식초의 비밀, 우유의 부패 원인이 미생물이라는 사실을 밝혀낼 수 있었다. 이때 발견한 생물을 극소동물(Animalcule)이라 명명하였으나 크리스찬 에렌베르그(Christian Gottfried Ehrenberg, 1795~1876)가 극소동물을 Bacterium(그리스어로 곤봉을 의미)이라 이름 지었으며 이 명칭이 지금까지 이어지고 있다. 그러나 이때까지도 모든 질병의 원인이 미생물이라는 것을 알지 못했고, 미아스마(Miasma)라고 하는 독기가 원인이라고 믿었다. 물론 상호감염에 대한 인식도 없었다.

최초의 발효는 전분질 식재료나 과실이 떨어져 공기 중에 있는 미생물의 작용으로 여러 변화를 거치면서 식품의 영역으로 들어왔을 것이다. 발효된 식품은 자연에 존재하는 식재료와는 크게 다르고, 특히 향과 맛에서 다른 특성을 가진다. 인류가 이 같은 차별성을 알게 되면서 발효식품의 선호도가 높아지게 되었다.

미생물의 힘을 빌려 유기물을 분해하거나 합성하는 생화학적 기능을 활용하여 발효식품을 만들지만 이와 같은 단순 작용뿐만 아니라 이들이 발효 중 기질인 농·축·수산물로부터 비타민, 지방산 등 새로운 물질을 만들어 인체에 많은 긍정적인 영향을 주고 있다. 또한, 발효에 관여하는 미생물들이 인체에 들어가 장내에서 Probiotic으로 알려진 유익한 작용을 하는 특별한 기능이 있다. 이런 이유로 발효는 미생물이 일으키는 창조적 생물학적 작용이며 앞으로 산업 분야뿐만 아니라 생명공학 분야에서 활용할 범위가 대단히 넓다는 사실이 서서히 밝혀지고 있다(Tamang, et al.[a,b.] 2016).

인류는 오랫동안 생명체의 장내에 존재하는 미생물과 그들의 역할에 대해 알지 못했다. 최근에 이르러 장내에 무수한 미생물이 존재하며 이들이 인체 내에서 만성질환, 염증성 장 질환, 당뇨병과 함께 비만에도 관계된다는 사실이 밝혀지고 있다. 우리 몸속에도 수십조 마리의 단세포인 미생물이 살고 있는데 이들의 역할을 거의 알지 못했다(Singh R, K., et al., 2017).

현재까지 발견된 34억 년 된 화석에서 남조류와 유사한 모양의 가느다란 미생물 가닥이 확인되었다. 이런 미생물들의 역할이 지구의 모든 환경을 바꾸는 데 지대한 영향을 주었다. 엄청나게 긴 시간 동안 박테리아는 놀라운 일을 해냈다. 분해·합성작용, 질소고정, 광합성, 산소분출 등 지구에서 생명체가 살 수 있는 여건을 만들어 주었다. 최초의 박테리아는 자신이 필요로 하는 아미노산이나 뉴클레오티드, 비타민, 효소 등을 만들어 낼 수 없었기 때문에 주변 환경으로부터 이 성분들을 흡수하여 사용하였다. 그러나 그 수가 증가하면서 양분과 에너지를 얻기 위한 새로운 물질대사 방법을 발전시켜야 했다.

최초의 혁신적 변화의 하나가 당을 에너지로 변화시키는 발효기법이었다. 어떤 박테리아는 대기의 질소를 받아들여 아미노산을 축적하는 능력을 발휘하기도 하였다(브라운 신시아, 2009). 이런 과정을 거쳐 미생물 집단이 탄소를 비롯한 다른 원소들을 여러 가지 형태로 변환시키면서 에너지를 얻고 자기 후손을 연결시키는 수단으로 사용하였다.

역사적으로 볼 때 생명체의 시초는 미생물이었고, 주위 환경변화에 적응하면서 진화하고 변이를 일으키면서 생물계를 확대하는 데 큰 역할을 하였다. 지금도 생명체 간 정보를 주고받는 상호관계를 유지하고 있다.

일반적으로 미생물의 종류는 대단히 다양하고 그 숫자 또한 사하라 사막의 모래알 수보다도 많다고 하나, 크게 인간 기준으로 유익한 것, 해로운 것, 무해 무익한 것으로 나누고 있다. 유익한 부류에 들어가는 미생물들은 발효식품 관여 미생물과 다양한 발효산업에 이용되는 미생물이 포함될 것이다. 산업에 이용되는 미생물은 특수산물 생산과 함께 성분과 기능 자체를 이용하거나 길항작용을 하는 것을 들 수 있다. 특히 미생물에 의하여 여러 종류의 식품첨가물과 의약제품이 생산되고 있다. 대표적으로 미생물 에 의해 생산되는 항생제는 인간이 만든 꿈의 치료제로 한동안 관심의 대상이 되었으나 내성 문제로 또 다른 문제를 안고 있다.

발효에 관여하는 미생물의 세계는 지금 우리가 알고 있는 분야뿐만 아니라 앞으로 훨씬 더 확대될 것이며 지식의 범위를 넓혀갈수록 그 용도가 새롭게 나타날 것으로 기대된다. 생명체의 한 부류로 미생물은 동·식물 등 다세포생물보다 관리하기가 쉽고 증식기간이 짧으며 다양한 환경에 쉽게 적응 가능하다는 특수한 능력이 있어 현대 학문계에서 큰 관심을 끌고 있다. 오사카생물협약에 의해서 최초 발견자가 미생물의 이용 권리를 갖게 됨에 따라 새로운 미생물 자원을 확보하려는 노력이 세계적으로 진행되고 있다.

미지의 새로운 미생물 확보 원으로 우리나라 발효식품은 큰 가치가 있고 우수한 보고이다. 발효산물 그 자체와 함께 그들 안에 숨어있는 미생물은 발효식품을 넘어 몇십 배의 가치를 창출할 수 있을 것이다.

전통발효식품은 우리 조상이 물려주신 유산으로 우리 식생활에 지대한 영향을 끼쳐왔고 우리 한식의 바탕을 이루고 있다. 이제 발효식품, 특히 우리 전통발효식품들이 식품으로서의 가치를 뛰어넘어 새로운 가치를 인정받을 때이다. 기능성뿐만 아니라 관여하는 미생물을 활용한 부가가치를 높일 수 있는 신산업으로서 영역을 확대하기 위한 학계의 노력과 산업계의 참여가 기대된다.

02

발효는 어떻게 일어나는가?

발효(Fermentation)란 넓은 의미에서 미생물을 이용하여 이들이 만들어 낸 효소의 작용으로 유기물을 분해하여 새로운 물질을 생성하거나 더 큰 분자로 합성하는 것을 뜻한다. 지구상에 처음 생명체로 나타난 미생물이 이후 생존을 위한 수단으로 주위의 천연자원을 이용하여 에너지를 얻는 방법으로 발효기법을 활용하였다. 발효란 라틴어의 '끓다'라는 뜻의 'Fervere'에서 유래하였으며, 인간이 자연현상인 발효를 인식하기 시작한 것은 그리 오래되지 않았다.

처음 포도나 과실류가 땅에 떨어져 고여 있을 때 효모에 의해서 발효가 일어나 술이 되었다. 최초의 천연 단맛 원인인 꿀이 빗물 등으로 희석되어 발효가 일어나기도 하였을 것이며 여러 전분질 원료가 곰팡이에 의해서 분해되고 이어서 여러 발효과정을 거쳤다. 처음 발효를 인식하기 시작한 것은 포도주 등 술 발효였으며, 이후 발효기법은 폭넓게 활용되기 시작하였다. 포도주는 적어도 기원전 1만 년 전에 만들어졌으며, 맥주는 이집트인이 기원전 5~6천 년 전에 맥아를 이용하여 만들었을 것으로 암벽화를 통하여 추정하고 있다. 발효식품인 빵의 경우는 기원전 4,000년경 이집트인들이 밀가루를 반죽하여 만든 것으로 알려졌다(Farnworth, 2008). 밀가루 반죽에 들어있는 당류를 이용한 것으로, 효모가 만들어내는 탄산가스 때문에 반죽이 부풀어 오르는 작용을 이용하여 부드러운 빵을 얻을 수 있었으며 당시에는 어떻게 이런 작용이 일어나는지 알지 못했을 것이다.

발효는 인류가 지구상에 나타나기 훨씬 전에 미생물이 스스로 생존하고 자손을 번식시키기 위한 수단으로 사용되었고 그 작용은 지금에 이르러서까지 크게 변하지 않았다. 지구 태초에는 산소가 없었기 때문에 산소가 필요하지 않은 조건에 적응하였으며 이후 자체 증식이나 번식을 위해서만 산소가 필요하게 되었다는 특징이 있다. 따라서 발효는 단세포 생명체가 지구에 나타나면서부터 생존을 위해서 에너지를 얻는 수단이었고 이 과정에서 다양한 부산물을 만들어 공존하는 다른 생명체가 이용할 기회를 만들었다. 즉, 발효기법은 가장 오래된 생물학적 변화이며, 지구생성 이래 변화 없이 지금까지 지구 모든 장소에서 일어나는 자연현상이다.

발효와 부패는 모두가 미생물에 의한 작용이지만, 최종산물의 유용성에 따라 구분된다. 예를 들면 청국장은 우리에게는 먹을 수 있는 발효제품이지만 외국인들은 경험해 보지 못한 냄새 때문에 부패라고 말할 것이다.

미생물은 각자 생존에 필요한 효소를 발효과정을 통하여 생체 내에서 생산하고, 이 효소가 농·축·수산물인 기질물질에 작용하여 분해, 혹은 다른 작용을 하여 여러 가지 산물을 만들어내면서 에너지를 얻는 과정이다.

발효가 일어나는 과정은 〈그림 1-1〉과 같다(신동화, 2019).

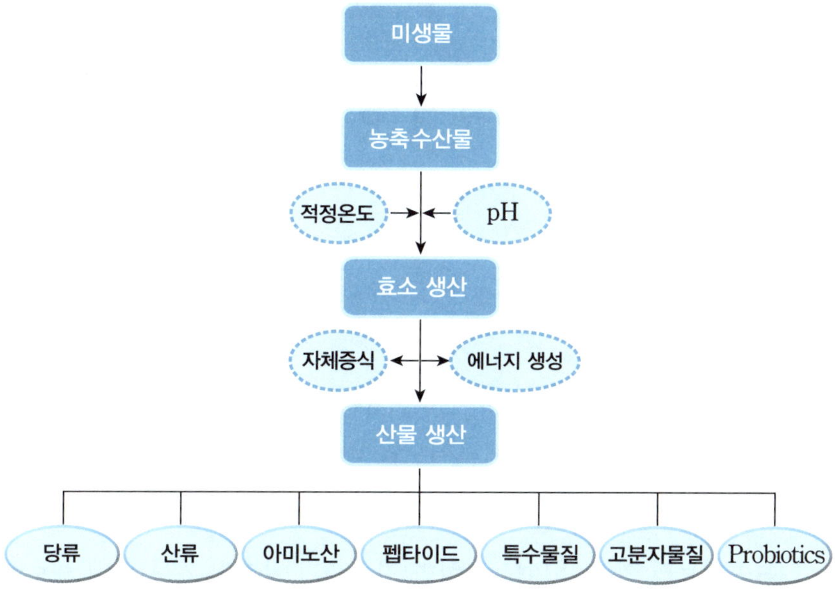

그림 1-1 미생물에 의한 발효과정과 생성물질

이처럼 발효는 기질물질을 자기 용도에 맞게 이용하려는 미생물의 작용으로 일어난다. 이때 중요한 것은 효소의 역할이다. 미생물이 생산하는 효소는 자기가 이용하려는 기질을 자기 필요에 맞게 분해 혹은 합성하여 발효조건에 따라서 각기 다른 산물을 만들어낸다. 근래 미생물의 이런 작용을 연구하고 밝혀 활용함으로써 다양한 제품을 목적 지향적으로 만들 수 있게 되었다.

03

발효의 영역

발효식품은 발효과학의 한 영역으로, 넓은 의미에서는 발효 분야 전반의 이해가 필요하다. 발효는 기본적으로 미생물의 작용을 인간의 필요에 따라 활용하는 분야로, 발효기법을 활용한 분야는 상당히 광범위하다. 미생물의 기능의 활용 범위를 넓히면 지금까지 알려진 기능 외에 새로운 활용도가 계속 개발, 산업에 활용될 수 있다.

지금까지 발효기술을 활용하여 생산할 수 있는 물질과 기능을 〈그림 1-2〉에 나타냈다.

발효를 통해서 얻을 수 있는 산물은 다양하며 이들 기능을 이용한 분야도 대단히 넓다. 장류 등 발효식품은 물론 다양한 항생제 등 각종 의약품이 생산되어 인간의 질병치료에 사용되는가 하면 비타민 등을 포함한 유용한 영양물질들도 미생물의 힘을 빌려 생산하고 있다. 또한 폐수처리 등 미생물의 기능을 활용하는 분야도 계속 확대되고 있다. 특히 근래 관심을 끌고 있는 부정적 기능을 갖는 위해 미생물의 제어기능은 인간의 건강개선 및 장수에 크게 기여할 것으로 기대된다.

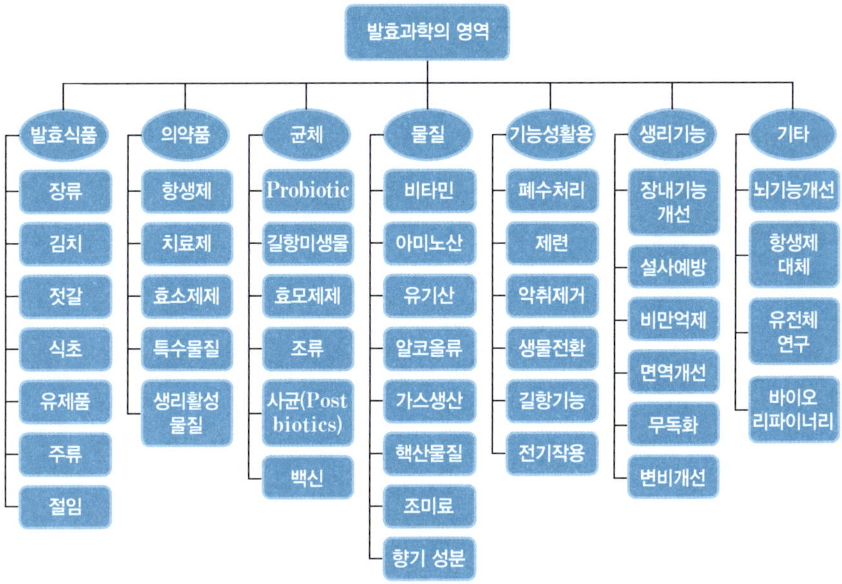

그림 1-2 발효과학 기술을 이용한 응용분야

한편 〈그림 1-3〉에서 이 발효기법들을 활용한 여러 관련 산업의 세계적인 규모를 볼 수 있다. 발효 관련 산업 규모는 2022년에는 58,823.69백만 불 시장이었으나 2031년에는 123,738백만 불로 연간 7.72%씩 성장할 것으로 추정된다(Business Research Insights, 2024). 이 시장 규모는 발효음료, 유제품, 과자, 제빵 그리고 육류, 수산물 분야 순이다.

세계에서 생산 유통되는 발효식품은 크게 〈그림 1-4〉와 같이 구분할 수 있다. 발효식품을 생산하는 원료는 곡류, 두류, 채소류와 육류 및 우유로, 이 원료들을 바탕으로 한 다양한 제품이 있으며 이들은 세계 여러 나라의 전통식품으로 알려졌다.

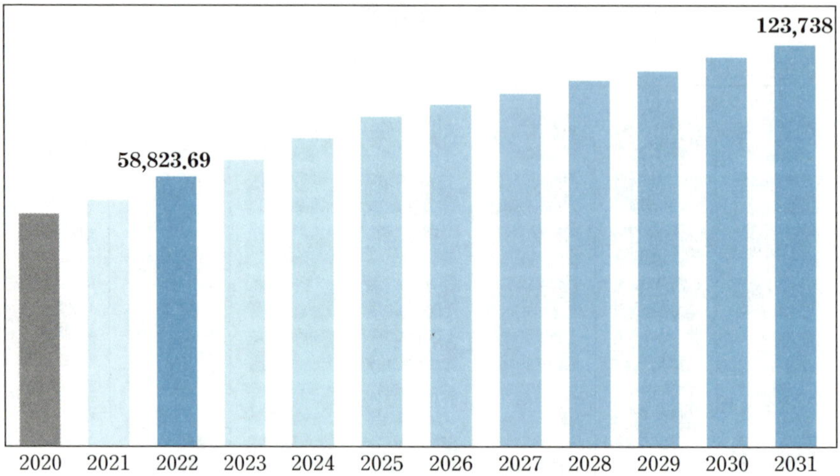

그림 1-3 세계 발효식품과 관련 시장규모와 전망 (단위: USD, 백만불)

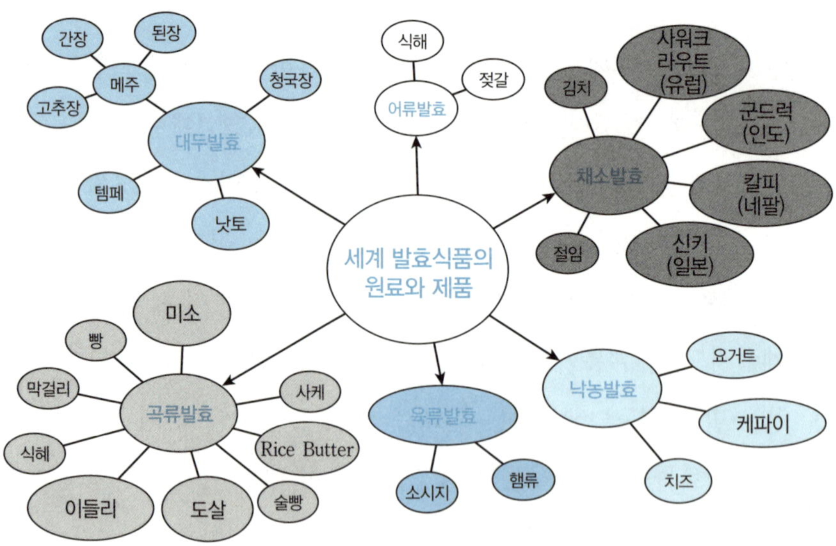

그림 1-4 세계 발효식품의 원료별 생산 제품

04

한국 전통발효식품의 의미

생명활동을 해야 하는 인간은 생존을 위해서 자연환경에서 얻을 수 있는 각종 식재료를 사용하였고 이들을 적절히 처리하여 여러 용도에 맞게 개량해 왔다. 이 수단의 하나가 자연환경에서 일어나는 발효였으며 여기서 각종 전통발효식품의 출현으로 이어졌다. 지역과 인종에 따라 달라지는 전통발효식품은 현재 우리의 식생활에서 영양공급원의 역할뿐만 아니라 식문화적으로도 매우 중요한 위치를 점하고 있다.

한반도에서는 삼국형성기 이전에 이미 염장기법과 양조기술을 정착시켰으며 삼국시대 초기에 오늘날 우리 음식의 주류를 형성하고 있는 장류, 침채류, 식초류, 젓갈류, 주류 등 5대 발효음식 문화권을 완성하였다. 우리나라는 자연환경이 각기 다른 사계절을 가졌기에 전통적으로 비 철기에 대비한 식품을 갈무리하는 것이 생존을 위한 필수사항이었다.

『조선요리학(朝鮮料理學)』(1940)에는 '조선시대 가정에서는 예부터 3~4회 반찬 준비를 큰일로 삼고 있었다'라고 기록되어 있다. 계절별로 봄에는 간장, 고추장, 된장, 여름에는 젓갈류, 가을에는 김장을 했다. 이들은 주식인 밥류에 곁들여 먹는 반찬류였으며 한식의 기본을 이루는 식단을 형성하게 되었다.

우리 조상은 기원전에 만주에서 한반도로 이주하였다. 이때 기후 풍토에 맞는 농산물이 주요 식재료로 자리 잡으면서 농경 중심의 식생활문화가 정착하였다. 지역에서 생산 가능한 곡류를 중심으로 다른 농산물을 곁들인 음식이 일상식으로 자리매김하였고, 사계절에 순응하여 겨울철 갈무리하는 방법이 개발되어 실생활에 널리 이용되었다. 특히 주식인 쌀을 중심으로 식단이 꾸며지면서 끓여서 익히는 밥 문화가 이미 오래전에 정착하였고, 밥과 함께 곁들여 먹는 반찬이 기본적인 식단으로 구성되었다. 특히 담백하나 별맛이 없는 밥의 경우, 간을 맞추고 맛을 부여하는 보조식품이 자연스럽게 필요해졌고, 이 필요에 따라 지역생산이 가능한 채소류 등과 함께 두류 및 어류를 중심으로 절임, 발효한 부식이 발달하게 되었다.

그러나 생산량이 많아 활용하기 쉬운 채소류도 독특한 맛이 없어 밋밋하고 장기저장이 어려워 밥반찬으로서는 적당하지 않아 발달한 것이 염절임 기법이다. 우리의 식생활에 염절임 기술이 도입되면서 자연 발효가 일상화되었고 이렇게 정착한 여러 발효식품이 우리 식단의 중요한 자리를 차지하게 되었다.

현재 한국인 식단에서 직·간접적으로 발효식품을 이용하지 않는 음식이 없을 정도로 발효식품은 우리 음식문화에 깊이 뿌리 내렸다. 음식의 맛은 각종 발효산물의 활용방법에 따라 좌우된다. 특히 채소류가 없는 겨울철을 위한 갈무리방법으로 절임과 발효기법이 활용되면서, 한민족의 식문화를 특정짓는 큰 틀이 만들어졌다. 또한 맛을 내는 데 있어 소금과 함께 발효과정을 거치면서 감칠맛, 신맛, 매운맛 등이 창출되었고, 이 맛과 향이 한국전통음식의 차별화와 독창성을 부여하는 데 큰 역할을 하고 있다. 식생활에 영향을 주는 절임은 인근한 바다에서 쉽게 구할 수 있는 소금이 큰 역할을 하였다.

이런 이유로 발효식품을 빼놓고 한국음식문화를 거론할 수는 없다. 발효식품을 기반으로 한 우리의 전통식단이 발전하고 계승되어 현대에 이르렀다. 시간이 응축되어 만들어진 발효, 즉 삭힘식품은 독창적인 식문화를 형성하였고, 이는 한국이 세계 속에서 독특한 식문화를 형성하는 바탕이 되었다.

한국의 전통발효식품은 생산량과 식생활에 미치는 영향을 고려할 때 김치, 장류, 젓갈 그리고 식초 등 4대 발효식품이 중요한 역할을 하였다. 한국 전통발효식품의 특징을 보면 주재료는 대부분 지역에서 생산되어 쉽게 얻을 수 있으며, 상당량을 확보할 수 있는 채소류, 두류, 어류들로 거주인들에게 가장 친근한 식품소재들이다.

한국의 전통발효식품의 특징은 주로 지역에서 손쉽게 생산되는 산물들로, 시기와 지역별로 특화된 원료들이 있다. 또한, 생산되는 시기별로 품질이 다르거나 특징적인 맛을 가져 특화되고 있다. 단일원료보다 여러 재료를 섞어서 최종 제품을 완성하는 경우가 많다. 김치는 주재료가 배추와 무이나 여기에 각종 다른 양념류, 향신채소, 젓갈 등 조미원을 추가한다. 장류는 메주와 함께 다른 소재, 즉 고춧가루 등이 혼합되며, 각종 향신료가 혼합되어야 제맛을 낸다. 젓갈류는 물론 단일어종을 이용하기도 하나 잡젓 같은 경우 여러 어종을 이용하며 특히 인기가 있는 양념 젓갈은 특징적인 향신조미료를 넣어 발효, 숙성시켜서 상품화한다.

대부분 전통발효식품은 장기저장으로 발효 기간에 따라 품질의 가치가 높아진다. 발효 후 숙성과정이 중요한 이유이다. 특히 알코올성 기호음료인 술의 경우 오랜 숙성으로 차별화된 향미가 나타난다. 장기간 먹어온 전통발효식품은 우리 민족의 유전인자에 영향을 끼치지 않나 생각된다. 어릴 때부터 전통발효식품을 접하다 보면 그 식품에 인이 박힌다고 말한다. 과학적으로 후성유전학(後成遺傳學, epigenomics), 또는 후생유전학(後生遺傳學) 분야에서 다루는 내용인데, 이는 DNA의 염기서열이 변화하지 않는 상태에서 유전자 변화가 일어나는 현상으로 먹는 식품에 의해서 변화가 일어난다고 알려져 있다. 즉 음식에 기인하여 유전인자에 각인된 기능이 한평생 잊지 못하고 선호하는 식품이 될 수 있다는 논리이다.

전통발효식품은 주식이라기보다는 부식으로 주로 이용되고 한국인의 식단에서 부족하기 쉬운 미량성분을 공급하는 중요한 기능을 한다. 예를 들면 비타민류(B_{12}, folic acid)와 함께 천일염(전통식품에서 주로 사용)은 마그네슘, 칼슘 등 필수무기물의 급원이 된다.

아울러 전통발효식품에 관여하는 미생물들은 Probiotic으로, 장내에서 인체에 긍정적인 역할을 한다. 특히 김치, 장류, 젓갈들은 가열처리 없이 생체상태로 먹는 경우가 많아 생균이 그대로 장내로 들어가 생존하면서 생리적 작용을 할 수 있다.

2

발효식품의 역사와 종류

01 인류 역사와 함께한 발효식품

02 발효식품의 분류

우리 식생활에 오래전에 깊이 자리 잡은 발효식품은 인류의 생존역사와 그 근원을 함께한다. 발효식품은 식품원료가 얼마 동안 방치되어 일어난 자연현상에 의해 만들어졌지만, 과학기술의 발달로 인위적으로 그 특징적인 맛과 향을 살린 식품을 만들어 먹을 수 있는 지혜를 축적하였으며 원료와 자연환경에 따라, 그리고 민족마다 독특한 전통식품으로 발전, 정착하였고 각 나라의 대표식품으로 알려지고 있다.

01

인류 역사와 함께한 발효식품

인류가 발효식품을 먹기 훨씬 전부터 미생물은 각종 농축수산물 등 생체재료를 분해 또는 합성작용을 통하여 발효 혹은 부패 작용을 하였고, 동물이나 인간은 이때 만들어진 산물 중 먹을 수 있는, 발효된 것들을 맛있는 먹이로 삼았다. 미생물은 그 자체의 생존을 위해서 각종 유기물질을 분해하여 필요한 에너지를 얻거나 영양원으로 이용해 왔다. 이 과정에서 생성된 많은 부산물들이 맛과 향을 갖게 되었고, 동물이나 인간은 이 발효산물을 즐겨 먹게 되었다.

따라서 발효식품의 역사는 지구 생성 후 미생물의 출현과 시기를 같이 하였으나, 인간이 스스로 발효식품을 만들어 먹는 시점은 그렇게 오래되지 않았다. 발효식품 출현은 여러 나라에서 생산되는 원료와 기후, 풍토, 식습관과 관계되며, 종교와도 연관이 된다. 발효식품이 미생물에 의해서 생산된다는 것을 알기 이전에도 인간은 경험을 통하여 좋은 발효식품을 만드는 방법과 조건들을 터득하였고, 이 기술을 후대로 전승하여 그들 나름의 발효식품 문화를 형성하게 되었다. 이후 발효가 미생물에 의해서 일어난다는 사실을 밝혀낸 이후에는 우수한 발효식품을 생산하기 위해서 미생물을 관리하고 이용하는 방법을 찾게 되었다.

지금까지 알려진 고대 발효식품의 역사를 보면 기원전 1만 년 전부터 중세까지 아리안족 이전에 과잉 생산된 식재료를 보관하기 위한 수단으로 사용되었고, 기원전 7,000년에 치즈와 빵이 만들어졌다(대부분 벽화를 통하여 확인되고 있다).

전체 발효식품의 시대에 따른 출현 제품은 〈표 2-1〉과 같다(Farnworth, 2008). 고대 아리안족 이래 우리 인간의 식생활에 발효식품이 이용되었

표 2-1 발효식품별 출현 연대

시기		제품들
석기시대~1만 년		아리안족 이전, 과잉 식재료의 단순 보존
기원전	7,000	치즈, 빵 제조
	6,000	포도주 생산(근동)
	5,000	발효유 및 음료 출현(영양, 건강 고려)
	3,500	이집트에서 빵 제조
	1,500	고대 바빌로니아에서 소시지 제조
	2,000~1,200	세계 각지에서 발효유 생산
	300	채소를 이용한 발효식품 출현(중국)
기원후	500~1,000	발효 기법에 의한 곡류, 두류 발효제품(한반도 포함)
	1881	코지와 사케 발효제법 발간
	1907	메치니코프에 의한 발효식품의 치료
	1900~1930	순수미생물을 이용한 발효기술 도입
	1970~현재	프로바이오틱 제품의 개발 보급, 장애 미생물 개선
	1980~현재	길항미생물 이용 및 면역기능 개선, 장내 미생물 역할 조명

다는 것을 알 수 있다.

한반도에서는 염절임을 시작으로 발효식품이 식용된 것은 토기 이용과 밀접한 관계가 있어 보인다. 토기를 이용하여 곡류를 갈무리하는 방법 외에 소금 절임한 채소류가 일정 기간이 지나자 자연 발효가 일어난 것으로 추정된다(이철호[a], 2017, 이철호, 2024).

02

발효식품의 분류

발효식품 제조 방법은 사용하는 원료의 종류와 발효 형태에 따라 고체발효(solid), 준 고체발효(semi-solid), 액체발효(liquid)로 구분할 수 있다. 대부분의 전통발효식품은 고체발효로, 역사적으로 자연 발효에 의존하였으나 이후 발효에 적당한 우수 균을 분리하여 이용하는 순수 발효 방법을 도입, 일정한 품질과 양질의 제품을 얻고 있다. 이때 사용하는 미생물로 동남아시아나 인도 등은 곰팡이류, 효모, 세균이 주로 사용되나, 유럽이나 미국은 세균 사용 빈도가 높다.

발효식품을 사용하는 원료에 따라 크게 분류하여 각각의 특징과 생산되고 있는 제품을 살펴보고자 한다. 발효식품 생산에 사용하는 원료에 따라 생산 가능한 제품을 정리해 보면 〈그림 2-1〉과 같다(신동화, 2019).

발효식품은 각종 농·축·수산물을 원료로 하여 다양하게 생산할 수 있고, 앞으로 더 확대될 가능성도 높다. 아울러 원료의 구분 없이 서로 혼합하여 새로운 제품을 만들기도 하며, 이용하는 미생물에 의해서도 맛과 향이 달라지거나 기능성을 보강할 수도 있을 것이다. 특히 장내 미생물의 인체 내 기능성이 입증되면서 발효식품에 관여하는 미생물들의 장내 생존 여부, 이들의 역할이 새롭게 조명되고 있다.

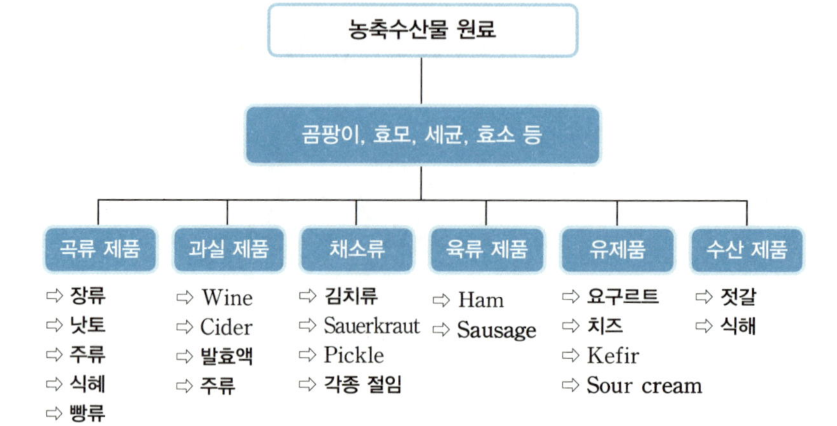

그림 2-1 사용 원료에 따른 생산 가능 발효제품

다음은 발효식품을 만드는 원료별로 크게 구분하여 발효 특성과 기능을 설명하고자 한다.

1. 채소를 이용한 발효식품들

세계 여러 지역에서는 생체 혹은 어느 형태로든 처리한 다양한 종류의 채소류를 먹고 있다. 나라와 지역마다 식용으로 하는 채소류가 있고, 기후 환경에 따라 주로 생산하는 품목이 다르다. 현대에 이르러 교역이 활발해짐에 따라 자국에서 생산되지 않는 산물이라 하더라도 수입하여 선호하는 채소류를 접할 수 있게 되었다.

채소류는 크게 엽채류, 근채류, 과채류로 나뉘며, 각각의 용도가 다르다(신동화, 2018). 우리가 주로 식용하는 채소류는 〈표 2–2〉와 같이 분류할 수 있다.

표 2–2 식용 가능한 채소류의 분류

구분	가식 부분	채소 종류	비고
근채류	뿌리	고구마, 당근, 무, 우엉, 연근	고구마, 감자, 곤약은 채소류이지만 서류로 분류
	변형줄기	토란, 감자	
	비늘줄기	양파, 마늘, 파	
	구상줄기	곤약	
엽채류	잎	양배추, 시금치, 상치, 파슬리	
	잎자루	샐러리	
	꽃눈	콜리플라워, 브로콜리	
	싹, 어린줄기	아스파라거스, 죽순	
과채류	두류(증자)	완두, 녹두, 대두, 옥수수	두류와 곡류는 채소류이지만 따로 분류
	곡류	단 옥수수	
	덩굴성 과일	호박, 오이	
	장과	토마토, 오이	
	나무과실	아보카도	

이렇게 구분된 거의 모든 식재료는 발효식품 제조용 원료가 될 수 있으며, 먹기 좋은 제품을 만들기 위해서는 원료의 특성에 맞는 전 처리를 해야 한다. 예를 들면 소금 절염, 데치기, 껍질 벗기기, 발효에 방해되는 부위의 제거 등이 필요하다.

대부분의 엽채류는 수확 후 신선한 상태로 오래 갈무리할 수 없는 단점이 있었는데, 오랜 경험과 인간 지혜의 축적으로 여러 발효방법을 적용하여 우수한 품질의 제품을 얻고 저장 기간을 늘리는 기술을 개발하였다. 예를 들어 배추는 생것으로는 상온에서 1주 이상을 버티기 어렵지만, 김치로 만들면 몇 개월 동안 거뜬히 조직을 유지하면서도 독특한 맛을 보존할 수 있다. 여기에는 산을 생성하는 젖산균이 주로 관여하고 산성화됨으로써 유해균이나 부패균의 증식을 막는 효과까지 기대할 수 있다. 세계 여러 나라에서 녹색 엽채류를 이용한 발효식품이 주식에 따른 부식으로 다양하게 식용되고 있다.

이러한 발효에 관여하는 미생물로는 락토바실러스(Lactobacillus), 페디오코커스(Pedioccaus), 뉴코노스톡(Leuconostoc), 바이셀라(Weisella) 등이 있다. 엽채류의 발효에서는 염(주로 소금)이 중요한 역할을 하는데, 삼투압에 의한 탈수로 조직이 부드러워지고 염의 작용으로 다른 부패 관여균의 증식을 막고 산을 생성하는 균들이 우점균으로 증식하게 만들어 유기산 생성과 풍미를 주는 역할을 한다.

세계적으로 많이 알려진 엽채류 발효식품으로는 사워크라우트(Sauerkraut), 김치 등이 있으며, 여러 나라의 대표적인 전통식품으로 알려진 것들이 많다. 채소류 발효에 주로 관여하는 젖산균은 상온에서 증식이 가능하기 때문에 에너지 효율이 높고 자연 발효가 가능하다. 다른 미생물의 간섭을 받지 않고 우점균으로 증식이 가능하여 다양한 생산품을 만들 수 있다. 젖산균 발효로 젖산과 함께 많은 경우 탄산가스를 생성하여 최종 제품에 시원하고 상쾌한 맛을 준다.

2. 곡류를 이용한 발효식품

지구에 사는 수십억 인구의 가장 주요한 식량원인 쌀, 밀, 옥수수, 보리, 귀리, 수수, 호밀 등은 세계 여러 나라에서 재배되고 있으며, 생산량도 어느 식재료에 비하여 많다. 이 곡류들은 다양한 발효식품을 만드는 좋은 재료가 될 수 있다. 동양에서는 주로 쌀을 이용한 여러 종류의 알코올음료가 발효미생물을 이용하여 생산되고 있으며, 밀이 생산되는 서양에서는 기원전부터 밀가루 반죽에 자연 효모가 작용하여 부풀리게 하는 빵 제조기술이 정착하였다. 아프리카에서는 곡물을 발효하여 주식뿐만 아니라 이유식, 어린아이의 영양식으로 활용되고 있다.

곡류를 이용한 발효제품은 알코올 함유 음료와 비알코올성 제품으로 나눌 수 있다.

대표적인 곡류를 이용한 발효제품은 밀과 같이 제분된 가루를 반죽으로 만들고, 이 반죽에 함유된 당을 먹이로 하여 효모나 산을 생성하는 균들이 증식하여 부풀어 오르고, 경우에 따라서는 신맛을 주는 독특한 빵류가 만들어진다.

대표적인 곡류 발효제품으로는 밀가루를 이용한 빵 외에 사워 도우(sour dough), 쌀로 만든 인도의 이들리(idli), 자레비(jalebi), 남아메리카의 마사(masa) 등이 알려져 있으며 우리나라의 증편도 쌀을 이용한 빵 형태의 식품으로 효모와 산 생성균이 합작하여 만들어낸 독특한 발효식품이다.

또한 식혜는 쌀 등 곡류의 전분질을 맥아가 생산하는 효소로 분해하여 주로 전분질을 맥아당과 일부 포도당을 만들어 단맛을 주는 한국의 독특한 전통발효음료라 할 수 있다.

3. 두류를 이용한 발효식품

두류의 원산지이거나 생산량이 많은 지역, 동남아에서는 두류를 원료로 한 다양한 발효제품이 생산되어 식생활에 이용되고 있다. 그러나 현재 세계에서 가장 많이 콩을 생산하고 있는 미국이나 브라질 등은 콩 발효식품이 정착되지 못하였다.

두류는 단백질 함량이 높고(일부 예외도 있지만) 유지 함유 비율도 높아, 인류 역사상 오래전부터 양질의 단백질을 공급하는 곡류로 주목받았으며 인류 식생활에 큰 영향을 끼쳤다. 두류 중 발효에 이용되는 것은 대두(soybean)가 90% 이상을 차지하고 있으며, 나머지는 비 대두제품이다.

대두 발효식품은 한국, 중국, 네팔, 일본, 인도 등에서 많이 생산되어 소비되고 있으며, 몽고인종이 주를 이루는 국가 대부분에서 역사 깊은 전통 대두 발효식품으로서 위치를 점하고 있다.

대두는 발효과정을 거치면서 독특한 향미를 만들어 식감을 좋게 하고 소화율을 높여(65%→90%) 단백질 공급원으로 중요한 역할을 할 수 있다. 대두를 제외한 두류는 주로 아프리카 지역에서 발효기법으로 다양한 제품을 생산, 식용하고 있다.

두류 발효는 고초균(*Bacillus subtilis*)이 주로 관여하여 pH가 높은 알칼리성 발효가 일어나는 특징이 있으며, 초기 자연 발효에 의지하였으나 과학이 발효에 접목되면서 우수 균을 선발하여 발효여건을 관리하고 있다. 대표적인 대두 발효식품은 한국의 장류, 일본의 낫토(natto), 인도·네팔·부탄의 키네마(kinema), 타이의 투아 나오(thua nao) 등이 있다.

곰팡이를 이용한 경우로는 한국의 메주, 인도네시아의 템페(tempe),

중국의 도우치(douchi), 일본의 쇼유(shoyu), 중국의 슈후(sufu) 등이 있으며, 곰팡이와 함께 다른 세균도 함께 관여한다.

비 대두 발효제품으로는 아프리카에서 생산되는 다와다와(dawadawa), 이루(iru), 우그바(uugba)가 있고 인도 및 인도네시아에는 파파드(papad), 도호크라(dhoklac), 와리(wari), 온 잠(on tjom) 등이 있다.

두류를 발효원료로 사용한 제품은 대부분 알칼리성을 띠며, 관여 균은 고초균(*Bacillus subtilis*) 등 세균뿐만 아니라, 곰팡이, 효모, 젖산균 등이 단독, 혹은 같이 관여하고 있다.

한국에서 두류를 활용한 제품들은 〈그림 2-2〉와 같이 분류할 수 있다. 이들뿐만 아니라 일본, 중국 등에서 간장, 된장, 고추장, 청국장 등의 두류 발효식품이 생산되고, 인도네시아에는 템페가 대표적인 콩 발효식품이다.

4. 우유를 이용한 발효제품

리비아 사막에서 발견된 흔적에 따르면 기원전 9,000년에 소를 숭배하고 착유하는 광경을 볼 수 있다. 인도, 메소포타미아, 이집트 등에서는 오래된 기록에 유제품이 나온다. 그림이나 기록에 메소포타미아 수메르인들이 기원전 6,000년에 유제품을 생산하고 먹었다고 한다. 조각된 영상들은 바빌로니아 등에서도 기원전 2,900~2,460년경에 유제품을 먹은 흔적이 나온다. 당시 이 지역의 자연환경에 미루어 볼 때, 자연 발효에 의한 치즈나 산성화된 우유도 같이 존재했을 것으로 여겨진다(Farworth, 2008).

야생 동물이 가축화된 시기와 맞물려 소로부터 우유를 착유하여 이용

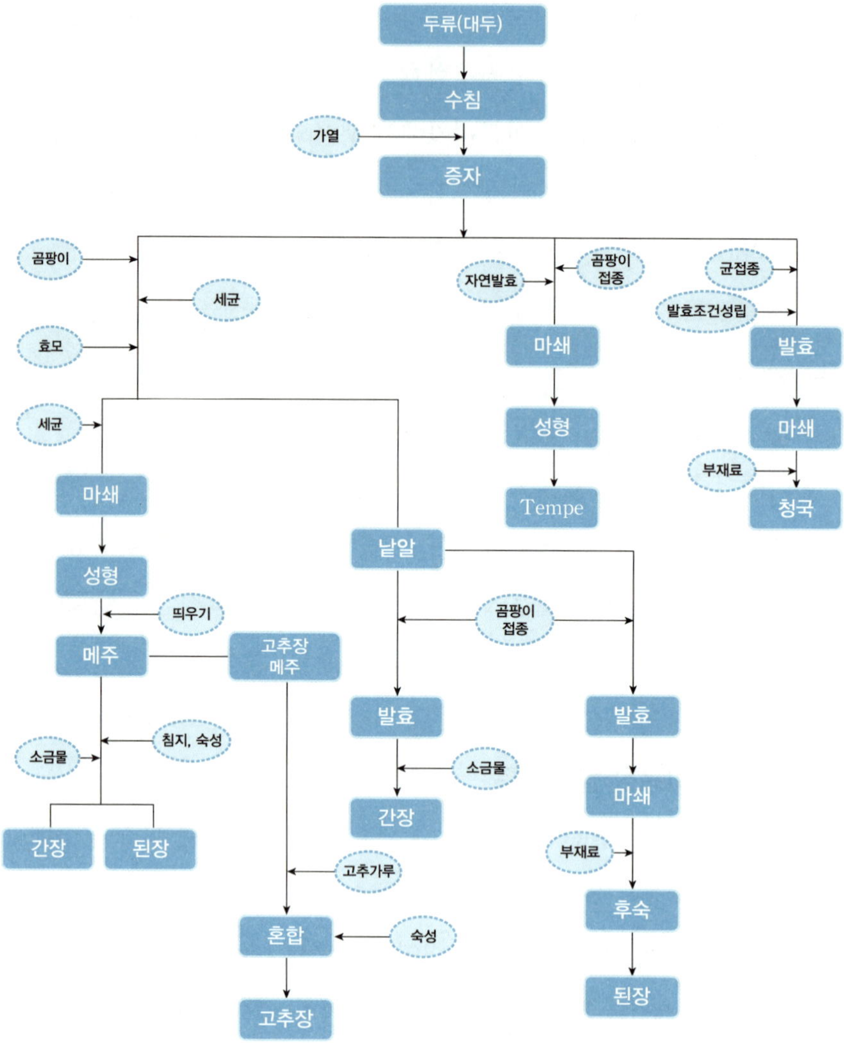

그림 2-2 두류를 원료로 이용한 제품들

하거나 바깥 공기에 방치하여 얻어진 응고물인 치즈, 혹은 발효산물인 요구르트 등이 만들어졌고, 이들이 식생활에 유입된 것은 아주 자연스러운 현상으로 추정된다.

중동을 시작으로 우유 발효제품은 세계로 뻗어 나갔으며, 이제는 세계인이 선호하는 영양음료로 발전하였다. 또한 발효기술이 도입되면서 관련되는 미생물과 발효생성물로 인하여 기능성 식품으로 자리매김하고 있다. 유제품 발효에는 주로 젖산균이 관여하고 있으며, 일부 효모가 이용되기도 한다.

우유를 얻는 동물은 젖소가 주류를 이루고 있으나 그 외 특정 지역에서는 사양 조건에 따라 양, 낙타, 말, 당나귀 등이 착유의 대상이 된다. 우리나라는 조선 후기에 젖소가 도입되어 우유로 만든 타락죽이 보양식으로 알려져 있으나 동물의 젖을 식품으로 이용한 것은 오래되지 않았다.

우유를 발효하면 관여하는 젖산균이 생산하는 젖산에 의한 산미와 디아세틸(diacetyl) 화합물에 의해서 저장 기간이 길어지고, 생우유와는 다른 맛으로 기호성이 좋아지는 특징을 갖는다.

우유가 발효되면 우유에 들어있는 젖당(lactose)이 젖산균에 의해서 분해되어 젖당 알레르기가 있는 사람들에게 안전한 식품을 공급할 수 있으며, 우유에 들어있는 단백질도 일부 분해되어 소화율을 높일 수 있다(Tamang, 2010).

우유 발효제품은 산/알코올 형(케피어, 고미스), 산 함량이 높은 제품(불가리안 신 우유), 중간 정도 산 생성 제품(여러 형태의 요거트, 애시도필러스 우유), 저산성 우유제품(버터밀크, 배양크림)으로 나눈다(Kosikowski, 1997). 치즈나 관련 제품들은 우유의 발효과정에서 생성되는 산에 의해서 우유의 단백질이 응고되고, 이 응고된 유단백질을 분리하여 다시 발효한 것이다.

발효유 제품을 처리 방법에 따라 분류하면 〈그림 2-3〉과 같다.

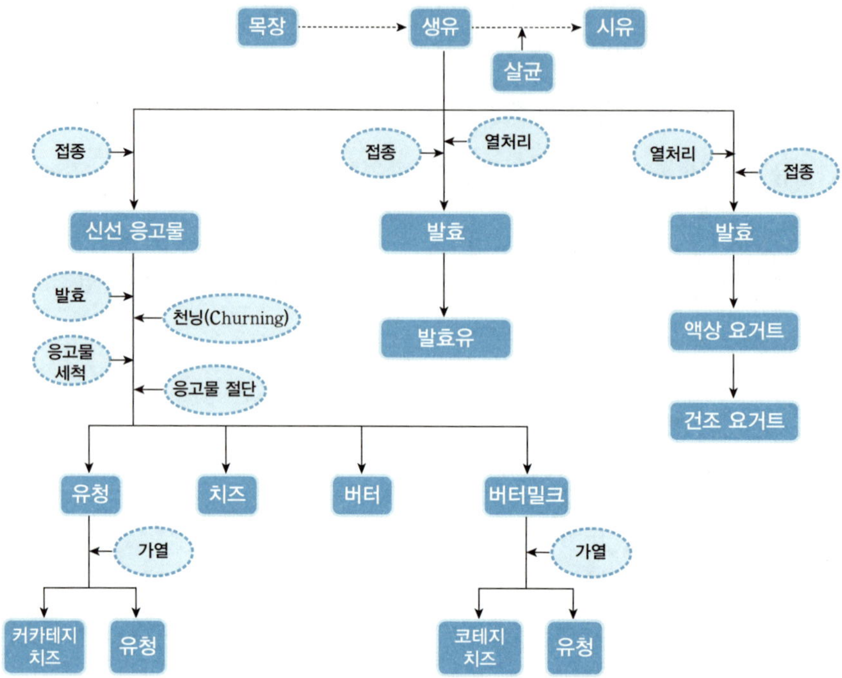

그림 2-3 간단한 유가공 제품 생산 과정(Tamang, 2010)

우유를 이용한 발효제품 중 액상은 요거트 형태이고, 고체나 반고체상은 치즈, 버터 등이 있으며, 모두 젖산균에 의한 발효에 기초를 두고 있다. 즉, 젖산 발효에 의해서 젖산이 생성되고, 이 젖산에 의해서 pH가 낮아짐에 따라 우유 단백질인 카제인(casein)이 응고하여 반고형의 치즈가 만들어지며, 요거트는 살아있는 젖산균이 액상제품에 생존한다.

5. 수산물을 이용한 발효식품

수산물을 이용한 발효제품은 젓갈이 대표적인 산물이며, 세계 여러 나라에서 여러 종류의 제품들이 선보이고 있다. 다른 수산발효제품으로는 증숙한 조 등 곡류를 넣어 함께 발효한 식해가 있다.

젓갈은 일반적으로 어패류의 원료에 소금을 적당량 넣고 발효시키는 과정을 거쳐 감칠맛이 있는 식용 가능한 발효제품을 얻는다. 수산물 자체(주로 창자 등)에 존재하는 효소작용과 어패류에 함께 있는 미생물의 관여로 어패류 구성성분인 단백질이 분해되고, 분해산물이 다시 결합하는 발효과정을 거쳐 풍미 성분이 만들어진다.

제조 공정은 염절임하는 등 비교적 단순하다. 발효 후 얻어지는 제품은 독특한 감칠맛이 있고 차별화된 냄새로 특징을 갖는다. 우리나라에서는 반찬으로도 사용하나, 주로 김치를 담글 때 부재료로 많이 사용한다.

젓갈은 그 기원이 확실히 밝혀지지는 않았으나, 해안가를 중심으로 기원전부터 생산했을 것으로 추정된다. 중국의 자료에 의하면 기원전 3~5세기경에 발간된 것으로 추정되는 이아(爾雅)라는 중국 고사전에 지(鮨)가 표기되어 있는데, 이는 생선으로 만든 젓갈로 해석된다(김영명, 1990). 기원전 3세기경 쓰인 주례(周禮)에도 해(醢), 자(醡), 지(鮨)가 나오며, 기원후 530~550년에 저술된 제민요술에 젓갈의 제법이 작어자(作漁鮓)라 기술되어 있다(가사협, 1993).

이처럼 동양에서는 기원전에 이미 젓갈을 식재료로 사용하였으며, 현재 더욱 다양한 젓갈류가 기업적으로 생산되어 판매되고 있다.

우리나라에서 젓갈에 대한 기록은 삼국사기 중에 신라의 궁중의례음식으로 해(醢, 오늘날의 젓갈)를 언급한 것이 처음으로, 당시 젓갈이 일반적인 식단에 오른 것으로 추정된다. 고려시대에는 젓갈류의 식용에 관한 기록이 정사, 의서류, 문집 등에 나타나고 있으며, 젓갈의 종류도 담수어, 해수어뿐만 아니라, 홍합, 전복 등 패류와 새우류, 게류 등 갑각류까지 원료 사용 범위가 넓어지고 있다. 이후 젓갈의 제조 방법도 다양해져 어류에 소금만을 넣는 경우를 넘어 젖산 발효를 유도하는 식해류가 등장한다. 이후 젓갈 발효 후 액체만을 분리하여 액젓을 식용에 이용하기 시작하였다(김영명, 김동수, 1990).

우리나라 젓갈류에 대한 기록은 신라 초기 신문왕 3년(683)으로 거슬러 올라가지만, 이때 이미 일반식품화되어 일상식품으로 먹었던 것으로 봐서 그 식용 역사는 기원전으로 거슬러 올라갈 것으로 추정된다. 이는 젓갈문화가 직접적으로 연결되는 중국, 일본 등에도 깊은 관계가 있으며, 이들 국가의 기록으로 우리나라 젓갈의 발자취를 추정할 수 있다. 특히 젓갈의 이름에서도 해(醢)와 조(鮓)가 혼용해서 사용되었고 교역 기록에도 이들이 나타나고 있으니, 아마도 같은 뜻으로 사용했을 것으로 추정된다. 특히 일본의 젓갈은 한반도를 통하여 전래되었을 것으로 추정한다(장지현, 1989). 초기 해류(젓갈류)는 어류뿐만 아니라, 육류도 사용했다는 기록이 있어 넓은 의미로 사용된 것 같다(가사협, 1993).

우리나라에서 생산되고 있는 젓갈과 식해류의 종류와 제품을 구분하면 〈그림 2-4〉와 같다(김영명, 김동수[a, b], 1990).

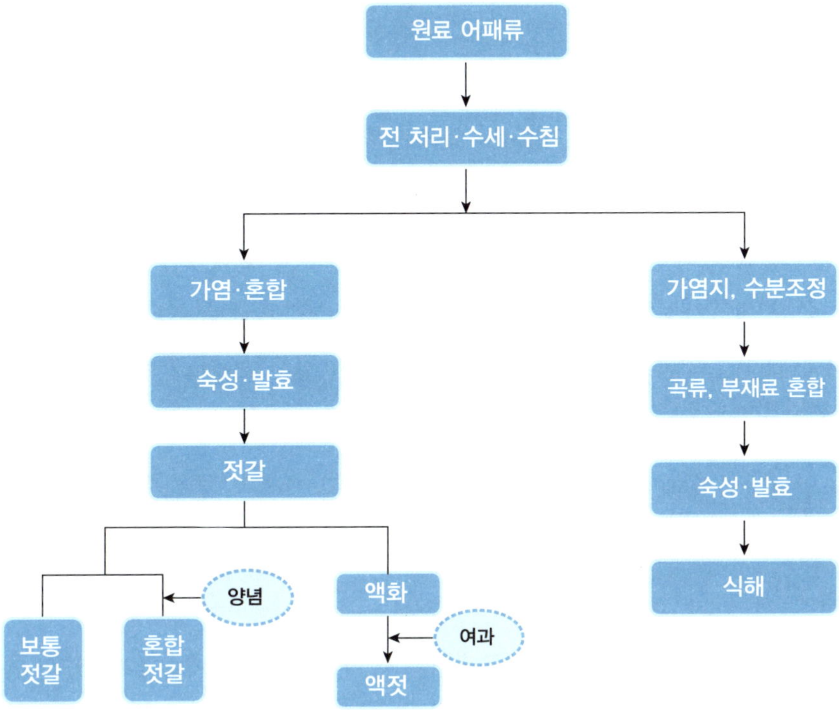

그림 2-4 우리나라에서 생산되는 젓갈과 식해들

〈그림 2-4〉와 같이 다양한 어류가 사용되며, 지역에 따른 특색을 보인다. 여기에 제시한 제품들은 양념한 젓갈류, 액젓(어장류)이 포함된다.

6. 육류를 이용한 발효식품

육류는 그 자체로 가열, 조리하여 식용하는 경우가 많으나, 저장성을 높이고 맛과 향을 개선하기 위해서 주로 돼지고기를 원료로 하여 발효제품을 생산한다. 초기 수렵시대에는 남는 육류를 자연에 놓아두어 건조와 발효가 동시에 일어나게 하여 장기 저장하면서 섭취하였을 것이다. 이후

육가공 기술이 발전하면서 소시지, 햄 등이 제조, 새로운 발효기법이 도입되었다.

외부 기온이 낮은 북유럽이나 건조한 지역에서는 지금도 도축한 돼지 뒷다리를 지하방에 걸어 놓고 자연건조 및 발효를 유도하여 오랫동안 식용이 가능하게 하면서도 독특한 풍미를 부여하여 지역 특산품화하였다.

육류 발효제품은 돼지고기를 이용한 소시지가 대부분이다. 고기를 촙핑(분쇄)하고 갈아서 반죽을 만들고 케이싱하여 성형한 후 발효, 훈증하기도 한다.

일반적인 발효 육제품을 구분해 보면 〈그림 2-5〉와 같다. 육류 발효제품은 돼지고기를 이용하는 경우가 대부분이나, 쇠고기를 일부 사용하는 Northern type 소시지가 있다(Hui, 2004).

그 외 주로 돼지 뒷다리를 그대로 이용하는 하몽(Jamon, 스페인), 프로슈토(이탈리아) 등이 있다.

7. 뿌리, 줄기를 이용한 발효식품

식물의 뿌리나 줄기를 발효하여 식용하는 경우는 주로 아프리카 지역에서 발견된다. 가장 주요한 식용자원의 하나는 카사바(*Cassava-monihot esculenta*) 뿌리를 전통적인 방법으로 발효하여 여러 식품을 만들어 먹는다. 가리(Geri-나이지리아), 후후(Fufu, 통고), 아그베리마(Agbelima, 가나), 키분데(Kivunde, 탄자니아) 등이 있다. 예를 들면 Gari의 경우, 발효, 덱스트린화, 부분 겔화 등 가공 방법을 이용한다. 각 발효과정 중에는 우점균(발효를 선도하는 균)이 알려져 있고, 젖산균, 예를 들면 Streptococcus,

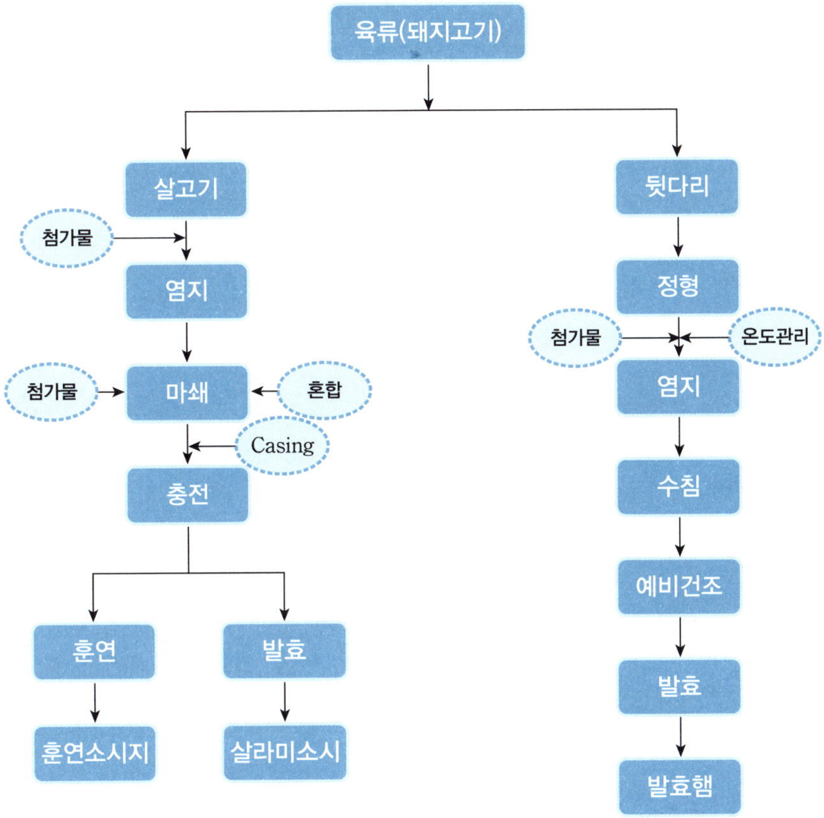

그림 2-5 발효 육류제품의 제조과정

Lactobacillus plantarum 등은 카사바에 들어있는 독성물질인 시안화합물(cyanogenic glucoside)을 무독화한다고 알려져 있다. 그 외 2단계 발효에서는 *Geotrichum candida*가 관여하여 풍미를 낸다. 또한 발효를 통하여 펙틴분해 효소가 생성되며, 이 효소가 조직을 연화시켜 식용을 쉽게 만든다(Tamang, 2010).

뿌리를 원료로 하여 생산되는 세계 여러 나라의 발효제품들은 〈표 2-3〉과 같다. 주로 카사바를 사용하며, 카사바가 생산되는 아프리카와 일부 동남아 지역에 한정되어 생산된다.

표 2-3 뿌리, 줄기 이용 발효제품들(Tamang, 2010)

식품	원료	형태	관련 미생물	생산국
애그벨리마 (Agbelima)	카사바 뿌리	페이스트	젖산균	가나 콩고
칙관구 (Chickwangue)	카사바 뿌리	페이스트	젖산균	콩고
후 후 (Foo Foo)	카사바 뿌리	페이스트	젖산균	나이지리아,가나
가리 (Gari)	카사바 뿌리	페이스트	젖산균	아프리카
페우제움 (Peujeum)	카사바 뿌리	고체	효모, 곰팡이	인도네시아

8. 기타 발효식품

사용 원료에 따른 분류에 들지 않는 발효식품도 여러 가지가 있다. 식초도 발효식품이나 사용하는 원료는 과실류, 곡류 등이 주를 이룬다. 그 외에 오리알을 이용하는 피단, 차류, 커피, 카카오 등도 발효를 거쳐 독특한 최종 제품이 만들어진다.

3

세계 발효식품

01 채소류 식품

02 과실 발효식품

03 죽순 발효식품

04 곡류 발효식품

05 두류 발효식품

06 육류 발효식품

07 알 제품

08 수산 발효식품

세계 여러 나라에는 맛과 향이 다른 다양한 발효식품이 있고 각각 차별화된 독창성이 있다. 이들은 각 나라의 전통식품으로 자리 잡았고, 지금도 가정에서 혹은 상품화되어 자기 나라를 알리고 나아가서 세계적인 상품으로 선보인 것들도 있다.

한 나라의 전통식품은 그 나라의 식문화를 이해하는 데 큰 도움이 된다.

01

채소류 식품

채소류는 세계 어느 민족이나 섭취량의 차이는 있어도 모두 먹고 있다. 기후 풍토에 따라 재배 가능한 대상이 제한되어 있지만, 비타민, 무기질, 섬유소 그리고 파이토케미칼(phytochemical, 식물기원 화합물) 등 기능성이 알려진 특수물질을 섭취하는 좋은 급원이 되고 있다. 채소류는 상당 부분 생체상태로 섭취하는 편이며, 근래에는 동서양을 막론하고 샐러드 형태로 소비자의 손에 이르는 경우가 많다.

채소류는 특징적인 맛이 없는 경우가 많다. 또한 조직 등의 독특한 관능적 특성 때문에 식미와 저장성을 개선하기 위한 노력이 계속되었다. 대표적인 예가 염장하여 일정 시간 놓아두어 발효를 유도하는 기법이었다. 채소는 오래전 인류의 출현과 함께한 일상적인 식재료였으며, 자연에서 스스로 일어나는 발효식품도 자연스럽게 섭취하게 되었다. 동남아 지역과 인도 등에서는 기원전부터 발효기법이 도입되었는데, 자연 상태에서 발효가 일어나 풍미가 좋은 발효 채소 제품이 된 덕에 저장 기간이 짧았던 채소류를 상당 기간 비축하여 먹을 수 있는 길이 열렸다.

발효에 사용할 수 있는 채소류의 범위는 넓고 대부분 염절임이 일찍 시작되었다. 하지만 염 농도가 높은 경우 발효가 같이 일어나지 않기도 한다. 채소류 발표제품은 민족마다 독특한 특성을 가졌으며, 지역이나 한 나라의 대표적인 전통발효식품으로 자리매김하였다.

세계적으로 많이 알려진 채소류 발효식품은 사워크라우트, 김치, 군드럭(gundruk), 신키(sinki), 칼피(khalpi) 등이 있으며, 죽순을 이용한 발효식품도 여러 나라에서 생산, 식용하고 있다. 발효채소류 제품은 크게 발효제품, 초절임 제품(pickled), 발효 죽순 제품으로 나눌 수 있다.

채소류 발효제품은 주로 젖산균류가 관여하여 젖산 발효에 의한 맛과 향이 생성되고, 특히 염에 의해서 부패성 미생물의 증식이 억제된다. 세계 여러 나라의 대표적인 제품을 설명하고자 한다.

1. 사워크라우트(Sauerkraut)

사워크라우트의 어원은 sauer kohl로 독일어이며, 시어진 양배추란 뜻이다. 1730년대 유럽 이민자들이 이 제품을 통에 넣어 미국에 가져오면서 확산되었다. 중국에서는 만리장성을 축성할 때 만들어 먹었고, 그 역사는 2000년이 넘는다. 칭기즈칸에 의해서 유럽으로 전파되었다는 학설도 있다. 보통 2 cm×5 cm×20 cm 크기로 채 썬 양배추에 소금을 뿌리면서 나무통이나 단지에 넣고 누름뚜껑으로 눌러놓고 발효를 유도한다. 보통 15℃ 내외에서 1개월 정도 발효하는데, 이때 카라웨이 등 다른 향신료를 넣기도 한다(Steinkraus, K. H., 1983).

① 제조 공정

사워크라우트의 제조 공정은 비교적 간단하며, 다음과 같은 공정을 거친다.

신선한 양배추 ➤ 다듬기, 세척 ➤ 심 빼기 ➤ 절단(2~5 cm 두께) ➤ 가염(2.25% 내외) ➤ 용기(나무, 단지) 넣기 ➤ 눌림(돌, 뚜껑) ➤ 발효 ➤ 저온살균 ➤ 포장(통조림, 플라스틱 통, 보존제 사용) ➤ 제품

② 발효조건

발효온도가 중요하다. 7.5℃에서는 발효가 느리고, 보통 10일 후 산도가 0.4%에 이르고, 한 달 후에는 0.8~0.9% 이른다. 18℃에서는 20일 후에 산도가 1.7~2.3%(젖산으로)에 이르고, 초산과 젖산의 비율은 1:4가 된다. 온도가 23℃ 정도가 되면 8~10일 사이에 산도 1.0~1.5%에 이른다.

소금은 부패성 미생물의 증식을 억제하는 데 중요한 역할을 하며, 염도에 따라(1~3.5%) 관여하는 젖산균이 달라진다.

③ 관여하는 미생물

발효는 보통 2단계로 일어난다. 1단계에서는 정상발효(homofermentative)가 일어나는데 이때 관여하는 젖산균은 *Leuconostoc mesenteroides, Laotobacillus brevis*, *Lactobacillus plantarum*과 *Pediococcus sakei*, *Lactococcus lactis* subsp. *lactis* 그리고 *Leuconostoc fallax* 등이 있다. 처음 발효 때는 호기성균이 10^6 cfc/g, Esterobacteriaceae가 10^6 cfc/g, 효모, 곰팡이가 10^2 cfu/g에 이른다. 이 과정을 거치면(2~3일) 더 많은 젖

산을 생성하는 젖산균이 증식하여 균수가 10^8~10^9 cfu/g에 이른다. 보통 발효 시작 후 2주일이 지나면 발효가 완료되고, 이때 가장 산에 잘 견디는 *L. plantarum*이 발효 주도 균이 된다. 전체 발효과정 중 이상발효균인 Weissella와 *Leuc. citreum* 등 새로운 균이 출현한다.

사워크라우트 발효 중 젖산균을 먹이로 하는 박테리오파지(bacteriophage)가 오염되면 전체 발효를 손상시킨다. 여러 종류의 박테리오파지가 발견되고 있다. 보통 1% 염 농도를 추천하나, 전통적으로는 2% 내외를 사용한다. 발효를 정상적으로 유도하기 위하여 starter를 사용하는데 보통 *Leuc. mesenteroides*를 접종한다.

④ 안전성

전통적인 발효 방법에서는 모두 양배추를 사용하는데, 이때 오염물(동물분, 토양 등)에 의해서 문제가 되기도 한다. 원료 양배추에는 토양이나 동물분에 오염되어 식중독 미생물이 존재할 수 있으며, 이들이 발효과정 중 생존하여 식용 시 위해를 끼칠 수도 있다. 캐나다에서는 양의 분변으로부터 오염된 *Listeria monocytogenes*가 식중독을 일으킨 예가 있다. 이는 보통 통 양배추를 발효원료로 사용 시 최종 산도가 절단한 양배추로 제조하는 경우보다 낮기 때문이다. 젖산균 증식에 의해서 생성된 젖산은 식중독균의 증식저해 혹은 살균에 관여한다.

2. 군드럭(Tamang, J. P., 2010)

히말라야 지역의 전통발효식품으로 신맛을 갖는 건조된 제품이다. 인도 북부 시킴(Sikkim) 지역에서 생산하여 먹는 것으로, 가구당 3.2 kg 정도를 생산하여 일인당 1.4 g을 먹는다. 이 지역에서 생산되는 특산물은 라요-삭(rayo-sag)으로, 신선한 잎과 겨자 그리고 콜리플라워를 시들게 한 후 채 썰어서 사용하고, 약간 말린 후 용기에 넣어 누름돌로 눌러놓고 발효한다.

보통 따뜻한 곳에 놓아두고 7~10일을 발효한다. 발효 후 바로 먹는 김치나 사워크라우트와는 달리 발효한 군드럭은 햇볕에 3~4일간 말려서 수프 혹은 피클과 같이 먹는다. 수프로 먹을 때는 물에 10분 정도 불리고 짠 다음 기름에 튀기는데, 이때 간 양파, 토마토, 고추, 강황 가루와 소금을 넣는다. 이 혼합물을 10~15분간 끓인 후 밥과 함께 먹는다.

이 발효제품은 주로 젖산균에 의해서 발효가 일어나며 *Lactobacillus fermentum, Lb. plantarum, Lb. casei* 등이 관여한다. 드물게 포도상 구균(*Staphyococcus aureus*) 등 식중독미생물이 발견되는데, 원료가 오염된 것으로 추정된다. 또한 산생성이 충분치 않을 때 문제를 일으킬 수도 있다. 발효 중 생성되는 바이오게닉 아민(Biogenic amine)도 다른 발효식품과 같이 발생할 수도 있다.

이 발효제품에서 분리된 젖산균은 Probiocic으로 이용될 수도 있다.

3. 태국 박-시안-동(Pak-sian-dong)(Steinkraus, K. h., 1983)

박-시안-동은 잘 알려진 잎채소 피클이다. 제조 방법도 간단하여 잎을 잘 씻어 햇볕에 널어서 흐느적거릴 정도로 말린다. 말린 채소 잎에 소금, 물, 설탕과 함께 용기에 넣어 밀봉한다. 혼합비율은 채소 1 kg:소금

50 g:설탕 60 g이며 여기에 물 1 L를 넣는다. 쓴맛을 제거하기 위하여 소금물에 하룻밤 침지하기도 한다. 일반적으로 정제설탕보다 팜 설탕이나 사탕수수에서 얻은 당을 넣어야 풍미가 좋다. 보통 72시간 발효하면 먹을 수 있다. 이때 pH는 3.90, 산도는 0.7~0.8%에 이르며, 젖산균에 의한 정상발효가 일어난다.

이와 비슷한 발효제품으로는 죽순을 이용한 나우-마이-동(nau-mai-dong), 붉은 양파를 발효한 홈-동(hom-dong)이 있다. 제조 방법은 다음과 같다.

팍-시안 ➤ 다듬기 ➤ 세척 ➤ 햇볕에 말리기 1~2시간 ➤ 소금(2~4%), 설탕(5%) 섞기 ➤ 용기에 담기 ➤ 누름돌 ➤ 상온발효(2~3일) ➤ 포장(1.1~1.2% 젖산 함유)

4. 중국 훔 초이(Hum Choy)(Wong, P. W. and Jackson, H. 1997)

중국식 사워크라우트이다. 주로 중국 학카(Hakka) 지역에서 수세기 전부터 생산해 오고 있다. 지역에서 재배한 가이 초이(Gai Choy)라는 채소를 수확한 다음 세척하고 물을 뺀다. 전체 채소 잎을 거친 소금으로 덮고 선반에 넣어 햇볕에서 반 건조한다. 다른 용기에 넣은 다음 뜨물을 부어 빈 공간이 없도록 누른 후 봉한다. 이때 공기가 남지 않도록 휘저어 공기 방울을 제거해야 한다. 담긴 용기를 24~28℃에 놓고 물 증발이 일어나지 않도록 온도가 낮아야 한다. 담근 채소는 암 녹황색으로 변하면서 부드러워진다.

발효가 끝나면 간단히 세척하여 남은 소금과 산을 제거한 후 물고기나 육즙에 넣어 수프로 먹는다. 발효 중 혐기성 발효가 일어나며(4일간), 잘 포장되어 있으면 2달 동안은 먹을 수 있다. 뜨물의 양이 적거나 완전히 밀봉되지 않았을 경우 호기성 변질이 일어날 수 있다.

홈 초이는 이제 상업적 규모로 생산되고 있는데, 저장 기간을 연장하기 위하여 식초나 보존제를 사용하기도 한다. 이 제품은 사바(Saba), 말레시아 등에서 서민식품으로 이용되고 있다.

훔 초이의 간단한 제조 공정은 〈그림 3-1〉과 같다.

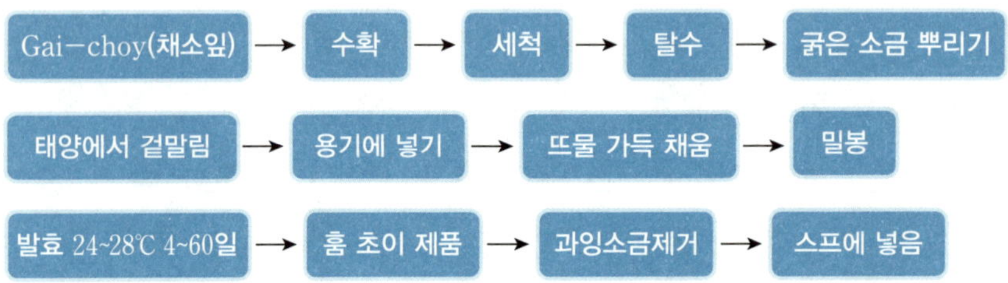

그림 3-1 훔 초이 제조 공정

5. 칼피(Khalpi)(Tamang, J. P., 2010)

네팔이나 인도 북부지역에서 생산되는 전통발효 오이 제품이다. 완숙된 오이를 수확하고 조각으로 절단한 후 햇볕에서 2일 동안 말린다. 이를 대나무 용기에 넣고 건조한 잎사귀로 밀봉한다. 상온에서 3~5일 발효하면 산이 생성되어 소비자의 구미에 맞는다. 칼피는 겨자유, 소금, 고춧가루를 넣어 밥과 함께 먹는다. 가정에서 만들어 먹고 아직 상품화는 되지 않았다.

관여 미생물은 젖산균 즉, *Leuconostock. fallax*, *Pediococcus pentosaceus*,

Lb. brevis, *Lb. plantarum* 등이다. 초기 균수는 많지 않으나 36시간 지나면 10^8 cfu/g에 이르며, 이후 같은 수를 유지한다. *Lb. plantarum*이 주 발효균이다. 이때 pH는 5.6에서 3.2로 내려가며, 산도는 0.28%에서 1.24%로 높아진다.

6. 제룩(Jeruk)

주로 가정에서 만들어 먹는 피클류의 하나로 과실이나 채소류를 원료로 이용한다. 주로 작은 오이, 생강, 양파, 고추, 죽순 겨자 잎 등을 사용한다. 소득이 낮은 가정에서 간단하게 만들어 먹고, 신맛과 단맛이 있어 어린이들의 구미에 맞는다. 말레이시아 등 동남아에서 생산되고 있다. 신선한 조직을 갖고 있으며 원료가 과량 생산될 때 저장수단으로 이용된다.

관여하는 미생물은 Leuconostoc, Lactobacillus, Pediococcus, Enterococcus가 검출되며, 주로 젖산 발효가 일어난다.

7. 수안 카이(Suan Cai)

중국의 전통채소 발효제품으로 주로 Lactobacillus 속이 발효에 관여하고, L-lactate가 생성되며 복 발효가 일어난다. 확인된 균은 *Lb. harbinensis*이다.

8. 후-타이와 수안-타이(Fu-tsai and suan-tai)

대만에서 생산되며, 겨자 잎을 발효한 제품이다. 보통 수프나 다진 고기와 함께 튀김 제품으로 만들어 먹는다. 제조 방법은 그늘에서 말린 겨자 잎을 4% 정도 소금물에 켜켜이 차례로 용기에 넣고 밀봉한 후 상온에서 7일~2개월 발효시킨다. 발효 기간은 2개월 정도이며 완전히 발효되면 suan–tsai, 부분 발효되면(7일) fu–tsai라 한다. 발효된 것을 세척하고 햇볕에 말린 다음(1~2일) 다시 2일 정도 발효시킨다. 낮에 말리고 저녁에 발효하는 과정을 3회 반복한다. 부분 건조된 겨자 잎을 2조각으로 낸 다음, 유리 용기 등에 넣어 밀봉한 후 뒤집어 놓고 3개월 정도 숙성시킨다. 이를 fu–tsai라 한다. 대만에서 생산되는 이 제품은 *Pediococcus pentosaceus*와 *Tetragenococcus halophilus*가 관계되며, 다른 젖산균으로는 *Lb. farciminis, Leuconostoc mesenterides, Weissella cibaria* 등이 확인된다.

9. 포채(苞菜–Pochai)(정동효, 2004)

중국의 젖산 발효채소로 절임 염을 사용하지 않는다. 포채는 침채(沈菜)라는 말이며, 사천 포채가 유명하다. 특수하게 제조한 옹기를 사용한다. 이 용기는 입구의 밖에 뚜껑을 받치는 접시가 있고, 이 접시는 홈이 있어 여기에 물을 담아 안의 공기는 나오나, 외부 공기가 들어가지 못하게 되어 있어 혐기발효를 가능하게 한다.

원료는 배추, 무, 마늘, 죽순, 엽채류를 사용한다. 조미료로는 식염, 술, 생강, 산초, 고추 등이 사용된다.

사천 포채의 제조 방법은 다음과 같다. ① 원료를 씻고 적당히 절단하고 이것을 20% 식염수에 담근다. 근채류는 2일간, 엽채류는 1~2일, 1차 절임한다. ② 1차 절임 한 것을 물기를 빼고 포채도기에 넣고 국물이 원료를 덮을 때까지 부어 넣고 뚜껑을 덮는다. 약 10일간 발효시킨다. 먹을 때는 숙성한 것을 모두 꺼낸다.

10. 김치(최홍식, 2016)

한국의 김치는 대표적인 채소 발효혼합물이며 세계에 알려진 채소 발효식품이다. 배추를 기본소재로 이용하나 여기에 각종 향신료와 조미료가 첨가되며 특히 감칠맛을 내기 위하여 잘 발효 숙성된 젓갈을 사용하는 특징을 갖는다. 지역에 따라 독특한 김치가 생산되고 있으며 한국인의 밥과 가장 잘 어울리는 부식이다.

김치와 비슷한 채소 발효제품으로 인도네시아의 사자 아신(Sajur asin), 튀르키예의 타하나(Tarhana), 일본의 누카미소(Nukamiso) 등이 있는데, 대부분 집에서 가정주부가 만들어 가내 소비용으로 사용한다. 여기에는 배추, singkamas, 무, 당근, 아스파라거스, 콩 등의 채소류가 같이 사용된다. 주로 젖산 발효가 일어나고, 이런 혼합물에 단백질 함량을 높이고 맛을 개량하기 위하여 어류 발효 물을 넣기도 한다.

11. 기타 채소 발효식품

호주 베지마이트는 채소에서 추출한 재료를 효모로 발효하여 페이스트 모양으로 만들어 빵이나 비스킷에 발라먹는 것이다. 검은색 잼과 비슷하며 호주의 대중적인 스프레드이다.

02

과실 발효식품

과실들은 그 자체로 맛과 향이 있지만 발효하면 독특한 향미를 새롭게 내는 색다른 제품이 생산된다. 예를 들어 올리브, 커피, 카카오 제품 등이 있다(Tamang, 2010).

1. 올리브

올리브는 아시아 미노르(Minor) 지역이 원산으로 1,500종이 알려져 있으며, 시리아, 그리스로 전파되었다. 지중해 지역에서 주로 생산되며, 이제 세계 여러 나라, 즉 남아프리카, 호주, 일본, 중국 등에서 재배되고 있다. 대표적인 높은 유지함유 과실로 주로 착유하여 올리브유를 생산하는 데 쓰인다. 이 열매를 이용하여 식탁용 발효제품을 생산하기도 한다. 올리브 나무에서 수확한 후 적절히 처리하지 않으면 쓴맛이 너무 강해 식용하기 어렵다. 쓴맛의 원인 물질은 glycoside oleuropein으로, 전 처리공정을 통해 쓴맛을 제거해야 한다. 가공 방법에 따라 다르나 염수, 알칼리처리를 한다. 발효제품은 스페인형, 검은색의 캘리포니아형, 그리고 천연색의 검은색 그리스형 등이 있다. 그 외에 지역에 따라 많은 종류의 제품들이 생산, 유통되고 있다.

올리브는 세계적으로 1.5백만 톤이 생산된다. 때에 따라 과잉생산에 따른 문제가 있으나 근년에는 기후변화에 따라 생산량이 감소하는 추세를 보이고 있다. 올리브 발효제품은 다른 채소류 발효제품과는 다르게 맛과 영양 면에서 우수하고 화학적 조성이 상당히 다르다. 특히 Polyphenol compound, 즉 Tyrosol, Hydroxy tyrosol 함량이 높아 항산화성 기능이 있으며, 발효에 관여하는 미생물들이 Probiotic의 공급원으로도 기능이 있다.

대표적인 올리브의 유통제품별 제조 공정은 〈그림 3-2〉와 같다(Farnworth, E. R., 2008).

세계적으로 생산량이 가장 많은 3가지 제조 방법은, 염수 처리하여 발효하는 과정은 동일하지만 약간씩 차이가 있으며 제조 방법에 따른 원료의 수확기도 다르다. 색깔에 따라 채취 시기가 다르고 숙도도 차이가 있다. 발효과정 중 젖산균이 증식하는 2단계 발효에서는 pH 4.5~3.9까지 내려가게 된다. 주로 *Lb. plantarum*이 관여한다. 잘못 발효되면 젖산균 외에 Clostrium 속 혹은 Bacillus 속이 증식하여 조직을 연화시킨다.

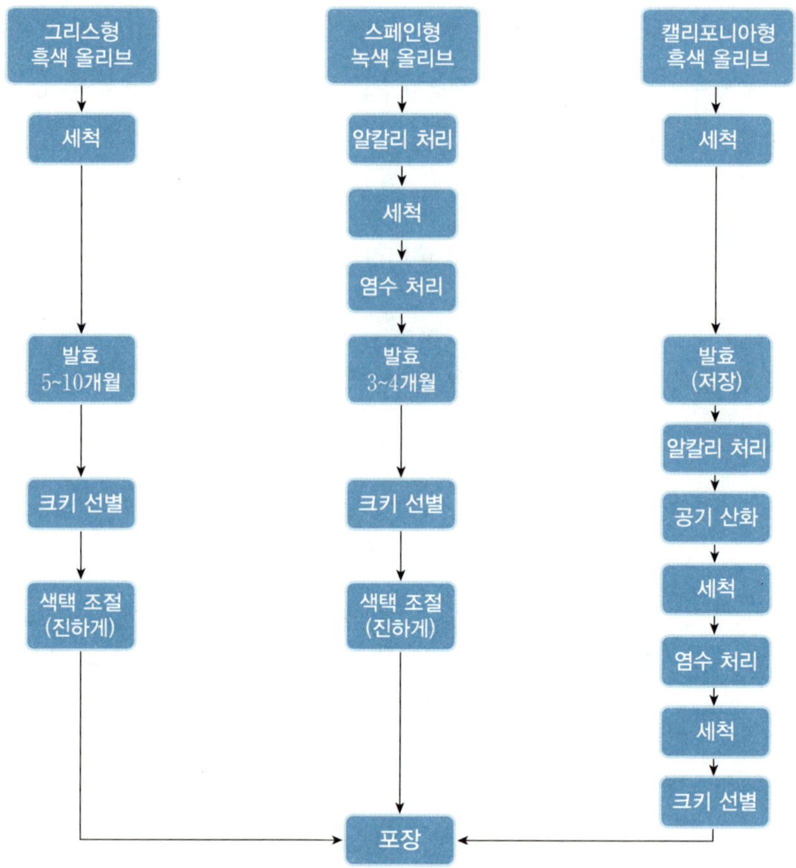

그림 3-2 대표 식탁용 올리브 제품 제조 공정

2. 커피(Tamang. J. P., 2010)

커피(Coffee)란 말은 에티오피아의 kaffa에서 유래된 것으로 원산지가 이 지역임을 알 수 있다. 야생 커피나무는 아프리카 여러 지역에서 발견되며, 에티오피아에서 처음 볶고 발효하는 기법이 도입되었고 아라비아로 전파되었다. 아랍에서는 16세기에 이미 널리 마시는 음료가 되었고,

1600년대에는 이탈리아에도 전파되었다. 이후 베네치아 상인들이 서유럽에 커피를 수입하면서 각지에 커피집이 들어섰다.

유럽에서는 네덜란드가 최초로 커피나무를 재배하기 시작하였다. 커피과에는 400속 5,000종이 있으며, 오직 Coffea 속이 커피 생산에 사용된다. 커피 만드는 데 사용하는 커피는 2종, 즉 *Coffea arabica* Linne와 *Coffea canephora* Pierre가 있다. 이제 세계 각국에서 커피나무가 재배되지만, Arabica와 Robusta로 구분되고 있다. 현재는 약 50개국에서 생산되며 가장 많이 생산하는 나라는 브라질, 베트남, 콜롬비아, 인도네시아, 에티오피아, 멕시코, 인도 등 열대지방이다. 보통 표고 600~2,400 m 지역에 속하는 나라에서 좋은 품질의 커피를 생산하고 있다. 우리나라도 일부 지역에서 시험재배를 하고 있다.

커피 열매는 핵과로 외피, 중내피, 내피 등, 껍질로 둘러싸여 있고, 과내피는 섬유질로 되어 있다. 보통 손이나 기계 수확을 하며, 미숙과 과숙과를 선별해 낸다. 가공 방법은 습식법과 건식법이 있으며, 품질에서 차이가 있다.

① 습식법

수확한 커피 열매를 기계로 외부에 있는 껍질과 끈적이는 이물을 제거하고, 무게로 선별한 후 물과 함께 시멘트 탱크에 넣고 발효시킨다. 이 과정에서 커피 열매에 있는 펙틴 분해 효소에 의해서 외부 껍질 물질이 분해된다. 효소의 역가와 부착된 점질 물질에 따라 발효시간은 달라지지만 24~48시간 발효할 때 가장 좋은 품질을 얻을 수 있다. 이렇게 발효가 끝난 커피콩은 세척하고 수분 10~12%까지 건조한다. 건조시간은 대개 1~2주이다. 최종 단계에서 커피콩의 껍질을 제거한다. 습식법은 콜롬비아에서 생산되는 Arabica 커피를 만들 때 사용한다.

② 건식법

습식법보다는 간단하다. 이 방법으로는 Robasta 커피를 만드는데, 두꺼운 커피 펄프를 그대로 놓아둔다. 브라질, 에티오피아 등에서는 Arabica 커피도 햇볕에 말린다. 건조공정에서는 커피콩을 매트나 건조 장치에 3~4 cm 두께로 펴놓고 햇볕에 말린다. 보통 저녁에는 재흡습을 막기 위하여 퇴적하고 다음 날 다시 널어 말린다. 햇볕에 따라 다르지만 보통 3~4주가 걸린다.

③ 커피 발효에 관여하는 미생물

처음 발효단계에서는 그람 음성균인 Enterobacteriacea 속이 주발효에 관여하는데, 주로 *Enterobacter cloacae*가 분리된다. 건식 커피 발효에서는 *Bacillus sutillis, B. cereus* 등이 발효에 관여한다. 커피 발효에 관여하는 미생물들은 거의 펙틴 분해 효소를 낸다고 보고되고 있다. 습식 발효에서는 24시간 이내에 보통 균수가 10^3~10^8 cfu/g 수준으로 증식한다. 커피 발효에서 젖산균은 많이 알려지지 않았으나, 초기에 Leuconostoc과 Weissella가 증식, 산성화한다고 알려져 있다. 효모도 관여하는데 습식 발효에서 4.0×10^4~5×10^7 cfu/g이 발견되고 있으며, 발효과정 중 증가한다고 보고되고 있다.

건식발효에서도 발효과정 중 효모의 수가 증가한다. 이들은 *Debaryomyces hansenii*와 *Pichia guilliermondii*로 알려져 있다. 이 효모는 커피콩에 있는 점질 물질의 분해에 관여한다. 커피콩의 발효는 세균, 곰팡이, 효모 등이 관계되어 수분함량, 온도, 기질 물질의 구성, 미생물의 펙틴분해 효소에 관계가 된다.

커피콩에 자연적으로 부착된 일부 곰팡이들이 진균독(mycotoxin)을 생성한다고 알려져 있으므로 주의하여야 하며, 커피에서는 Ochratoxin A가 문제 된다. 커피콩은 저장, 수송할 때 높은 함량의 수분에 노출되면 독성을 일으키는 곰팡이가 증식하여 진균독을 생성할 수 있다. 습식이 건식보다 진균독 생성 억제에 효과적이다.

3. 카카오(Cacoo)

적도 근방에서 자라는 카카오나무에서 맺히는 카카오 열매를 이용한 역사는 2,000년이 넘는다. 카카오는 스페인 점령자에 의하여 유럽에 전파되었고, '신의 음식'이란 별칭이 있다. 카카오나무는 학명이 *Theobroma cacao*로 여러 종이 있다. 멕시코를 스페인이 통치할 때 칼라비안 군도에 전파되었고, 후에 필리핀, 술라웨시, 자바 등으로 전파되었다. 그 후 기후가 맞는 세계 여러 곳에서 재배하고 있다.

카카오는 박피한 카카오를 갈아 부숴서 발효하고 건조한 후 볶아서 만든다. 커피나 차 종류와 같이 사람에게 기분을 진작시키는 알칼로이드 함량이 높으며 다른 많은 영양소가 함유되어 있어 식품으로 분류되고 있다. 카카오 빈은 지방(52%), 단백질(14%), 전분(6%),

theobromine(1.5~2.1%), 카페인(0.2%), 그리고 카테킨, 탄닌(6~7%)이 들어있는 우수한 식품소재이다. 카카오 빈은 2가지 종류가 있는데, 포라스테로(forastero)는 보라색 줄이 있으며, 가공처리 시 강한 풍미가 있다. 크리올로(criollo)는 백색 혹은 상아색 등 엷은 색을 띠고 있으며 향기가 많이 난다. 크리올로가 크고 둥글며 지방함량이 낮다. 보통 크리올로는 2~3일 발효하나, 포라스테로는 5~7일 발효한다.

① 카카오 빈 발효

카카오 빈에 붙어있는 펄프가 발효되는 기질이다. 여기에는 수분(82~87%), 당(10~15%, 주로 포도당, 과당, 설탕), 펜토산(2~3%), 구연산(1~3%), 펙틴(10~15%)이 들어있다. 여기에 들어있는 펙틴질이 다른 다당류(1~2%)와 함께 점도를 갖게 한다. 숙도에 따라서 당의 구성은 달라지는데, 숙성됨에 따라 포도당과 과당함량이 높아진다.

수확된 카카오 빈은 상당 기간 놓아두는데 이때 당의 변화가 일어난다. 카카오 빈을 나무망치로 쳐서 수분이 많은 펄프로 싸인 씨를 빼낸 다음, 용기에 담아 발효시설이 있는 곳으로 옮긴다. 카카오 빈을 질경이 잎 위에 퇴적하거나 춤이 깊은 트레이에 넣어 발효시킨다.

발효시키는 방법은 바나나 잎이나 방수포를 넣어 퇴적하거나 용기에 넣는 것이다. 이 방법들은 아이보리 해안에서 주로 이용된다.

발효과정 중 1단계에서 유기산과 에탄올이 생성되고, 미생물작용에 의해서 열이 발생한다. 2단계는 자엽 내에서 발효하여 생성된 물질 간에 생물학적 반응들이 일어난다. 발효를 통하여 남아있는 펄프를 제거하고,

배아를 불활성화하면서 향, 풍미, 색깔을 낸다. 발효로 점성물질을 제거하는 것은 건조를 쉽게 하는 데 기여한다. 발효 기간(3~13일) 중 퇴적물을 뒤집어주어 공기를 공급해주면서 적정온도(45~50℃)를 유지시킨다.

발효 기간은 생산지마다 다르나 제조하는 농부들의 경험에 따라 결정하는데, 냄새나 물성으로 판단한다(초산 냄새). 발효가 끝나면 건조에 들어간다. 건조는 초기수분 40~60%에서 최종 6~7%로 낮추어 곰팡이의 증식이 일어나지 않도록 한다. 건조과정 중 풍미가 발현되고 맛과 색이 형성된다. 가능한 한 빠르게 건조해야 하나 이때 풍미와 빛깔을 고려해야 한다. 보통 48시간 정도가 적당하다.

② 관여 미생물

발효 중 생물계는 계속 변화가 일어나는데, 사상균, 효모, 젖산균, 초산균, Bacillus 속 균이 발효에 관여한다. 초기 사상균이 발생하여 24~36시간에 균 수가 10^6~10^7 cfu/g에 이르며, 발효가 진행되면서 급격히 줄어드는데 펙틴 및 전분 분해 효소 생성과 깊은 관계가 있다. 이들은 카카오 빈의 향과 맛에 영향을 준다. 또한 지방질분해도 관여하는데 주된 곰팡이는 *Aspergillus fumigatus, A. glaucus,* Mucor spp. 등이다. 미생물들이 고분자 물질들을 분해하여 당류를 생성함에 따라 효모가 증식하여 산과 향을 생성한다. 이들은 Kloeckera, Hanseniaspora, Saccharomyces, Candida, Pichia 속 등이다. 이들 효모가 끝에 가서 산을 이용함으로써 pH가 상승(3.5~4.2)하여 세균류가 자랄 수 있는 환경을 만든다. 이 결과, 에탄올, 휘발성 유기물이 생성되어 초콜릿 향을 만든다. 또한 펙틴 분해 효소는 점도를 낮춰 통기 효과를 높이기도 한다.

발효 후반에 pH가 상승하면서 젖산균이 증식하여 10^6~10^8 cfu/g 수준에 이르게 되며(36~48시간), 이때 Lactobacillus, Leuconostoc 그리고 Lactococcus 속이 주된 역할을 한다. 발효 초기에는 *L. plantarum*이 카카오 발효에서 주된 역할을 하나, 지역에 따라서 주 발효 젖산균이 다르다는 보고도 있다.

초산발효는 최종 단계에서 일어나는데 주로 Acetobacter, Gluconoacetobacter, Gluconobacter 등 호기성균이 관여하고, 이때 균 수는 10^6~10^9 cfu/g에 이른다. 전체적으로 호기성 포자생성 균은 후반에 나타나는데 10^7~10^8 cfu/g에 이르며, 산미가 줄어들고 호기성 조건이 된다. 이처럼 발효 중 관여하는 미생물은 기질의 성분과 산소 유무, 온도, 길항 미생물의 존재, pH 변화에 따라 계속 미생물 총이 변하게 된다. 이런 현상은 모든 자연 발효식품에서 일어나는 아주 일반적인 현상이다.

③ 발효 중 생화학적 변화

카카오의 맛과 향은 발효, 건조 그리고 이어지는 카카오 빈의 볶음 조건에 따라 달라진다. 발효과정에서 미생물에 의해서 자엽에 들어있는 성분, 즉 단백질, 지질, 탄수화물이 분해되고, 다시 결합하면서 향과 맛의 변화가 계속 일어난다. 단백질이 분해돼서 생성된 아미노산은 볶는 과정에서 향 발현에 큰 영향을 주고 Anthocyanin도 Anthocyanidin으로 전환된다. 설탕과 같은 2당류도 분해되어 단당류가 되면서 여러 미생물의 영양원으로 이용되면서 새로운 물질을 만드는 데 기여한다.

카카오 발효는 여러 미생물이 관여하는 복 발효이다. 아직까지도 관여하는 모든 미생물이나 이들의 역할이 확실히 규명되지는 않았으나, 서서히 젖산균과 초산균들이 하는 일들이 알려지고 있다. 볶는 과정에서 생성되는 많은 향기 물질과 맛에 영향을 주는 성분들에 대해서는 더욱 연구가 진행되어야 한다.

4. 템포약(Tempoyak)(Steinkraus, K. P., 1983)

말레이시아에서 생산하는 독특한 제품으로 두리안 과실(*Durio zibethinus*)의 펄프로 만든다. 이 발효식품은 두리안의 독특한 유화수소 냄새를 갖고 있으며, 유액은 노란색을 띤다. 독특한 향으로 두리안에 친숙한 말레이시아인들이 선호한다.

템포약은 가정에서 과량 생산되는 두리안을 처리하기 위해서 만들고 있으며, 품질이 떨어지거나 과숙한 과실을 이용하기도 한다. 이 발효제품은 생선이나 채소를 먹을 때 고추로 만든 삼발(sambal)과 함께 찍어 먹는 용도로 사용되며, 시장에서 소량으로 판매하기도 한다.

제조 방법은 리안 펄프에 소량의 소금을 넣고 용기에 넣어 밀봉하여 만든다. 발효 기간은 보통 7일 내외로 산막효모가 표면에 나타나는데 먹기 전에 걷어낸다. 발효과정 중 고체상태의 펄프가 반 고형 상태로 변하면서 강한 산취를 낸다. 이때 산도는 3.6%에 이르며, 이때 약간의 당이 잔존한다.

발효에는 세균과 효모가 관여하여 균수는 10^7 cfu/g에 이르며, 최종 pH는 3.8~4.6에 이른다. 분리된 균은 Bacillus와 효모, 산 생성은 젖산균과 초산균에 의한 것으로 추정하고 있다.

03

죽순 발효식품

죽순 발효제품은 대나무 생장이 가능한 동남아지역의 특산물로 대나무 새싹이 올라올 때 채취하여 다양하게 이용한다(Tamang, J. P., 2010).

1. 메수(Mesu)

죽순이 생산되는 인도 히말라야, 네팔, 부탄 지역에서 생산되는 전통 발효식품이다. 연한 죽순의 겉껍질을 벗겨내고 잘게 자른 후 녹색 대나무 줄기 빈 공간에 넣어 단단히 누른다. 대나무 통 입구를 대나무 잎이나 다른 식물의 잎으로 막고, 7~15일간 혐기성 상태에서 발효한다. 메수는 피클과 함께 먹는데, 보통 식용유, 고추, 소금과 함께 섞는다. 밀봉된 상태로 수개월 저장이 가능하다.

죽순이 생산될 때 이 제품이 시장에 나온다. 발효에 관여하는 미생물은 *Lb. plantarum, Lb. brebvis, Lb. curvatus, Leuc. citreum*과 *Pediococcus pentosaceus* 등이 분리된다. 정상 젖산 발효균인 *Lb. curvatus*도 확인된다.

2. 소이범(Soibum)

소이범은 인도 메니퍼(Manipur) 지역에서 생산되는 전통발효식품이다. 즙액이 많고 죽순(*Dendrocalamus sikkimensis, D. giganteus, Melacona bambusoide* 등)을 얇게 세절하고, 용기에 단단히 적재한다. 용기에 세절한 죽순을 완전히 채운 후 폴리에틸렌 필름으로 덮고 누름돌을 얹는다. 용기의 밑은 구멍을 뚫어 발효된 시어진 액즙이 흘러내리게 한다.

발효 6~12개월이 지난 다음 제품은 10~12개월 저장할 수 있다. 보통 인도의 지방 채소시장에서 흔히 판매되고 있다. 관여하는 미생물은 *Lb. plantarum, Lb. brevis, Leu. fallax, Leuc. mesenteroides, Leuc. lactis* 그리고 *Enterococcus duran* 등으로 기능성 젖산 발효균으로 알려져 있다. 발효 과정 중 유리 아미노산량이 증가하여 영양 가치가 상승하고 미생물작용으로 Phytosterol이 만들어진다.

3. 소이돈(Soidon)

소이돈은 완숙된 죽순 끝을 모아 발효한 제품이다. 인도 마니퍼 지역에서 잘 알려져 있다. 죽순 끝을 모아 위쪽과 아래쪽을 제거하고 전체를 물을 담은 항아리에 담근다. 전에 발효한 액을 스타터로 첨가(1:1)하여 3~7일 상온에서 발효한다. 이 지역에서 나는 헤이붕(heibung) 잎을 넣어 발효 중 풍미를 돋운다. 발효 후 용기에서 꺼내어 밀봉 용기에 보관하면 상온에서 1년 정도 저장이 가능하다. 커리, 피클, 쌀밥 등과 먹는다. 발효에 관여하는 미생물은 *Lb. brevis, Leuc. fallanx, Leuc. lactis* 등이다.

4. 나우-마이-동(Naw-mai-dong)

태국에서 생산되는 죽순 발효제품이다. 보통 단맛이 나는 죽순(*Bambsa. burmanica*)을 사용한다. 어린 죽순을 수확 후 굳은 조직이나 결점을 제거하고 세척한 다음 2% 정도 소금과 혼합한다. 물속에서 끓인 후 쓴맛이 나는 액을 버리고 용기에 담아 누름돌을 얹는다. 실온에서 3~4주 발효한다. 관여 균은 *Leuc. mesenteroids, Lb. fermentum. Lb. buchneri, Lb. brevis* 그리고 *Pediococcus pentosaceus*가 검출된다.

5. 기타 죽순 발효식품

주로 인도에서 생산되는 것으로 소이짐(Soijim), 에쿵(Ehung), 엡(Eup), 히링(Hirring) 등이 있으며, 지역에 따라 제조 방법은 조금씩 다르다.

04

곡류 발효식품

곡류는 크게 쌀, 밀, 옥수수, 수수, 기장 등으로 분류된다. 이들이 생산되는 지역에서 다양한 곡류 발효제품이 생산된다(표 3-1).

〈표 3-1〉에서 보듯 쌀, 보리, 옥수수, 수수 등을 이용한 다양한 발효식품이 있으며, 아침 식사 또는 음료 등으로 먹는다. 서양의 빵을 대체하기도 한다. 제품 발효에 관여하는 미생물은 젖산균과 효모가 주를 이루나, 그 외에 곰팡이와 다른 세균이 발견되기도 한다. 대부분 지역의 특산물로, 자연 발효에 의존하지만 서서히 우수 균을 분리하여 이 균을 이용한 순수 발효가 진행되고 있다. 지역 전통식품은 거주자들에게 영양공급은 물론 관여 균이 프로바이오틱으로 작용하여 장내 건강에도 영향을 줄 것이다.

표 3-1 곡류를 이용한 식품들(Farnworth, E. R., 2008)

제품	국가	기질	관여 미생물	제품특징
Kanji	인도	쌀과 당근	*Hansenul anomala*	액상
Bagni	코카서스	기장	–	액상(음료)
Bhatura	인도	흰색 밀가루	젖산균, 효모	조식용
Buruktu	나이지리아	수수+카사바	젖산균, *S. cerevisiae*	액상
Darassum	몽골	기장	–	액상
Hopper	스리랑카	쌀 혹은 밀가루+코코넛액	빵효모, 산생성균	아침용
Idli	인도	흑그램, 쌀	젖산균, 효모	빵 대체
Injera	에티오피아	밀, 보리, 옥수수	*Candida guiliermondii*	빵 대체
Kenkey	가나	옥수수	Corynebacteria, 효모, 곰팡이	고형제품
Lao-chao	중국, 인도네시아	쌀	곰팡이, 효모	연질, 고상
Mahewa	남아프리카	옥수수	젖산균	음료
Merissa	수단	수수	효모	음료
Ogi	나이지리아	옥수수	젖산균	대표적인 아침
Puto	필리핀	쌀	젖산균+효모	간식
Uii	케냐, 우간다, 탄자니아	옥수수, 수수, 기장	젖산균	아침, 점심

1. 빵류

효모를 이용하는 대표적인 곡류 발효식품이다. 기원은 원시시대로 거슬러 올라가며, 1만 4,400년 전 빵 유적이 발굴되어(The Science Times, 2018. 3. 3.) 오랜 역사가 있음을 알려준다. 밀가루를 주원료로 이용하나, 지역에 따라서는 옥수수 등 다른 곡류 전분으로도 생산할 수 있다.

현대 빵 발효기술은 3,500년 전 이집트까지 거슬러 올라간다(Farnworth, 2008). 빵 반죽을 만들어 놓았을 때 부푸는 것을 확인하였고, 이 기술로 만든 빵류가 이집트인의 주식이 되었으며, 급여 대신 빵을 공급하기도 하였다.

로마인들이 최초로 포도주에서 분리한 효모를 빵 발효에 이용했다고 보는데, 기원전 100년에는 로마에 250개에 이르는 빵집이 있었다고 추정된다. 옛 그리스에서는 보릿가루가 함유된 빵이 있었으나 부푸는 정도가 떨어져 서서히 소멸하였다.

초기 유럽인들은 기원전 800년 전부터 스타터를 첨가하여 귀리 빵을 만들었다. Sour rye 빵은 여러 나라에서 생산하여 식용하였고, 유럽과 북미에서도 인기 있는 빵이 되었다. 이 빵 제조에서 사용하는 'mother sponge'는 효모와 세균의 비율이 1:100이 되는데, 기원은 확인되지 않았으나 미국 샌프란시스코에서 프랑스 빵을 만드는 데 이용한다.

빵은 이제 동서양을 막론하고 밀가루나 다른 곡류를 기질로 이용하는 대표적인 발효식품이며, 효모뿐만 아니라 젖산균 등 여러 세균류가 발효에 관여하여 맛과 향에 영향을 미친다.

2. 이들리(Idli)(Steinkraut, K. P., 1983)

씻은 쌀을 침지하고 이집트 콩(gram)과 함께 분쇄한 후 반죽을 만들어 함께 있는 미생물로 자연 발효되는 제품이다. 남부 인도나 스리랑카에서 광범위하게 식용하고 있다. 이들리는 작고 동그랗게 빚어 쪄낸 빵으로 산 발효 후 증숙한 제품이다. 이들리와 유사한 제품으로 Dhokla,

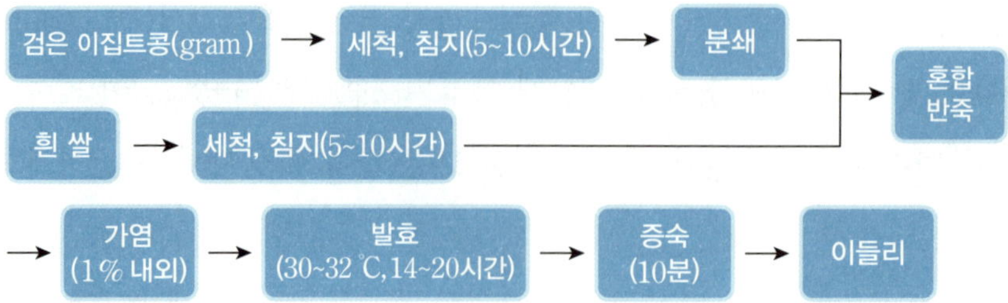

그림 3-3 이들리의 제조 공정

Khaman Dosa 등이 있으며, 원료와 제조 방법에서 약간 차이가 있다.

이들리 제조 방법 〈그림 3-3〉과 같다.

이들리는 남부 인도인들에게는 중요한 단백질원이며, 칼로리 공급의 주된 역할을 한다. 이들 제품은 주로 아침식사로 이용되며, 스리랑카에서는 1주일에 3~4회 취식한다.

발효 중에 비타민 B_1과 B_2가 생성되고, 발효 중 피틴과 인 관련 물질이 감소된다. 주로 젖산균인 *Lb. mesenteroides*가 발효에 관여한다.

3. 필리핀 푸토(Puto)

푸토는 필리핀에서 고미(묵은 쌀)를 이용하여 만드는 발효 케이크이다. 쌀을 침지·마쇄한 후 천연상태에서 산 발효와 가스 생성을 유도한다. 생성된 산은 최종 단계에서 중화한다. 완성된 푸토는 강판에 간 코코넛과 함께 제공된다. 푸토는 인도의 이들리와 비슷한데, 단지 두류가 없다. 푸토는 필리핀의 여러 지역에서 매일 만들어 먹고 있다. 보통 아침식사나 간식으로 먹는다. 때로 치즈, 계란 등을 추가하기도 한다(Sanchez, R. C., 1997).

제조 공정은 〈그림 3-4〉와 같다.

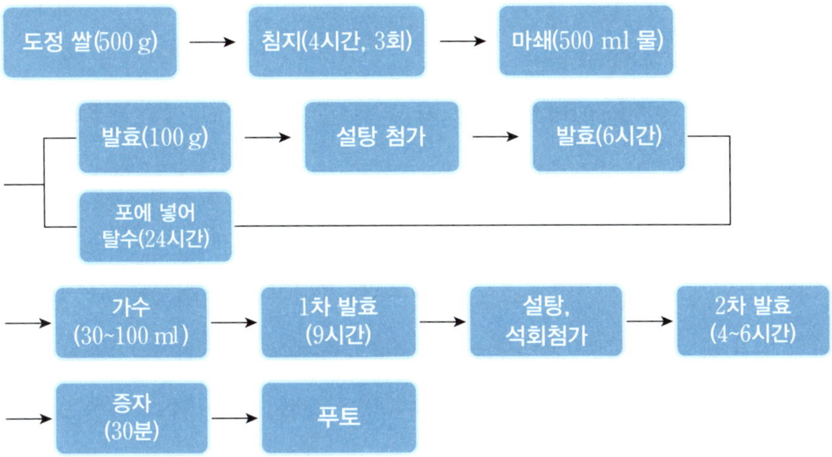

그림 3-4 푸토의 제조 공정

푸토 발효에는 사상균, 세균, 효모가 관여되며, 초기 호기성미생물이 증식하나 주 발효균은 *Lb mesenteroides*, 다음은 *S. faecalis*, 끝에는 *S. cerevisiae*가 관여한다. 주로 이상발효 젖산균이 역할을 하면서 산 생성으로 pH는 떨어진다. 근래는 건조 스타터를 사용하여 발효를 관리하기도 한다.

4. 도사(Dosa)

쌀과 이집트 콩(gram)으로 만들어진 팬케이크이다. 16세기 타밀(인도)지역에서 만들어 먹었고, 이 제품은 잘 알려진 두류를 이용한 Dhokla(발효, 증숙한 향신료가 들어 있는 케이크)로 1066년 기록에 나타난다. 밀가루 반죽으로 발효하여 만들어진 Nam, Bhatura, Kulcha는 납작한 빵류로 인도, 파

키스탄, 아프카니스탄, 이란에서 만들어 먹는다(Farmworth, E. R., 2008).

5. 엔제라(Enjera)

아랍어 이름이며, 에티오피아에서 주식으로 먹는 산 발효한 팬케이크 형태의 빵이다. 크기가 직경 55~60 cm로 무게는 두께에 따라 다르지만 250~700 g이다. 밀가루를 반죽하여 만들고, 옥수숫가루로 만든 것은 더 무겁다. 발효하여 만든 제품은 약간 바삭거리고 부드러우며 유연하다. 공기 방울이 맺힌 아이(eye)가 표면에 있고 내부도 부드럽다.

에티오피아 인근 나라에서도 만들어 먹고 있으며, 성인이 하루 2~3개의 엔제라를 먹는다. 가정에서는 부엌 밖에 있는 화덕에서 엔제라를 만든다. 보통 엔제라는 육류, 채소, 삶은 두류 제품(wot)과 함께 먹는다. 소금에 찍어 먹거나 다른 여러 향신료 등을 섞어서 먹기도 한다. 따뜻한 지역으로 가면 수수나 옥수수로 만들기도 한다. Tefenjera는 고산지대에서 생산되며, 보리와 수수가 주원료가 된다.

엔제라의 제조 방법은 〈그림 3-5〉와 같다.

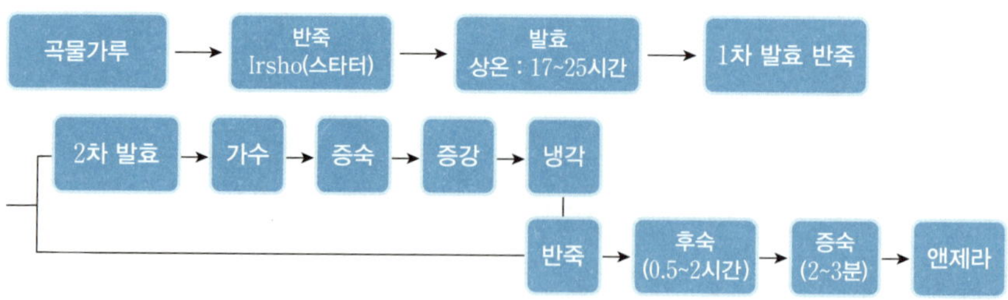

그림 3-5 엔제라의 제조 공정

엔제라 발효에 관여하는 균은 다양하다. 균 속으로 보면 Pullartia, Aspergillus, Penicillium, Rhodotorula, Hormodendrum, Candida와 그 외에 확인되지 않은 세균들이 있다. 가장 빈번히 검출되는 미생물은 *Candida guilliermondii*이고 대개 균수는 10^8~10^9cfu/g에 이른다(Steinkraus, K. P., 1983).

발효 중 영양 변화가 있는데, 엔제라는 필수아미노산이 많지 않아 효모 등 우수 균을 이용한 발효유도로 영양개선 필요성이 대두되고 있다. 비슷한 제품으로 코초(kocho)가 있다.

6. 호퍼(Hopper)

쌀이나 밀가루에 코코넛 액을 넣어 반죽한 후 산 발효하여 증식한 발효제품으로, 둥근 형태이고 지름 15 cm에 두께는 1 cm, 밖은 바삭바삭한 조직을 갖는다. 스리랑카에서 많이 만들어 먹고 가정이나 식당에서 아침식사로 이용한다. 보통 생선, 육류, 커리, 고추, 정제되지 않은 설탕(jaggery) 등과 함께 먹는다.

쌀 및 밀가루를 혼합한 후 여기에 설탕, 효모(2 g/100 g)와 코코넛 즙을 넣어 반죽하고 발효한다. 주 발효는 효모에 의해서 일어나나 산 생성 젖산균도 관여한다. 효모가 발효에 관여하기 때문에 단백질과 비타민 B가 보강되고 향미 개선에 기여한다.

호퍼의 제조 공정은 〈그림 3-6〉과 같다.

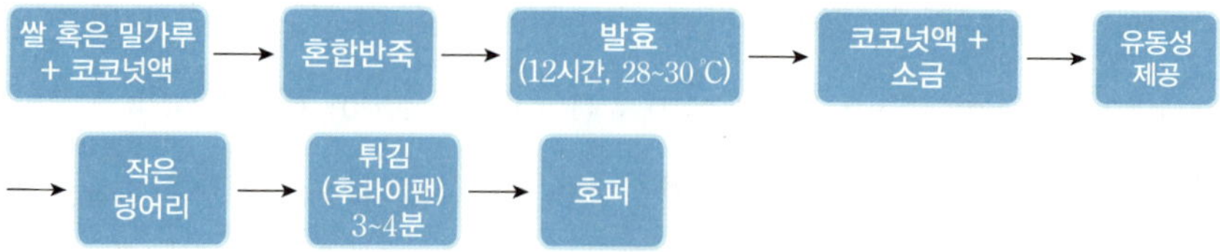

그림 3-6 호퍼의 제조 공정

7. 키슬라(Kisra)

수단의 전 지역에서 만들어지는 인기 있는 발효 빵으로, 원료로 수수를 사용한다. 키슬라는 2가지 형태가 있는데, 얇은 시트형의 rhaheefa와 죽 형태의 aseeda가 있다. 노동자들에게 인기가 있다.

먹을 때는 고기, 채소류와 함께 먹고, 수단인은 수숫가루를 여러 가지 형태의 식품으로 하루 200~500 g 소비한다. 근래는 밀가루로 대체되어 수수로 상품화된 제품은 많지 않다. 주로 관여하는 미생물은 젖산균인 Lactobacillus sp.와 초산균인 Acetobacter sp. 그리고 효모인 *S. cerevisiae* 등이다. 전통적으로 발효 후 남는 반죽을 스타터로 사용한다. 이에 따라 젖산과 초산이 주요 구성 산이 된다. 밀가루 제품이 일반화되면서 수수를 이용하는 키슬라 빵의 소비량은 줄어들고 있다.

8. 오기(Ogi)

오기는 뜨거운 브라망즈(Blancmange, 우유를 갈분, 우무로 뭉친 것) 비슷한 조직을 가지며 요거트를 연상하게 한다. 색깔은 원료에 따라 크림색(옥수수), 적갈색(수수), 진회색(조)으로 다르다.

주로 나이지리아에서 식용하고 있으며, 수수로 만든 것은 오기 바바

(Baba), 조로 만든 것은 오기 제로(Gero)라고 부른다. 북부 나이지리아에서는 후라(Furah)라 부르고, 수수, 조를 쓴다. 실제로는 보통 옥수수로 만든 것을 오기라 부른다.

오기 제조 공정은 〈그림 3-7〉과 같다.

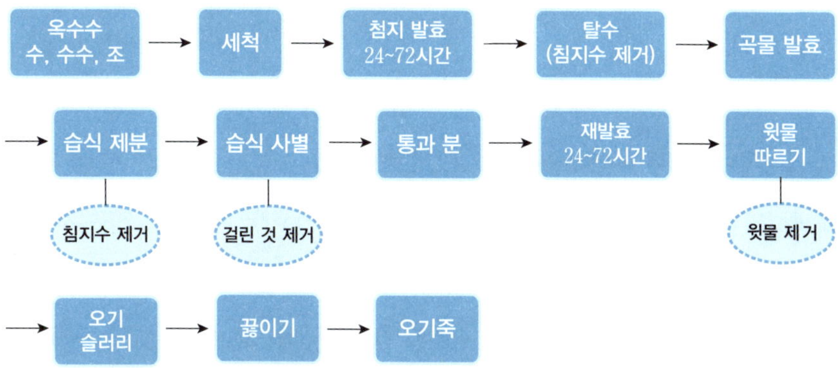

그림 3-7 오기의 제조 공정

오기는 죽(Pap) 형태이며, 고형분이 8% 정도의 겔상 제품이므로 나이지리아 사람들이 많이 먹는다. 오기는 이 지역에서 중요한 전통식품이며, 이유식이나 성인의 아침식사로 이용된다. 9개월쯤 된 어린아이에게는 하루 한차례 먹여 모유를 보완하는데, 이유식을 구입하지 못하는 가정에서 주로 사용한다. 맛을 보장하기 위하여 농축 우유나 분유를 첨가하기도 한다.

오기죽은 자연 발효에 의존하여 스타터를 쓰지 않는다. 표면발효에는 몇 종의 곰팡이, 세균으로는 젖산균과 Corynebacterium sp.가 관여한다. *Lb plantarum*이 산 생성에 주된 역할을 한다.

많은 영양공급원인 옥수수를 정제하고 발효에 따른 영양 손실이 문제가 되어 피부병인 펠라그라가 나타나는 원인이 되기도 한다. 그러나 환자 등 소화가 어려운 대상에게는 소화율을 높여 영양섭취를 돕는다. 단백질을 보강하기 위하여 대두-오기 발효제품이 개발되기도 하였다.

9. 우지(uji)

동아프리카 지역의 사람들이 먹고 있는 크림 형태의 발효음료이다. 주로 옥수수, 수수, 조나 카사바를 원료로 사용하고, 가열 조리 전 혹은 후에 발효한다. 물성은 보통 수프보다 진하다. 발효한 우지는 주로 시골에서 주부들이 만들어 먹는다. 학교급식, 병원식으로 이용되며 아프리카 지역마다 이름이 서로 다르다. 때때로 차 종류와 같이 마시고, 아침, 점심에 제공된다. 방문객에게 제공되기도 한다.

케냐에서는 중요한 식단 구성 식품이 되었으며, 여러 축제에서도 항상 제공되는 음료이다. 발효 초기에는 대장균군이 주도하다 16~24시간 이내에 젖산균으로 대체된다. 발효 원인균으로는 *L. mesenteroides* 혹은 *Lb. plantarum*이 관여하고, 그 외 젖산균으로 *Lb. cellobiosus, Lb buchneri, Pediococcus pentosaceus* 등이 분리되고 있다.

사용하는 곡류 중에 함유된 α, β-amylase가 전분 분해에 관여하고, 여기서 만들어진 단당류가 젖산균 증식에 도움을 준다(Steinkraus, K. P., 1983).

10. 마헤우(Mahewu 혹은 Magou)

남아프리카 Bantu인들에 의해서 만들어 먹은 전통, 신맛의 비알코올성 발효음료이다. 주로 시골에서 전통적인 방법으로 만들고 있으며, 옥수수를 사용한다. 기업적으로 만들기도 하며, 고형분 함량은 8~10%, pH는 3.5, 산도는 0.4~0.5%(젖산으로)에 이르며, 액상과 함께 농축제품(건물 25%), 건조 제품도 생산된다.

마헤우의 제조 공정은 〈그림 3-8〉과 같다.

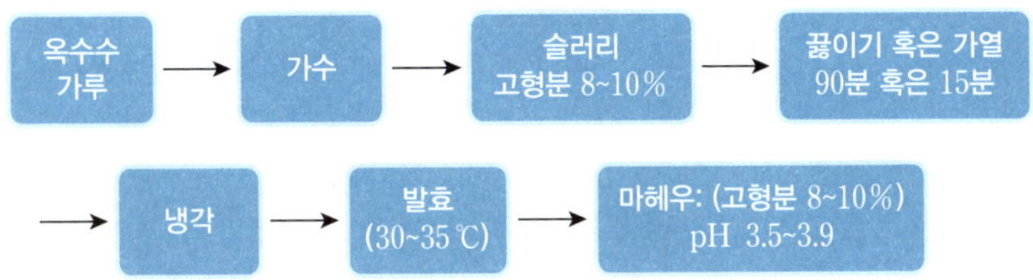

그림 3-8 마헤우의 제조 공정

마헤우는 자연 발효(35℃)로 주 발효균은 *Streptococcus lactis*이며, 그 외 다른 산 생성 균과 효모도 발효에 관여한다(Steinkrans, K. P., 1983).

11. 증편(황혜성 등,1989)

한국의 역사 깊은 전통식품이다. 지금도 가정에서 별식으로 먹고 있으나 일부 상업적으로 생산하여 유통되는 양이 늘고 있다. 쌀을 주원료로 사용하는 증편은 지역에 따라 기증병, 기주떡, 가지떡, 술떡, 벙거지떡 등으로 불린다. 술맛이 있고 전분이 분해되어 단맛이 나며 저장성이 있다.

증편의 제조 공정은 〈그림 3-9〉와 같다.

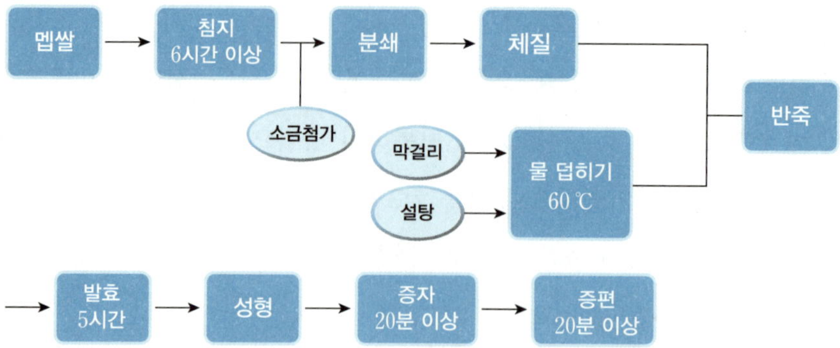

그림 3-9 증편의 제조 공정

증편은 한국 사람들이 주로 기호 혹은 간식으로 먹고 있으며, 산과 알코올이 일부 남아있어 저장성이 있다.

중국에도 쌀가루 반죽을 발효하여 만든 증편이 있다. 반죽한 것을 둥글게 만들어 발효하고 부피가 50% 정도 팽창하면 찐다. 만두라고도 한다(정동효, 2004).

12. 유과(황혜성 등 1989)

유과는 강정, 산자, 과즐 등으로 불린다. 명절, 제사 등 각종 행사 때 주로 만들어 먹었으며, 쌀을 발효한 대표적인 스낵 제품이다. 찹쌀을 불려 가루를 만들고 막걸리나 다른 술을 넣어 반죽한 후 일정 시간 발효하고, 반죽을 일정량씩 떼어내어 얇게 밀어 두께 0.5 cm 내외의 반데기를 만든 다음 딱딱하게 말린다. 이 반데기를 기름에 튀긴다. 기름을 사용하지 않고 뜨거운 모래나 직화로 튀기기도 한다. 이렇게 만든 것을 유과 바탕이라 하며, 여기에 조청이나 물엿을 바르고 고명을 얹는다. 고명에 따라 홍매화, 연사과 등 다른 이름이 붙는다.

튀김 제품으로 독특한 다공질 조직을 갖고 기름 튀김으로 맛이 고소하다. 공기 접촉 면적이 넓어 산패가 쉽게 일어나고 흡습하기 쉬운 등 장기 보존에 어려움이 있으나, 근래 작은 형태로 소포장하여 상품화하고 있다. 한국 대표 전통식품으로 수출도 되고 있다.

13. 식혜

한국의 오래된 곡류를 원료로 한 단맛의 음료로 주로 쌀을 이용한다. 쌀밥에 전분 분해 효소가 생성된 엿기름 추출물을 혼합하여 60℃ 전후로 보온하여 4~5시간 당화시킨다. 생성되는 당은 주로 맥아당이다. 당화가 완료되면 가열하여 효소의 활성을 중지시킨다. 맥아효소를 이용하므로 발효음료로 구분된다. 식혜액을 농축하여 점성이 있는 조청을 만들고 이를 더 농축하여 전통 엿을 만든다. 한국인에게 인기 있는 단맛을 내는 기호식품이다.

14. 기타 곡류 발효식품

프랑스의 크루아상은 밀가루와 소금으로 반죽하고 사이사이에 지방층을 형성시켜 발효시킨다. 포졸은 옥수숫가루를 반죽하여 둥글게 빚은 후 8일 정도 발효하여 바나나 잎으로 싼다.

05

두류 발효식품

두류 중 콩은 단백질이 40% 내외, 지방이 20% 내외 함유된 영양학적으로 우수한 식물성 식품소재이다. 발상지가 만주 근방으로 알려졌으며 특히 동남아지역에서 대두를 이용한 다양한 발효식품이 개발되어 식생활에 큰 영향을 끼쳤다. 지역적으로 한국, 일본, 중국과 함께 태국, 인도네시아, 베트남 등에서도 발효두류 제품을 쉽게 발견할 수 있다. 특히 높은 단백질 함량으로 육류소비량이 많지 않은 이 지역 거주인들에게 양질의 단백질을 공급해줌으로써 영양 면에서 중요한 역할을 해왔다.

콩 단백질은 아미노산 구성이 우수한 단백질원이면서 경제적 가치도 다른 자원에 비하여 높다. 콩 단백질을 다른 단백질원과 가격을 비교하면 〈표 3-2〉와 같다(Kwon, S. and Kwon, S. 2017)

〈표 3-2〉에서 보듯이 동물성 단백질은 콩 단백질에 비하여 10~15배 비싸다. 따라서 경제 사정이 좋지 않은 저개발국가에서는 대두 단백질을 적절히 처리하여 국민 영양 개선에 활용할 수 있을 것이다. 콩 단백질의 단점인 기호성과 단백질의 인체 내 낮은 소화율을 개선하기 위해서 발효

기법을 도입하는 것이 최선의 방법 중 하나이며, 기호성 개선에도 도움이 된다.

표 3-2 콩 단백질을 다른 동물자원과 가격 비교

단백질원	단백질 함량	가격/kg(단백질)	비교
대두	38%	2.06	1.0
쇠고기	25%	21.22	10.3*
닭고기	22%	30.64	14.9*
계란	13%	29.40	14.3*

이어서 세계 여러 나라에서 생산되는 콩 발효제품을 소개하고 관여하는 주요 미생물에 따라 분류하면서 특성들을 설명하고자 한다.

1. 두장(豆醬) 문화권의 장류들

동남아세아의 두장 문화권인 한국, 중국, 일본, 인도는 두류를 원료로 이용하여 다양한 발효제품을 만들고 있다. 지금도 전통발효식품이 다양하게 생산, 식용되고 있다. 이들이 각국의 전통발효식품으로 자리하고 있으며 원료로 사용하는 콩의 품종은 조금씩 다르지만 발효과정은 유사한 경우가 많다.

이들 3개국에서 생산되는 장류를 요약하여 정리하였다.

① 중국의 콩 발효제품(Chen, Y. S. 2022)

중국에는 콩의 종류가 많고 발효제품의 풍미가 다양하며 지역에 따라 차이가 있다. 콩, 녹두, 완두콩, 누애콩을 사용하여 제품을 만든다. 아직까지 산업화는 미진하여 연구가 진행되고 있다.

• 발효장유(醬油)

중국의 전통 조미료이다. 분쇄한 콩깻묵과 밀기울을 일정 비율로 섞은 뒤 침지하여 충분히 흡수시킨 후 찐다. 이 과정에서 전분의 호화, 단백질 변성이 일어난다. 이때 균 증식조건을 맞춰 냉각시키고 발효균이 증식하도록 한다. 이후 제국과정에 들어간다. 주로 황곡균에 의한 발효가 일어난다. 이때 온도는 30~32℃로 유지하고 숙성 후에는 적당량의 소금을 넣어 잘 섞어 42~45℃로 20일 정도 놓아둔다. 이후 발효과정을 거친다. 거르지 않은 것을 탁한 간장이라 한다. 거르는 정도에 따라 다른 제품이 된다. 침출액을 가열, 살균 후 배합과정을 거친다.

• 두장(豆醬)

두장은 콩류와 곡류를 주원료로 한다. 된장과 비슷하다. 원료 배합비는 콩 100 kg, 밀가루 40~60 kg, 종국 0.15~0.34 kg을 혼합, 발효를 통하여 고유의 색, 향, 맛을 지니며 단백질, 당, 폴리펩타이드, 필수아미노산이 함유되어 있다. 우수한 품질의 맛 된장은 황갈색, 혹은 적갈색을 띠고, 색이 선명하고 윤기가 있어야 하며 향이 좋아야 한다. 전통적으로 자연 발효로 원료와 자연환경에 존재하는 미생물이 관여한다. 제국 후 발효과정을 거친다.

- **푸루(腐乳, 발효 두부)**

푸루는 차이나 치즈로도 불린다. 콩, 냉압착 두부피, 콩깻묵으로 만들어진다. 푸루 제조에는 응고제, 소금, 황주(기타 주류), 홍국, 국, 조미료 등 많은 부재료가 들어간다.

응고제는 콩 단백질을 응고시키는 역할을 한다. 황주는 향과 풍미를 주며, 홍국은 제품에 선홍색을 띠게 하고 완제품의 당 함량을 높인다. 소홍방(小紅方) 등 다양한 제품이 있다.

- **도우츠(중국식 청국장)**

도우츠는 콩을 발효시킨 후 소금, 생강, 고추를 첨가한 발효장이다. 푸루와 함께 2천여 년이라는 식용 역사가 있다. 황색 콩이나 검은 콩을 주원료로 하여 침지, 증자 후 제국한 다음 발효하여 도우츠를 만든다. 제국은 국균을 접종한 뒤 35℃ 정도로 유지하고 제국 중 뒤집기를 한다. 발효가 끝나면 소금 등 부재료를 넣고 0.02% 황산철을 물과 함께 넣고 용기에 담아 발효한다. 발효 후 건조하여 제품으로 한다.

② 일본의 콩 발효제품(Sato, K., 2022)

일본의 콩 발효제품은 간장과 된장으로 오랜 역사가 있는 전통식품으로 지금도 중요한 조미료로 쓰이고 있다. 간장과 된장은 여러 재료와 만드는 방법에 따라 색깔, 맛, 향기가 다른 제품이 생산된다. 식생활 다양화와 식염 함량이 높아 1970년대 이후 소비량이 감소하고 있으나, 세계화되는 추세이다.

● 간장

고이구치 간장(Common Japanese shoyu)

JAS 규격으로 5종의 간장이 있는데, 간장별로 아미노태 질소함량이 다르다. 이 간장들이 일본 전체 간장의 80%를 차지하며 세계적으로 알려져 있다. *A, sojae, A. oryzae*를 이용하고 고지용 나무상자를 사용하여 발효한다. 가끔 간장 모로미를 저어 공기를 공급하면서 6~8개월 숙성하여 제품을 만든다.

우스구치 간장(Light color shoyu)

고이구치 간장에 비하여 색이 엷다. 일본 전체 간장 생산량의 13%로 생산량 2위를 차지한다. 기본적으로 고이구치 간장 제조법과 같지만 밀을 낮은 온도에서 볶고 생간장도 낮은 온도에서 가열처리한다. 소금 농도를 20%로 하여 모로미를 숙성시킨다.

다마리 간장(Wheat-free soy shoyu)

나고야 부근의 추부 지방에서 개발된 간장이다. 증자한 콩에 밀을 첨가하지 않거나 소량 볶은 밀을 혼합한다. 유봉으로 으깨 4~8 cm 공모양 미소다마를 만들어 여기에 *A. sojae*를 접종 발효한다. 이 고지에 식염농도가 20%가 되도록 식염수를 넣고 발효한다. 모로미 점도가 높아 탱크에 쏟아붓고 천으로 덮어 발효한다. 이 제품은 우마미가 강하고 향미가 좋아 초밥 담금용 소스로 쓰인다. 이 간장은 설탕, 사케, 미림을 섞어 육류 우동, 소바 등에 사용한다.

백간장(Extra light color shoyu)

우스구치 간장보다도 옅은 색깔을 보인다. 주로 간사이 지방에서 생산되지만 후부 지방에서도 생산된다. 콩을 볶아 분쇄하고 정선한 밀을 사용한다. 이후 원료를 1:9 비율로 섞어 증자 후 *A. oryzae*를 접종, 발효한 다음 염수를 혼합한다. 3개월 발효 후 액을 모아쓴다. 가열하지 않은 것이 백간장이다.

- **일본식 된장**(Miso)

일본에서 생산되는 된장은 쌀 고지를 써서 만드는 쌀된장(rice miso)이다. 쌀과 콩을 주원료로 사용하고 *A. oryzae*와 *A. sojae*를 접종하여 만든 쌀 고지를 이용한다. 이것을 시오기리 고지라 한다. 보통 몇 개월~1년까지 숙성시킨다. 보리된장은 일본 서부지방에서 생산된다. 증자한 보리로 보리 고지를 만든다. 보리/콩 비율은 제품마다 조금씩 다르다. 보통 3~12개월 숙성시켜 만든다.

콩 된장

추부 지방에서 생산되는데 다마리 간장과 같은 제조 방법으로 만든다. 삶은 콩을 으깨서 미소다마를 만들고 *A. orygae* 혹은 *A. sojae*를 접종, 발효하고 여기에 물과 소금을 넣고 혼합한 후 돌로 눌러 수년간 숙성시킨다.

이 외에 혼합 된장도 있다.

③ 인도의 콩 발효제품(Tamang, P. J., 2022)

인도는 콩 생산 세계 5위이지만 인도 동북부를 제외하고 콩 제품은 전통 음식이 아니었다. 인도의 콩 제품은 크게 비발효 콩 제품과 발효 콩 제품으로 나뉜다. 발효 콩 제품은 몽골계 민족이 거주하는 북동인도 거주 민족에 국한된다. 주로 발효 콩 제품으로는 청국장과 같은 세균성 발효제품이다. 수요는 있으나 가정 수준에 한정되어 있다. 대표적인 콩 발효제품으로 키네마(kinema)가 있다.

키네마는 노란 콩을 사용하며 수침 후 121℃에서 30분 증자하고 80℃까지 냉각한 후 콩 추출물에서 배양한 *B. subtilis*를 스타터로 접종하여 37℃에서 18시간 발효하면 제품으로 완성된다. 자연 발효에서는 *B. subtilis*와 *B. licheniformis* 등 여러 균종이 발효에 관여한다.

2. 곰팡이에 의한 발효

① 템페(Tempe, Tempeh)

템페는 인도네시아에서 처음 만들어 먹던 콩 발효식품이며, 껍질을 벗긴 콩을 증자한 후 *Rhizopus oligosporus*를 증식시켜 발효한 식품이다(Fung, D. Y. C. and Crozier-Dodson, B. A., 2008). 곰팡이의 균사가 발효하면서 대두를 강하게 결착시켜 굳은 케이크 형태가 된다. 발효하면서 깨끗하고 신선하면서 효모 냄새를 낸다. 잘라서 기름에 튀기면 고소하고 기분 좋은 냄새를 내면서 조직이 좋아 세계인들에게 잘 받아들여지고 있다. 사람에 따라서는 날것으로 먹기도 한다. 발효 후에는 서양인들이 싫어하는 콩 비린내가 없어 기호성이 개선된다.

채식에 대한 관심이 높아지자 템페의 인기도 높아지고 있으며, 이에 따라 '채식주의자의 버거(Vegetarian burger)'라고도 불린다. 콩 발효제품은 조미료나 풍미 개선에 사용되는 것이 일반적이지만 템페는 주식의 자리를 차지하기도 한다.

가정에서 만드는 템페 제조 방법은 〈그림 3-10〉과 같다.

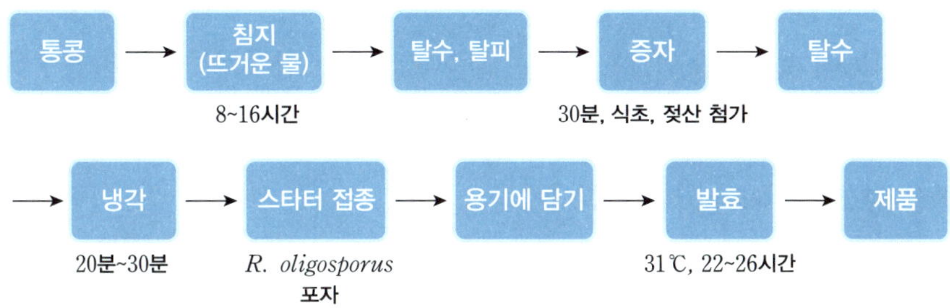

그림 3-10 템페의 제조 공정

대규모 템페 제조공장에서는 대두 크기선별, 박피, 혼합 등을 기계화하였고, 대형공장에서는 공정이 대부분 기계의 힘을 빌린다. 특히 콩을 침지, 증자한 후 종균을 접종하고, 구멍 뚫린 선반에 놓아 플라스틱 필름으로 덮어 발효시킨다. 그 외 실험실에서는 여러 다른 방법이 사용된다.

템페의 종류는 여러 조합으로 만들어지므로 서로 다른 많은 종류가 생산되어 유통된다. 사용하는 용도도 샐러드용, 샌드위치용, 버거용, 소스용 등이 있고, 바삭한 조직을 얻기 위해서는 침지식으로 기름에 튀기는 경우가 많다.

좋은 품질의 템페는 깨끗하고 신선한 효모 냄새가 있고 대두취가 없어야 한다. 보통 먹을 때는 얇게 자르고 기름에 튀겨서 조직이 바삭거릴 정도로 만들어 먹는다.

템페 발효에서는 사상균이 주도하지만 세균이 10^8~10^9 CFU/g, 효모가 10^7 CFU/g 정도 검출된다. 사상균은 비타민 생성능이 없다고 여겨지나 같이 증식하는 세균은 Vitamin B_1, Vitamin B_2를 생성한다. 그 외에 *Klebsiella pneumonia*, Enterobacter spp.가 확인되고 있다.

발효 중 생리적 효과를 내는 γ-aminobutyric acid(GABA)를 생성하고 피보리노겐 용해효소인 T-pase도 만들어낸다. 또한 강한 항산화 물질을 만들고, 이 기능은 비타민 E와 비슷하다는 연구 결과도 있으며, 유지의 좋은 항산화제로도 역할을 한다.

템페 발효에 관여하는 *Rhizopus oligosporus*는 진균독을 생성하지 않으며, 오히려 다른 곰팡이가 생성한 진균독을 분해시키는 기능도 갖고 있다.

템페는 다양한 종류가 있고 값이 저렴하고 영양가가 높으며, 맛이 좋은 전통발효식품이다. 서양에서도 호응도가 높으며, 비타민이나 다른 생리기능성 물질도 만들어 기능성을 갖춘 발효식품이다.

② 도우치(Douchi)

도우치는 중국의 전통식품으로 조미용으로 쓰인다. 한나라(BC 206) 시대에 의료용으로 사용되기도 하였으며, 지금도 한약재의 한 소재로 사용된다(Nagai, T., Tamang, J.P., 2010). 식욕 회복, 소화증진, 천식예방 등의 효능이 알려졌다.

도우치는 2단계 발효로, 우선 대두를 침지 후 증자(1시간)하여 세균을 증식시키고, 2단계로 규-메이킹(Qu-making)으로 증자한 대두에 황곡균

(*Aspergillus oryzae*)을 접종(0.3%)하거나 거미줄 곰팡이(Mucor) 포자를 접종(0.5%)하기도 한다. 이후 25℃ 이상에서 3~4일 발효하면 큐를 얻게 된다. 황곡균으로 발효한 경우, 물로 세척하여 포자와 균사를 제거하여 쓴맛과 떫은맛을 제거한다. 가끔 소금(콩 대비 18%), 약간의 설탕과 고추를 섞어서 풍미를 좋게 한다. 이렇게 혼합한 것을 밀봉 용기에 넣어 발효한다. 황곡균 접종 시에는 30~35℃에서 7~40일, 털곰팡이 접종 시는 20℃에서 10~12개월 발효한다. 이렇게 만들어진 도우치는 쌀, 밥, 국과 같은 음식과 함께 수프 형태로 먹는다. 다른 용도로는 풍미제로 채소, 육류, 해산물에 넣어 먹기도 한다.

도우치에 관여하는 미생물은 Mucor, Aspergillus, Bacillus 등이다. Aspergillus로 발효한 것이 중국에서 가장 인기가 있고 발효 기간이 짧다. 바이오게닉 아민에 의한 문제를 일으킬 수 있으며, 혈압상승과 관계되는 Angiotensin I-converting enzyme(ACE)를 저지하고, 항 α-glucosidase 효과가 있다. 또한 총 페놀성 화합물의 증가로 항산화 효과가 높아진다.

③ 수후(Sufu)

중국에서 생산되는 두부를 이용한 전통발효식품이고, 치즈와 같이 발라먹을 수 있는 크림 형태의 제품으로 독특한 풍미가 있다(Han, S., et al., 2012).

문헌에 따르면 수후는 '곰팡이 우유(molded milk)'란 뜻이며, tosufu(dou-fu-fu)는 곰팡이 두유란 말로 쓰이고 있다. 그 외 지역마다 다른 방언이 있다. 토후(tofu)라는 말은 Liu An에 의해서 시작되었고, 수후의 역사적 기록은 주나라 시대 제후국의 하나인 위나라(AD 220~265)에서 생산하였다고 한다(Tamang, J. P., 2010).

중국 지역마다 조금씩 다른 방법으로 생산하고 있으며, 지방 방언이 많아 통일된 이름이 없다. 왕-수헝(Wang-Hsiung, 1861)은 두부는 단단하여 소화되기 어려워 노인이나 환자 혹은 어린이에게는 적당치 않으나, 수후는 나이 든 사람이나 환자에게 좋다고 설명하고 있다.

현재 수후는 중국, 대만 등에서 상업적으로 생산되고 있으며, 1주일에 12 g 정도 소비된다(Steinkraus, K. H., 1983). 접종하는 곰팡이에 따라 품질이 다르다.

수후의 제조 방법은 〈그림 3-11〉과 같다.

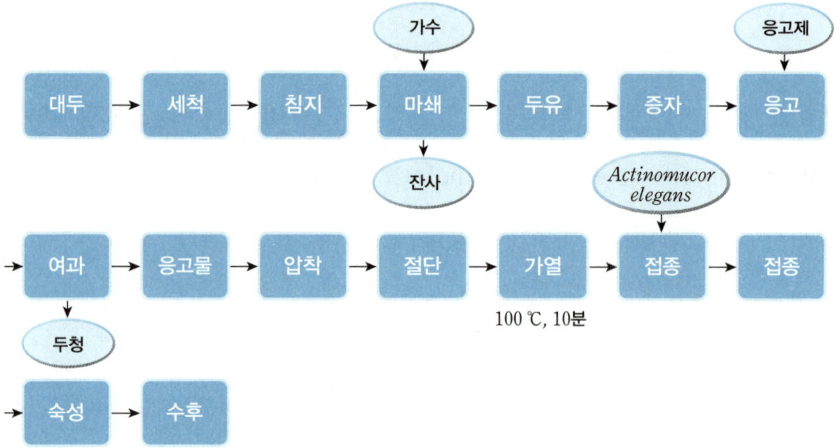

그림 3-11 수후의 제조 공정

〈그림 3-11〉에서 보듯 일단 두부를 만든 후 절단하고 여기에 *Actinomucor elegans*를 접종, 발효 후 숙성하고 있다. 볏짚에서 유래한 Actinomucor, Rhizopus, 혹은 Mucor가 관여하고, 이들이 막을 이룬다(이

를 Pehtze라 한다). 또한 *Micrococcus*도 관여한다.

수후는 흰색과 적색이 있고 적색은 적색고지를 이용하여 착색한다. 수후에 발효한 쌀을 넣기도 하고(Tsao sufu), 고추와 다른 첨가물을 넣어 다른 제품을 만들기도 한다. 숙성기한이 길어질수록 풍미가 좋아진다.

보통 다른 대두 발효제품보다는 단백질 함량이 높다.

④ 된장(Daenjang)

한국 전통 콩 발효식품이며, 전통적인 방법으로는 주로 곰팡이, 세균들이 증자, 마쇄한 콩에 증식하여 만들어진 메주를 이용한다. 대량생산에서는 코오지를 사용하는데 전통적인 방법과 개량식은 제조 방법이 같지 않고 최종 산물도 맛이 다르다. 주로 *Aspergillus oryzae*와 젖산균 등이 관여된다. 더 자세한 내용은 4장에서 설명한다.

⑤ 미소(Miso)

일본의 독특한 콩 발효식품으로 조미료로 사용한다. 대두, 쌀, 보리를 발효 기질로 사용하고 수프 형태로 먹는다. 가장 대중적인 것은 쌀과 함께 발효한 쌀미소이며, 대개 상품화되어 있다.

⑥ 타우코(Tauco)

인도네시아에서 생산하여 이용되는 콩으로 발효한 제품이며, 미소와 비슷하다. 황색을 띤 가염된 페이스트로 고기와 비슷한 냄새와 죽 형태의 점성을 가지고 있다.

처음 증자한 콩에 *Rizopus oligosporus*, *R. oryzae* 그리고 *A. oryzae*를 접종하여 발효하고, 후에 *Lactobacillus delbrueckii*와 Hansenula sp. 등이 관여한다. 2차 발효 후 액즙을 분리하고 팜 설탕(25%)을 넣고 혼합물을 가열한 후 24시간 정치한 후 병조림한다. 이 제품은 조리 시 풍미 개선제로 사용한다.

3. 세균(주로 Bacillus)에 의한 발효

콩을 기질로 하여 세균이 증식하여 발효한 제품들로 낫토, 키네마(Kinema), 투아 나오(Thuanao), 청국장 등이 있다. 세균에 의한 발효로 곰팡이에 비하여 증식 기간이 짧아 발효가 빠르게 일어난다. 이들은 소금을 사용하지 않는 경우가 많다.

① 낫토

일본에서 생산·유통되는 대표적인 콩 발효식품으로 Bacillus균이 관여하며, 특징적으로 점질물이 생성되는데 이의 주성분은 glutamate로 고분자 물질이다.

역사적 기록으로는 사무라이 군단의 영수였던 하치만 타로 요시이가 1083년에 북부 일본을 점령하기 위해 한 지역에 묵었을 때 삶은 콩을 매달고 다니다가 콩이 발효된 것을 먹어 보았는데, 맛이 좋아 전파했다고 한다. 신 사루구기(Shin-sarugu ki)에 처음으로 기록되어 나왔으며, 이때가 1050년대이다(Tamang, J. P., 2010).

낫토는 제조 방법이 간단하고 가격이 저렴하여 인기가 있다. 여기에 더해 최근 여러 기능성이 알려지면서 세계에 널리 알려지기 시작하였다. 또한 발효에 관여하는 미생물이 프로바이오틱으로도 활용할 수 있어 소비자의 관심을 끌고 있다. 원래 낫토 생산에 사용한 대두는 소립종이었으나, 이후에 이루어진 연구에 따르면 중립종이나 대립종을 사용해도 문제가 없다고 한다. 그러나 발아능이 떨어진 대두는 품질열화에 원인이 된다(Farnworth, E. R., 2008).

낫토의 제조 공정은 〈그림 3-12〉와 같다.

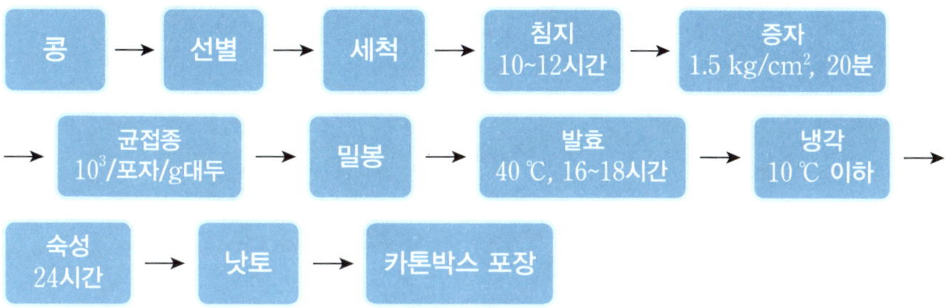

그림 3-12 낫토의 제조 공정

낫토 발효에 관여한 *B. subtilis*는 장내에 들어가 장내 균 총 변화와 장점막의 면역기능에 영향을 준다. 많은 종류의 효소를 생산하고, 비타민 K_2와 subtilisin은 단백질 알레르기 물질을 분해하고 혈관 내 응고물질의 용해에 관여한다. 낫토에는 파이토케미칼(phytochemical)인 isoflavone이 함유되어 있어 유방암이나 선립선암 예방 효과가 있다. 또한 면역기능과 항 알레르기 기능도 알려지고 있다(Farnworth, E. R., 2008).

낫토와 비슷한 발효제품들이 동남아에서 생산되고 있으며, 관여하는 균은 *B. subtilis*이다.

② 키네마

네팔의 오랜 전통식품으로 부라만 힌두교인들이 먹어온 음식이다. Bacillus가 관여하고 점질성 발효식품으로 미약하게 암모니아 냄새가 난다(Tamang, J. P., 2010). 크기가 작은 콩을 이용한다.

키네마 제조 공정은 〈그림 3-13〉과 같다.

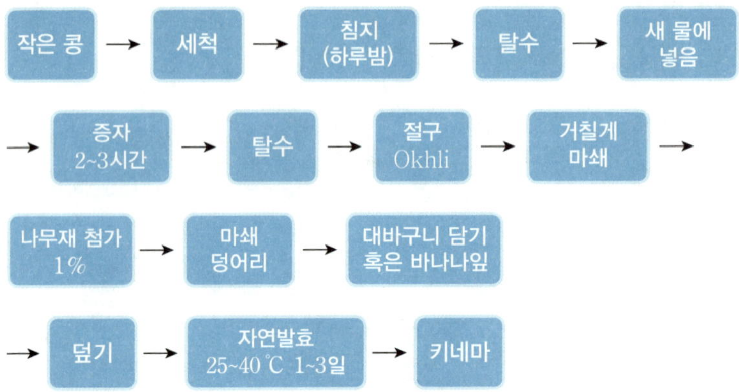

그림 3-13 키네마 제조 공정

키네마 제조 공정은 비교적 간단하며, 건조하면 저장 기간이 길어진다. 키네마 제조 방법은 지역마다 조금씩 다르다. 전통적으로 가정주부에 의해서 기술이 전수된다. 낫토와는 발효과정이 다르다. 소금을 사용하지 않으며, 기름에 튀기고 커리와 같이 먹는다. 건조된 것은 엽채류와 섞어 혼합 커리로 만들기도 한다.

관여 균은 주로 *Bacillus subtilis* 그 외 *B. licheniformis*, *B. cereus*, *B. circulans* 등이 분리되나, *B. sutilis*가 주류를 이룬다. 그 외 젖산균과 효모도 분리되고 있다.

이렇게 만들어진 키네마는 가장 저렴한 식물성 단백질이다. 관여한 미생물이 분비한 단백질분해 효소에 의해서 단백질이 펩타이드나 아미노산으로 분해되어 소화, 흡수율이 높고 수용성 질소화합물이 크게 증가한다. 키네마에 들어있는 필수아미노산은 계란이나 우유 단백질에 버금간다. 또한 비타민도 증가한다.

③ 투아 나오(Thua-nao)

북부 태국에서 먹고 있는 전통 무염 콩 발효식품이다. 태국에서는 보통 건조 페이스트로 채소요리에 풍미를 증진시키는 데 사용한다(Tamang, 2010).

전통 투아 나오의 제조 방법은 〈그림 3-14〉와 같다.

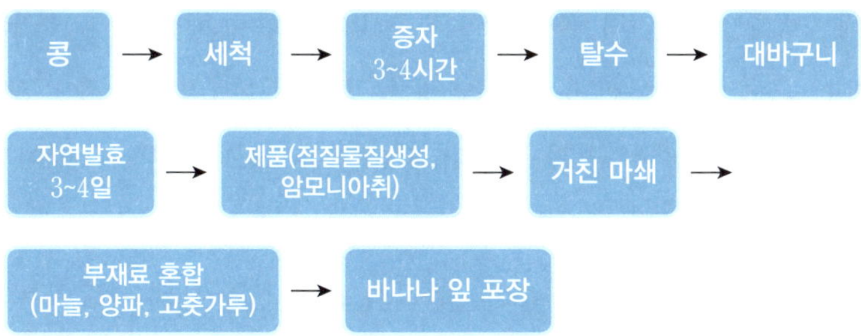

그림 3-14 투아 나오 제조 공정

포장된 투아 나오 제품은 취식하기 전에 증기로 찐다. 단백질 함량은 16.9~36.8%, 지방은 7.4~14.8% 정도이다. 분말 형태는 저장 기간도 길고 단백질 함량이 높으며, 간편하게 먹을 수 있는 장점이 있다. 수프, 커리, 튀김 채소류 등에 조미료로 사용한다.

주로 관여하는 세균은 *Bacillus subtilis*이며, 호기성균 수는 증자 후 10^3

CFU/g에서 2일 발효 후는 10^{10} CFU/g에 이른다. pH는 초기 0.3에서 pH 8.6으로 상승하고, 그 후에는 큰 변화가 없다. *B. subtilis*는 단백질 및 탄수화물 분해 효소를 생산하고 subtilisin NAT(Natto kinase)와 polyġamma glutamic acid(PGA)도 생산한다.

④ 청국장

한국에서 생산되어 즐겨먹는 장류의 하나로 가장 쉽고 빠르게 만들어 먹을 수 있다. 이 청국장은 병자호란 때 청나라 군사에 의해서 전파된 것으로 보이며, 지금까지도 가정에서 주부의 손으로, 혹은 공장에서 대량 생산하여 판매되고 있다(정도연, 2022)

근래 간단한 포장이나 혹은 동결제품으로 유통되고 있으며, 우수균주를 선발, 순수 발효를 하여 역한 냄새를 크게 감소시켜 소비자의 호응을 얻고 있다. 가정에서는 볏짚을 넣어 발효를 유도하나, 그렇지 않아도 공기 중, 혹은 콩 표면에 붙어있는 세균에 의해서 발효가 일어난다. 단백질의 소화흡수율이 높아 건강식으로 인식되고 있다. 일본의 낫토와는 관여하는 균이 다르다.

전통 청국장 발효에 관여하는 균은 단일 균이 아니고 세균이 가장 많으나(95.83%) 그 외에 virus(2.26%), euckariote(0.05%), archarea(0.005%) 등이 검출되고 있다(Tamang. J. P., 2022).

⑤ 즙장(황혜성 등, 1995)

전통적인 제조 방법은 밀기울과 콩을 물에 불려 찧은 다음 덩어리를 만듣고, 닥나무 잎을 덮어 곰팡이가 슬게 만들고 햇볕에 말리는 것이다. 이 즙장용 메주를 분쇄하여 가루로 만들고, 이 가루를 다른 재료와 섞어 즙장을 만들었다.

지금은 즙장 메주 가루에 소금에 절인 가지, 오이, 무 등 과채류를 한데 넣어 삭히고 숙성하여 먹는다. 지역마다 담그는 방법이 조금씩 다르다. 그 외 담북장, 박장 등이 있다.

⑥ 툰그림바이(Tungrymbai)

툰그림바이는 인도 메가라야(Megalaya) 지방에서 인기 있는 콩 발효식품이다. 제조 방법은 〈그림 3-15〉와 같다.

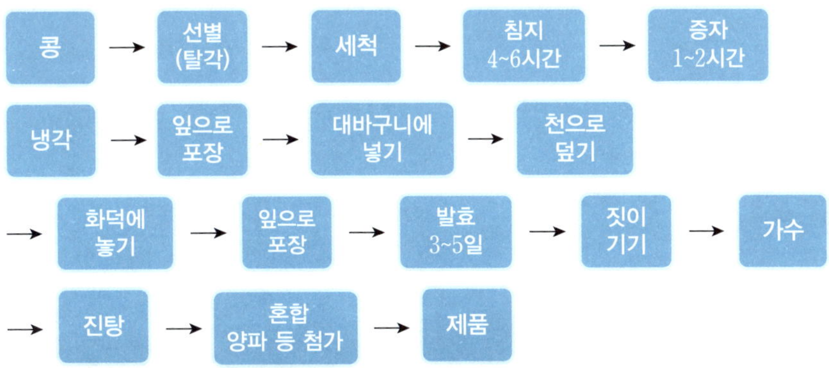

그림 3-15 툰그림바이 제조 공정

툰그림바이 발효에는 많은 Bacillus 속 균이 관여한다.

⑦ 기타 콩 발효식품

인도 Nagaland 지방에서 건조하여 먹고 있는 전통 콩 발효식품인 Aakhone, Bekang, Peruyaan 등이 있으며, 이는 인도 다른 지역에서도 만들어 먹는 전통식품이다. 중국에는 쑤프가 있는데 두부를 된장, 간장에 담가 숙성시킨 발효식품으로, 중국의 치즈라고도 한다.

06

육류 발효식품

육류 발효제품을 만들기 위해서는 소, 돼지, 양, 닭, 오리, 토끼 등 가축에서 얻은 원료 고기가 필요하다. 많은 나라에서 만들어 먹는 육류 발효제품에는 주로 돼지고기가 많이 사용된다.

육류는 양질의 단백질 함량이 높고 식감이 좋고 맛이 있어 고급식재료로 사용된다. 특히 돼지고기를 발효하여 만든 햄, 소시지 등은 육류소비량이 많은 서양의 식단에서는 빠질 수 없는 식품이다. 원시시대부터 수렵으로 얻은 동물의 고기를 먹어왔고, 불을 이용하여 고기의 맛과 향을 개선해 왔다. 여기에 발효기술이 더해지면서 다양하고 새로운 제품이 출현했으며 국가에 따라 차별화된 특산품이 생산, 유통되고 있다. 소시지, 햄 등 육류 발효제품은 세계적으로 널리 보급되어 지역성을 잃고 보편화는 경향이다.

이 장에서는 세계적으로 보급되었거나 지역별 특화된 발효 육류제품을 소개한다.

1. 소시지

소시지란 말은 라틴어 Salsus에서 유래했으며, 이는 소금을 넣었다는 의미이다. 키프러스 등 지중해의 따뜻하고 건조한 지역에서 만들어졌으며, 로마 시대부터 건조소시지가 장기저장용으로 이용되었다. 오늘날 소시지는 많은 나라에서 생산, 유통되고 있으며, 일부 지역에서는 차별화된 전통식품으로 자리 잡아 독창성과 고유성을 갖고 있다.

육류 발효제품은 고기를 마쇄한 후 여러 종류의 부재료를 넣거나 뒷다리 등 전체를 그대로 사용하는 제품으로 구분한다. 여기서는 일반화된 제품보다는 지역별 특색 있는 제품을 소개하고자 한다.

2. 태국의 육류 발효식품

태국에서 생산되어 소비되고 있는 발효 육류제품들은 〈표 3-3〉과 같다

표 3-3 태국에서 생산되는 발효 육제품

이름	조성	포장 방법	발효 기간	저장 기간 (상온)
Nan-neua (쇠고기)	마쇄 육, 간, 소금, 마늘, 붉은 쌀	소장 혹은 위	3~4일	1개월
Naang-neua (쇠고기)	돼지고기, 쇠고기, 소금, 설탕, 꿀	옹기	5~10일	1개월
Nham	돼지 적육, 마쇄 육, 마늘, 소금, 증숙쌀, 향신료	바나나 잎, 플라스틱 포장	3~4일	1~2주
Sai-krork-prieo	돼지고기, 지방 마쇄, 쌀밥, 소금, 설탕, 향신료	돼지 창자	2~3일	1주
Sorn-neua	마쇄 쇠고기, 소금, 밥	바나나 잎, 옹기	3~4일	1~2주

(Tamang, P., 2010).

이 제품들에는 주로 육류를 사용하나 소금, 쌀밥, 기타 향신료를 넣어 지역 사람의 기호에 맞게 조합하고 있으며, 동물의 내장이나 바나나 잎 등으로 포장한다. 저장 기간은 몇 주에서 1개월까지로 길지 않다.

3. 넴차(Nem chau)

산육(酸肉)이라고도 한다. 베트남에서 생산하며, 산 발효가 된 돼지고기 젖산 발효제품이다(정동효, 2004). pH는 3.8로 낮다. 돼지 허벅다리를 분쇄하여 기름과 혼합하고 배초미(볶은쌀)를 넣어 압출하여 봉으로 만든 후 바나나 잎으로 싸서 실온에서 발효한 제품으로 고추와 함께 먹기도 한다. 생성된 산은 젖산이 주산이며, 소금은 2~3% 정도이다.

4. 컨츄리 햄

세계 각국에서 생산하며 지역별로 서로 다른 특징이 있다. 자연 건조시킨 반 건성 염지 돈육 햄으로 가열처리 없이 훈연하는 경우도 있다. 특징적인 향을 내기 위해서 2~3년을 숙성하기도 한다. 숙성된 제품을 얇게 잘라 그대로 먹는다. 특히 온도가 낮은 북 유럽지역에서는 가정마다 겨울철 비축식량으로 만들어 먹는다.

기생충이 오염되지 않은 돼지고기 뒷다리를 사용하여 뼈를 제거하거나 그대로 두고 고기 표면에 식염, 질산염, 설탕, 향신료를 혼합한 재료를 발라 5~15℃에서 2~4주간 염지한다. 냉훈을 하는 경우도 있다. 질산염은 색택발현에 관계가 있고 발효하는 중에 젖산균, 푸른곰팡이,

Aspergillus 등이 증식, 저장성을 높이고 독특한 향을 생성한다.

5. 향장

중국 건조 소시지이다(정동효, 2004). 뼈 껍질을 제거한 돼지고기를 갈아 여기에 식염, 질산염, 설탕, 조미료를 넣어 3~4시간 놓아둔 뒤 이 혼합물을 돼지 창자에 넣어 1~3일간 건조하고 실외에서 20~25일 매달아 내용물을 서서히 건조하면서 발효, 숙성시킨다. 훈연하는 경우도 있다. 향장, 육장, 관장 등이 있다. 광동에는 납장, 남경 향장(방광 이용), 화퇴장 등이 있다.

6. 기타 육류 발효제품

각국에는 여러 종류의 육류를 원료로 한 발효제품들이 있으며, 지역 특산품으로 선호하는 제품들도 있다. 라오스의 돈육 발효제품인 손 모우(Sorn-mou), 인도네시아의 건조 발효육 제품인 베본톳(Bebontot), 태국의 발효 소시지인 맘(Mam), 오리를 이용한 중국 남경 판압이 있다.

하몽(Jamon)은 스페인의 전통음식으로, 스페인어로 '햄'을 뜻한다. 스페인과 포르투갈의 국경인 산악지역 고산지대에서 도토리를 먹고 자라는 돼지의 뒷다릿살로 만든 생햄을 일컫는다. 돼지 뒷다리를 소금에 절여 6개월 정도 발효하여 만든다.

07

알 제품

조류의 알을 이용하여 발효한 제품들도 알려지고 있다. 여러 종류의 알을 소금에 절여 발효하거나 자체 효소를 이용한 제품들이 있다(정동효, 2004).

1. 이토로그 나 말라트(Itolog na maalat)

필리핀의 염지 오리알 제품으로 삶은 후 식염, 석회 혼합물(1:4 부피로)로 싸서 10~14일간 처리한다. 염지한 알은 붉은색을 띤다.

2. 카이 켐(Khai-khem)

태국에서 만드는 염지하여 발효한 알 제품이다. 보통 계란, 오리알, 메추리알을 사용한다. 식염수(소금:물=1:4)를 가열, 냉각하고 여기에 알을 넣어 약 3주간 눌러놓는다. 다른 방법으로는 식염과 반 고형 석회를 알 표면에 발라 왕겨 혹은 재로 덮는다. 음지에서 15~20일 숙성하여 제품화한다.

3. 함단

오리알이나 계란을 염지, 숙성한 것으로 중국에서 만든다. 엄단이라고도 한다. 강소성 고유의 함단이 유명하다. 황니(黃泥)와 소금물로 혼합한 죽을 만들고, 여기에 알을 넣어 30~40일간 숙성한다.

4. 피단

오리알에 알칼리성을 띠게 만든 식염, 흙을 칠하여 숙성한 알 제품이다. 보통 소다, 식염, 나뭇재, 물, 점토 등을 혼합하여 이겨 이 점질 물을 알 표면에 1 cm 두께로 발라 독에 넣고 땅에 묻어 1~6개월 숙성한다. 중국, 한국 등의 전통식품이다.

5. 기타 알 발효제품

송화단(중국), 오리 알로 만든 발루트(Balut, 필리핀), 발효란(중국), 오리 알로 만든 핫 비팀(Hot-vitim, 베트남) 등이 알려져 있다.

08

수산 발효식품

어류는 부패하기 쉽고 육질이 약한 원료의 특성 때문에 어획 후 변화를 최소화하는 조치가 필요하다. 그중 건조하여 건어물로 만들어 저장 기간을 늘리거나, 소금으로 염장하는 방법이 인류 역사와 함께해 온 오래된 저장법이다. 이런 원료의 제약 때문에 어류의 포획이 많고 식용이 보편화된 동남아 지역에서 소금 절임에 의한 발효식품이 많이 나타났다. 염장 시 가염하는 양이 많아지면 발효가 제한되나, 농도가 20% 내외이면 부패는 억제되고 서서히 발효가 일어난다.

적당한 양의 염을 첨가하여 발효를 유도한 제품들이 젓갈류이며, 동남아에서 많이 생산되었다. 가염한 어류는 어체가 가진 자체 분해 효소와 외부에서 유입된 내염성 미생물에 의해서 생성된 효소로 어류의 구성 성분인 단백질 및 지방질의 분해가 일어나고, 분해산물인 아미노산과 펩타이드 등이 감칠맛을 주어 조미원으로 널리 사용되었다.

여기서는 동남아 지역에서 생산, 유통되고 있는 전통발효식품인 젓갈류를 중심으로 설명하고자 한다.

1. 일본의 젓갈류(Itoh H. et al., 1993)

일본에 젓갈이 도입 시기는 고대로 거슬러 올라간다. 가미구시 때의 기록을 보면 타가마수(AD 71) 왕조 시기에 젓갈이 등장했으며 만요슈에는 게장 소스에 대한 설명이 남겨져 있다(AD 165). 이러한 기록으로 봤을 때 일본의 젓갈 문화는 깊은 역사를 갖고 있음을 알 수 있다.

① 숏츠루(Shottsuru)

사용 원료는 도루묵, 일본 정어리, 멸치, 고등어, 보리새우 등이며, 보리새우는 색깔을 내기 위해서 약 10% 정도 첨가한다. 어류와 소금의 비율은 3:1 혹은 7:2로 하고, 독이나 나무통 혹은 시멘트 통에 넣어 발효가 일어나도록 한다. 발효 기간은 12~18개월이 소요되며, 발효 중 잘 휘저어 주고 필요에 따라 소금을 더 넣기도 한다.

발효가 끝나면 열처리 후 모래를 이용한 여과 방법으로 액을 분리하고 침전하도록 정치한다. 품질개량을 위해서 캐러멜, 간장, 단백질 분해물을 첨가하기도 한다. 조미료로 사용한다.

② 이까나고와 코나고(Ikanago and konago)

어간장이고 이까나고로 알려져 있다. 까나리와 간장을 2:1로 섞은 다음 약 100일 정도 절임한다. 이때 분해가 일어나고 추출액을 여과하여 만든다. 다른 제품으로는 코나고라고 하는데, 작은 까나리로 만들며 치바 지역에서 생산된다.

이와지쇼유는 멸치에 소금을 넣어(5:1) 2주 동안 놓아둔 후 꺼내서 씻고 다시 소금을 넣어 냉암소에 놓아 발효(3년)한 후 액즙을 여과하여 사용한다.

③ 이까쇼유와 이시루(Ika-shoyu and Ishiru)

이까쇼유는 오징어 내장으로 만든 소스인데 풍미가 대단히 강하다. 보통 소금과 고지를 섞어 만든다. 이시루 소스는 이시가와 지역인 노토에서 만들어 먹고, 홋카이도에서도 비슷한 제품이 생산된다. 이 소스를 만들 때 어육을 내장과 함께 넣는데 비율은 4(어육):1(소금)로 나무통에 넣어 발효한다. 발효 기간은 1년 정도이며, 액을 분리하여 병조림하고 장기간 저장이 가능하다.

이러한 어류젓갈류는 어류내장에 들어 있는 단백질 분해 효소에 의해서 분해가 진행되면서 감칠맛을 낸다. 주로 트랩신 관련 효소와 펩신이 관여한다. 일본 젓갈에는 세균, 젖산균, 효모, 곰팡이 등이 검출되고 있다.

이들 외에 일본식 젓갈인 시오카라와 소금을 뿌린 어육을 쌀밥에 버무려 발효시킨 나래쓰시가 있다.

2. 대만의 젓갈류(Chen. H. C., 1993)

대만에서는 신선 어류나 패류 혹은 가공제품을 선호하며, 발효한 젓갈류는 많지 않은 편이다. 식당에서 먹는 것으로 어육 페이스트, 굴페이스트, 새우간장 등이 일부 사용되고 있다. 가정 내 생산이나 산업적으로는 주로 Kaohsiung, Renghu, Me-Tzu 지역에서 생산된다.

① 유루(Yu-lu)

작은 생선, 멸치류를 원료로 사용한다. 보통 가염(30%, 원료 대비) 후 발효한다.

전체 제조 공정은 〈그림 3-16〉과 같다.

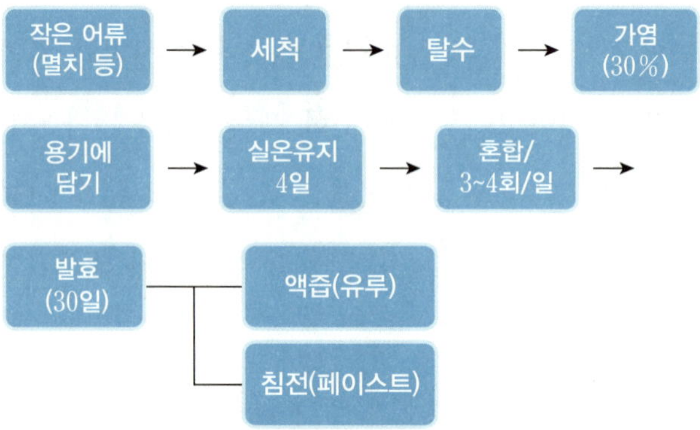

그림 3-16 유루의 제조 공정

② 어간장(Mavine sauce)

신선 어류나 새우를 원료로 사용한다. 제조 방법은 유루와 비슷하나, 액즙 분리 시 압착하는 것이 다르다.

어간장의 제조 공정은 〈그림 3-17〉과 같다.

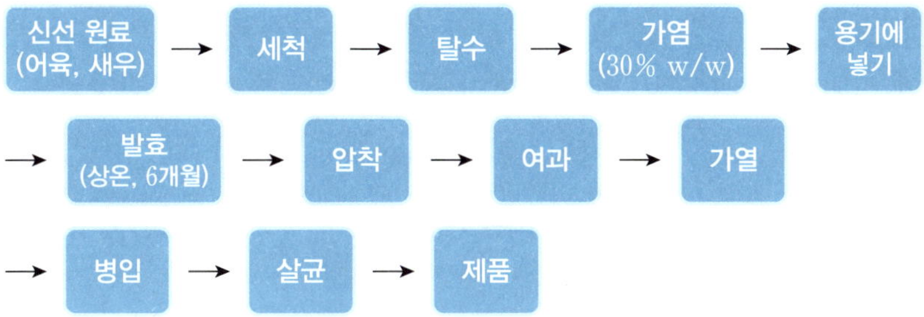

그림 3-17 어간장 제조 공정

③ 굴페이스트와 굴간장

굴을 물에 끓여 추출물을 얻고 이를 농축한 것(농후 액)을 굴페이스트라 하고, 희석한 것을 소스로 분류한다. 끓이는 시간은 보통 20분 정도로 추출물을 이중 솥으로 농축한다. 농축 페이스트는 굴 소스에 전분이나 젤라틴을 첨가하여 만들거나, 굴 소스를 더 농축하여 제조한다.

굴페이스트 및 굴간장 제조 공정은 〈그림 3-18〉과 같다.

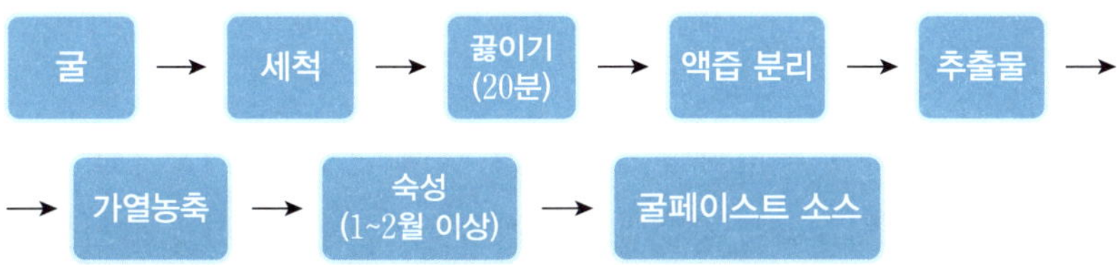

그림 3-18 굴페이스트와 굴간장 제조 공정

④ 크릴소스(Krill sauce)

잠재적인 단백질원으로 이용될 수 있다. 남극대륙 해양에 서식하고 있는 크릴의 양은 해수에 최고 10~15 kg/m²로 밀집되어 있다. FAO 보고에 의하면 연간 50~70백만 톤을 잡을 수 있다고 한다. 중국 정부는 남극 해안에 시험선을 보내 크릴을 채취하여 이 재료로 크릴소스를 만들었다.

그 외 새우머리를 갈아 가열처리하여 Bacillus를 증식, 액화한 다음, 액을 분리, 가염한 후 여기에 콩 발효제품을 혼합, 소스를 제조하기도 한다.

3. 북유럽 절임어류(Knochel. S., 1993)

북유럽, 특히 스칸디나비아 3국에는 여러 어류 발효제품이 전통식품으로 알려져 있으며, 지금도 일상식으로 이용된다. 보통 소금 절임을 하는데 12세기 말에 이미 통에 넣어 염절임한 청어들이 여러 인접 국가에 수출되었다. 현재는 고염제품보다 저염 제품이 일상화되었다.

① 마티에스-청어(Maaties-herring)

원료는 네덜란드에서 어획되는 북해 청어를 5~6월에 잡아 사용한다. 이때 어류 장내 단백질 분해 효소의 역가가 가장 높고 지방의 함량도 많다.

우선 청어를 다듬고 창자나 부수물을 그대로 이용한다. 가염(5~10%)하고 저온(5℃)에서 1주일 정도 놓아두면 먹을 수 있다. 숙성된 것은 멸치젓갈과 비슷하고 치즈 냄새가 난다. 조직은 투명하고 부드러우며 필렛보다는 어두운 색을 띤다. 요즈음은 염 농도를 더 낮추는 데 동결된 원료를 쓰기도 한다. 내장을 제거한 것도 원료로 이용된다. 숙성과정에서 관여하는 단백질 분해 효소들이 밝혀졌으며, 미생물의 작용은 크지 않다.

② 쉬넬 마티에스(Schnell maaties)

생물 혹은 동결한 청어 필렛을 이용한다. 여러 청어원료가 이용되는데, 숙성을 관리하기 쉽기 때문이다. 필렛을 5~10% 염수에 담가 2일간 숙성시키고, 이때 상업적으로 이용되는 효소나 보존제도 같이 사용한다. 이렇게 처리한 필렛을 기름과 함께 포장하고 저온에 놓아둔다. 이 과정에서 자체 변화를 거쳐 냄새가 줄어들고 색이 엷어지며 투명해진다.

③ 그래바드 피쉬(Gravad fish)

그래바드 요리에는 기름기가 있는 고급어종인 참치, 송어 등을 이용한다. 원료의 유지함량이 중요하다. 제조 방법은 해동한 어류의 펠렛을 뜬 다음 소금, 설탕, 후추, 딜 등을 뿌리고, 고기 부분이 서로 닿게 겹겹이 쌓아 가벼운 누름돌을 놓고 5℃에서 1~4일간 놓아둔다.

최종 제품의 소금 함량은 3% 이상 되게 한다. 이는 *Cl. botulinum*의 증식을 억제하기 위해서이다. 보통 염도는 2~9%에 이른다. 맛은 순하고 조직은 부드럽다. 이 과정에서 단백질 분해 효소가 관여하며, 주로 lysosomal cathepsin이 알려져 있다. 진공처리한 제품에서는 Lactobacillus spp.가 주로 발견된다.

④ 라케레트(Rakeorret)

산속 개울에서 잡히는 송어가 원료로 사용된다. 어획 후 바로 내장을 제거하고 수 시간 염 처리한 후 씻어낸다. 처리한 송어를 15% 염수나 건염(5%+설탕)을 넣어 용기에 담는다. 이렇게 만든 것을 8~10℃에서 2~3

개월 숙성시킨다. 이때 pH는 4.5에 이른다. pH가 올라가는 것은 부패를 의미한다. 이 제품은 단백질 분해 효소가 중요한 역할을 한다. 숙성 후 균수는 5×10^7 CFU/mL에 이른다.

⑤ 기타 어류 발효제품

청어를 사용하는 중간 염 농도의 스웨덴 수르스트뢰밍(Surstromming), 당과 소금 절임 청어가 있다.

4. 말레이시아(Karim, M. I. A., 1993)

말레이시아의 어류 및 수산물 수요는 계속 늘어날 것으로 예측된다. 상당 부분이 생것이나 동결제품으로 소비되고 있으나, 일부는 발효제품으로 만들어 말레이시아인의 식탁에 오르고 있다. 대표적인 발효산물은 Pudu, Pekasam, Belacan과 Cincaluk 등이며, 관련 발효제품 산업이 발전하고 있다.

① 부두(Budu fish sauce)

Budu는 동 말레이시아 지역에서는 아주 인기 있는 발효소스이다. 이 제품은 가염하여 발효한 어류제품으로, 검은 갈색을 띠는 액상이다. 소금함량이 높고 가용성 질소화합물이 많아 독특한 풍미를 갖는다. 비슷한 제품들이 여러 나라에 있는데, 캄보디아와 베트남의 Nuoc-mam, 필리핀의 Patis, 라오스와 태국의 Nam-pla, 일본의 Shiokala, 인도네시아의 Ketjap-ikan 등이 있다.

Budu는 작은 멸치를 발효시켜 만든 제품인데, 지방에서는 Ikan billis라 부르기도 한다.

제조 공정은 〈그림 3-19〉와 같다.

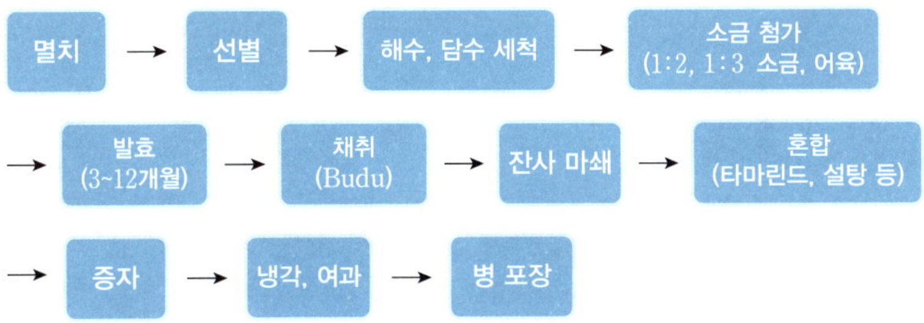

그림 3-19 부두의 제조 공정

부두는 발효과정에서 단백질이 분해되고, 이로 인하여 독특한 어간장 풍미가 생긴다. 발효가 끝나면 어육은 거의 분해되고 갈색의 액체가 된다.

② 키캅 이칸(Kicap Ikan)

건조멸치의 가격이 올라가자 부두 제조업자들은 다른 어종을 이용하여 비슷한 것을 만들고자 하였으며, 이렇게 나온 것이 키캅 이칸이다. 값이 싸고 부두와 비슷한 특징을 갖는다. 제조 방법은 부두와 비슷하다. 보통 스테인리스 용기로 밀폐하여 발효한다. 순도가 높은 소금을 사용하며, 품질을 높이고 발효 기간을 단축시킨다.

③ 페카삼(Pekasam)

민물고기로 발효한 제품인데, 부재료로 볶은 쌀, 타마린드와 소금을 섞는다. 해산물도 이용한다. 이 발효제품은 말레이시아 반도에 있는 케다(Kedah), 페락(Perak)과 케란탄(Kelantan) 지역에서 생산, 소비한다. 일반적으로 기름에 튀겨서 쌀밥과 함께 먹는 반찬이다.

제조 공정은 〈그림 3-20〉과 같다.

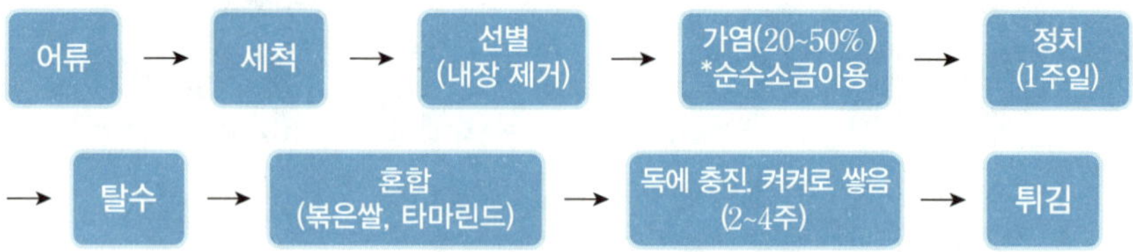

그림 3-20 페카삼의 제조 공정

발효과정 중 많은 젖산균이 증식하여 젖산을 포함한 유기산을 만들고, pH를 낮추어 부패균 증식을 막아 저장성을 준다. 이 유기산류가 풍미 발현에 관여한다. 볶은 콩은 발효기질로 이용되며, 비린내를 없애는 역할과 색을 내는 데 기여한다. 어체에 들어있는 단백질 분해 효소에 의해 만들어진 물질들이 풍미 발현에 관여한다.

④ 벨라칸(Belacan, 새우 페이스트)

말레이시아에서 인기 있는 새우 페이스트이며, 여러 음식에 풍미를 내는데 사용하는 조미료이다. 작은 새우(Acetes, Mysid)를 원료로 사용하고, 비슷한 제품이 인도네시아(Trassi), 필리핀(Bagoong), 라오스(Padoc), 캄보디아(Prahoc) 등에도 있다.

제조 공정은 〈그림 3-21〉과 같으며, 이를 몇 번 반복하기도 한다.

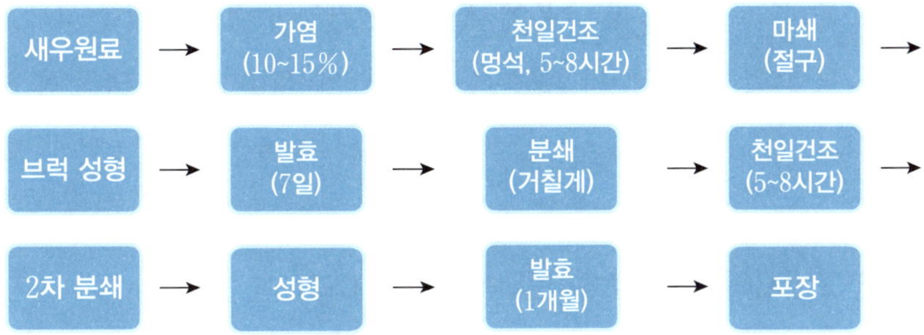

그림 3-21 벨라칸의 제조 공정

최종 제품은 어둡고 짠맛이 나며 새우 냄새가 진하다. 원료 새우 150 kg에서 40~50 kg 제품을 얻을 수 있다.

발효과정 중 Bacillus, Pediococcus, Lactobacillus, Micrococcus, Sarcina, Clostridium, Brevibacterium, Flavobacterium, Corynebacteria 등이 확인되고, 특히 젖산균과 내염성 균들이 많이 관여한다.

이 제품들은 주로 말레이시아 북부에서 생산, 유통되고 있다.

⑤ 친칼룩(Cincaluk)

이 발효제품은 작은 새우(Acetes)를 이용한다, Udang geragau, Udang bubok, Udang bari 등 지역에서 생산하고 새우에 소금과 쌀을 섞어 발효한다. 보통 엷은 핑크색을 띠고 강한 풍미와 짠맛을 갖는다. 이 발효식품은 말레이시아 남쪽, 즉 Malacca, Negri Sembilan, Johore에서 만들어 먹는다.

새우를 해수로 씻고 탈수한 다음 20~25% 염을 첨가하고, 6% 정도 밥을 넣고 용기에 넣어 밀봉한 후 발효(20~30일)한다. 발효 중 가스 생성이 많고 붉은색을 띠게 되며, 경우에 따라서는 라임 주스나 세절한 고추, 양파를 넣어 혼합하기도 한다. 보통 쌀밥과 함께 먹거나 찍어 먹는 용도로 사용한다.

5. 인도네시아 어류 발효식품(Putro, S., 1993)

인도네시아는 많은 섬으로 이루어진 나라로 풍부한 수산자원을 갖고 있다. 수산물은 국가경제에 기여하는 몫이 크고 외화를 벌어들이는 주요 자원이다. 특히 국민에게 동물성 단백질을 공급하는 주요 자원이다.

어획된 어류는 염장, 건조, 자숙, 발효한 제품으로 유통되고 있으며, 상당 부분 내수용으로 소비되나 일부 수출이 되고 있다. 특히 냉동 새우, 참치, 가다랑어 등이 수출되고 있다.

인도네시아의 수산 발효제품은 전체 수산제품의 5% 정도지만, 인도네시아인들의 일상 식탁에 올라 독특한 향과 풍미, 조직 등으로 식욕을 돋우는 데 중요한 역할을 한다.

① 페다(Pedah)

페다는 태국, 말레이시아와 인도네시아에서 전래된 것이다. 고등어를 염 처리 후 몇 단계 가공과정을 거쳐 만든다. 이 발효식품은 다른 건조품이나 어류 발효제품과는 풍미와 조직에서 상당한 차이가 있다.

고등어 원료에 가염하고 바구니에 담아 서서히 건조시키면서 숙성이 일어나도록 한다. 이 과정에서 생화학적인 변화가 일어나 바람직한 풍미와 조직이 만들어진다. 약 2개월 정도 걸린다.

간단한 페다의 제조 공정은 〈그림 3-22〉와 같다.

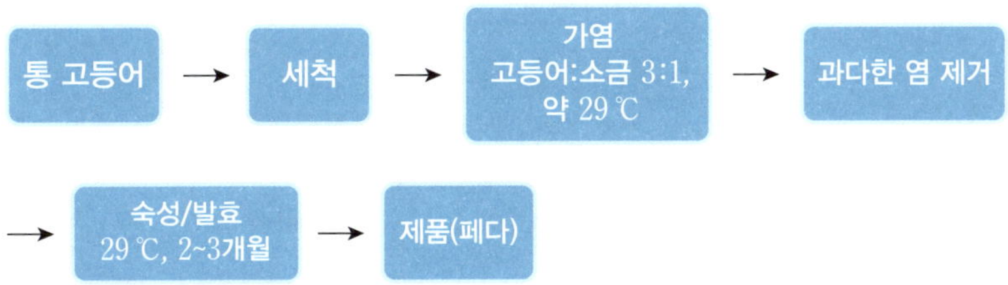

그림 3-22 페다의 제조 공정

페다의 저장 기간이 길어지면 산패취가 나고 육색이 변하여 적갈색이 된다. 지역마다 조금씩 제조 방법은 다르나, 전체적인 과정은 위 공정에 따른다.

② 트라시 우당(Trasi udang)

새우 페이스트로, 일반적으로는 트라시(trasi)라고 알려져 있다. 몇 종의 새우를 사용하며 크기가 작은 것도 이용한다. 인도네시아에서 생산하는 트라시 이칸(trasi ikan)과 비슷하다. 이 제품은 보통 고추, 마늘, 소금을 넣어 먹으며, 이를 삼발(sambal)이라 부른다. 트라시를 만들 때는 선상에서 새우에 약 10%의 소금을 뿌려 변질을 막고 수송한 후 다시 5% 소금을 더 첨가한다. 소금을 첨가한 새우를 선반에 널어 부분 건조하는데 보통 2~3일이 걸린다. 수분함량이 80%에서 50%로 줄어들었을 때 새우를 으깨면서 혼합한다. 혼합 후 다시 건조하고 으깨기를 반복한다. 이때 인공색소, 즉 carthamine D나 rhodamine B를 첨가하기도 한다. 니파야자 나뭇잎으로 원통형을 만들어 압착하고 이를 발효시킨다.

인도네시아의 여러 섬에서는 조금씩 다른 트라시가 만들어지며, 이름도 브라본(brabon), 트라시 히탐(trasi hitam, 검은색)으로 다르게 불린다.

③ 어간장(Fish sauce)

바리섬 지역에서 정어리를 이용하여 어간장을 만드는데, 근래에는 굴간장에 밀리고 있다. 고염의 어간장이지만 주민에게 양질의 필수아미노산을 공급한다. 대표적인 어간장은 베카삼(bekasam)이 있는데, 이 제품은 담수어를 재료로 만든다. 남 수마트라나 담수가 있는 지역에서 인기가 높다.

베카삼의 제조 공정은 〈그림 3-23〉과 같다. 이 제품은 지역마다 조금씩 다르게 만든다.

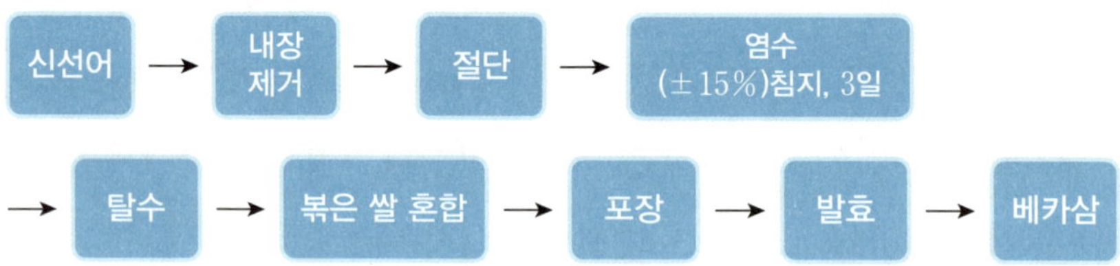

그림 3-23 베카삼의 제조 공정

이들 발효제품들 외에 인도네시아에는 잠발 로티(Jambal Roti), 베카상(Bekasang) 등이 있다.

6. 태국의 어류 발효식품(Phithakpol, B., 1993)

태국의 일상 식탁에서 발효식품은 중요한 역할을 한다. 계절성 열대기후를 가진 태국는 3~4개월의 우기를 제외하고는 건조하기 때문에 기후에 어울리게 여러 발효식품을 만든다. 그중 일상적으로 접하는 어류 발효제품으로는 남프라(Nam-pla-어간장), 하피(새우 페이스트), 염절임 발효한 팔아아-라아아(Plaa-raa)가 있다. 이 제품들은 지역 간, 사회 구성원 간 서로 교류하면서 확산되었고, 이제는 태국의 전통식품으로 자리매김하였다. 제조 공정이 간단한 것도 있고 복잡한 것도 있으나, 어간장의 경우 다른 동남아 국가와 비슷한 방법으로 제조한다. 보통 가정에서 전통적인 방법으로 만들고 있지만 차츰 소규모 공장에서도 만드는 추세이다.

전통적인 태국의 어류 발효제품을 분류해 보면 〈그림 3-24〉와 같다.

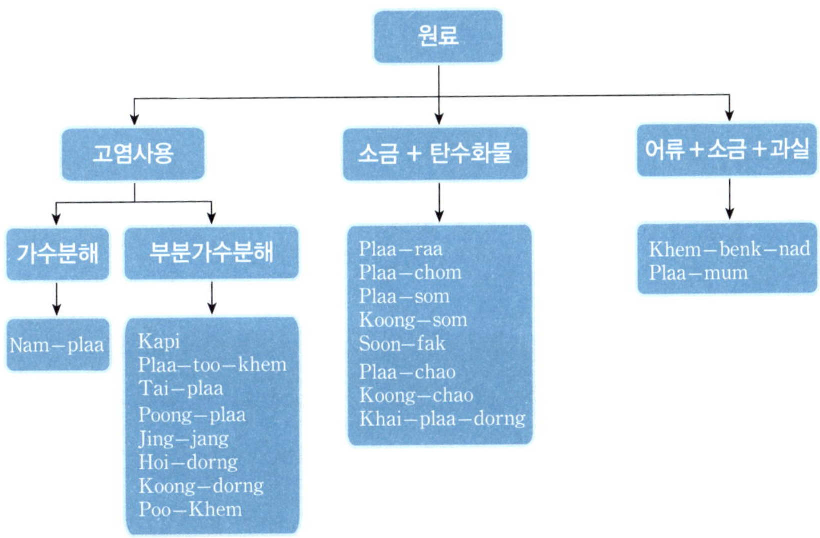

그림 3-24 태국 전통 어류 발효제품들

이 제품에 관여하는 미생물의 종류는 대단히 광범위하다. 종류에 따라 조금씩 다르지만 젖산균, Micrococcus, Staphylococcus, Candida, Bacillus, Saccharomyces 등 보통 전통발효식품에서 많이 발견되는 균들이 나타나고 있다.

7. 스리랑카 어류 발효식품(Subasinghe, S. 1993)

스리랑카에서 생산되는 어류 발효제품은 몰디브 생선으로 전체의 75%를 차지한다. 그 외 염장/훈연제품이나 햇볕에 건조한 것들이다. 모든 발효 어류제품은 가염한 것으로 염도는 제품이나 사용하는 어류에 따라 다르다.

① 자아디(Jaadi)

고염제품이며 어육이 부분적으로 가수분해되었고, 고기에서 나온 침출물에 침지된다. 또한 숙성된 고라카(*Garcinia gamboges*) 꼬투리에 들어 있는 유기산에 의해 발효 중 낮은 pH가 유지된다. 주로 사용하는 어종은 고등어이며, 정어리나 참치로도 만든다. 생선의 내장을 제거하고 해수로 씻은 다음 나무통이나 옹기에 고라카와 생선소금을 층층이 쌓는다. 이때 비율은 3(생선과 염):1(고아라 액)로 맞춘다. 이 비율로 적재한 것을 밀봉하고 누름돌로 누른다. 보통 2~3개월, 혹은 그 이상 발효되고 이에 따라 향과 풍미가 생긴다. 오염을 잘 막으면 1년 정도 저장이 가능하다. 발효 중 조직은 단단해지고 암갈색으로 변하며 과일향이 난다. 물을 재흡수하는 과정에서 세균이나 곰팡이 혹은 구더기가 발생해 변질이 일어나는 경우가 있다. 진공포장하고 보존제를 쓰면 2~3년 저장이 가능하다.

② 몰디브 생선

몰디브 생선은 날치를 약하게 염처리한 후 훈연하고 말린 제품이다. 수분함량이 낮고 조직이 딱딱하여 일본의 훈제 가다랑어(가쓰오부시)와 비슷하다. 조미재로 널리 쓰이고 있다. 몰디브와 스리랑카 등 인접국에서 주로 유통되고 있으며, 주변 국가로의 수출이 점점 늘고 있다.

몰디브 제조 공정은 〈그림 3-25〉와 같다.

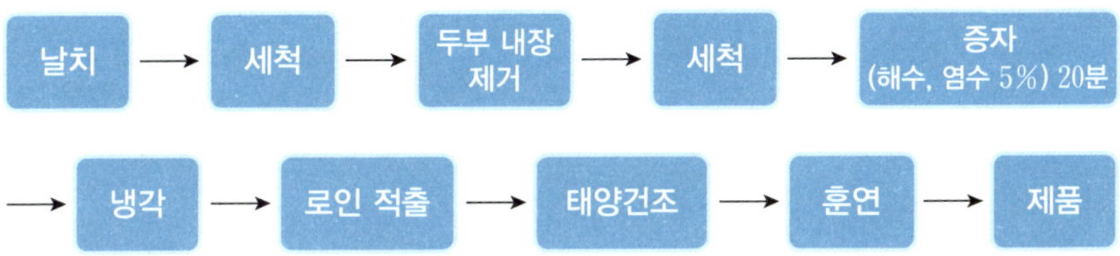

그림 3-25 몰디브 생선 제조 공정

제조 공정 중 건조와 훈연을 번갈아 하면서 조직이 딱딱할 때까지 반복한다. 공정을 개선하기 위한 실험을 통하여 열 훈연하는 방법을 도입하여 품질개선 및 제조기간을 단축하고 있다. 훈연한 후 나무 재에 굴려 저장성을 개선하기도 한다. 사용 원료는 황참치나 고등어를 사용하기도 한다.

그 외 스리랑카에서는 가염 생선을 태양 건조하여 수분을 낮춰(15% 정도) 건조제품으로 유통하는데, 정확히 발효제품으로 구분할 수는 없으나 부분적으로 발효가 일어난다. 이런 종류의 제품은 붉은 세균이나 호염성 곰팡이에 의한 오염이 일어날 수 있다.

8. 필리핀 어류 발효식품(Mabesa, R. C.and Babaan, J.S., 1993)

필리핀 사람들은 어류 발효제품들을 폭넓게 받아들이고 있다. 일상적으로 발효제품을 많이 먹고 있으며, 다른 아시아 지역과 비슷하게 저장성과 기호성을 높이기 위한 수단이다.

필리핀에서 생산되는 발효제품은 파티스(patis, 어간장), 바궁(bagoong, 페이스트), 바궁 알라망(bagoong alamang, 새우 페이스트), 혼합물로 버롱이스다(burongisda)와 새우 발효제품인 발라오 발라오(balao-balao)가 있다. 이 중 처음 3개 제품은 대량생산되어 필리핀 사람이나 인접국에 수출되어 식용하고 있다.

9. 미얀마의 어류 발효식품(Tyn, M. T. 1993)

미얀마에서 어류를 발효하여 먹은 기록은 AD 1세기쯤으로 거슬러 올라가며, 오늘날에는 일상 식생활에서 중요한 위치를 차지하고 있다. 어류 발효식품의 일종인 느가-피(Nga-pi)는 12세기 암벽에 새겨져 있기도 하다. 이때 신맛이 나는 식품(토마토 등)을 같이 먹었다는 것이 15세기에 기록되어 있다. 느가피는 남부에서 처음 시작되었다가 서서히 북쪽 지역으로 전파되었다고 본다.

① 느가-피(Nga-pi)

느가-피의 역사는 잘 알려지지 않았지만 느가-피라는 이름은 계속 전수되고 있다. 느가-피는 현지 언어로 생선을 누른 것이란 뜻이며, 암석의 기록(1192)에 처음으로 이 이름이 등장하였다. Pi는 절구질한다는 뜻도 포함되어 있다. 이를 미루어 볼 때 어류를 소금과 함께 절구질하거나 마쇄한다는 의미로 추측되며, 오늘날에도 이러한 방법으로 만들고 있는 것을 확인할 수 있다.

느가-피는 어류나 새우를 소금과 함께 거칠게 절구질 혹은 마쇄한 후 이 혼합물을 햇볕에서 3~4일 건조시킨다. 이 혼합물을 돌이나 콘크리트 용기에 눌러 담고 3~6개월 숙성시킨다. 사용하는 원료에 따라 가공 방법은 조금씩 다르다. 전통적으로 느가-피는 어류를 통째로 페이스트로 만들어 이용한다. 새로운 형태로는 압출하여 유연한 조직을 얻기 위하여 수분함량을 40~50%로 조정한다. 그런 다음 길고 가느다랗게 형태를 만들고 햇볕이나 건조기에서 말려 수분함량을 10% 정도까지 낮춘다. 이 건조물을 상품으로 한다.

② 느간 프야 에(Ngan-pya-ye)

이 제품은 느가-피 제품을 만들 때 나오는 침출액이나 추출액이다. 보통 어류나 새우를 이용하여 느가-피를 만들 때 발효과정 중(3개월) 혹은 1년간 숙성할 때 나오는 액을 모아 만든다. 이 과정에서 부분적으로 가수분해되어 풍미가 생성된다.

숙성된 후 가열처리하여 농축하며, 이때 수분함량은 55~60%에 이른다. 이 과정에서 부분적으로 살균이 된다. 이 발효제품은 어두운 갈색으로 식탁에서 사용하기는 적절치 않다. 따라서 탈색하여 어두운 갈색이나 노란 금색을 갖게 만든다. 이렇게 만든 제품은 외국의 어간장과 비슷하다.

이 제품은 필수아미노산이 함유되어 있고 비타민도 확인되었다. 관여하는 미생물은 Aeromonas, Bacillus, Corynebacterium, Lactobacillus, Staphylococcus 등이 알려져 있다.

4

한국의 전통발효식품

01 한국 발효식품 개괄

02 장류

03 김치

04 젓갈

05 식초

01

한국 발효식품 개괄

한국의 4대 발효식품인 김치, 장류, 젓갈, 식초는 우리의 식생활에 가장 큰 영향을 미치는 기본 부식이자 주요한 조미원으로 식탁에서 확실한 위치를 점하고 있다. 발효를 통해 콩은 간장, 된장, 고추장, 청국장 등 원료 콩과는 다른 특성을 갖는 독특한 음식으로 탈바꿈하여 우리 식탁에 오르고, 평범한 채소인 배추도 조미료와 혼합, 발효 후 김치라는 새로운 식품으로 탄생한다. 또한 식초는 각종 술을 원료로 이용하며 술에 함유된 알코올을 변화시켜 완전히 새로운 맛과 향을 창조하고 있다. 젓갈은 다양한 어류의 단백질을 분해하여 감칠맛을 내며 이 맛이 음식에 조화되어 여러 음식의 가치를 높이고 있다.

이처럼 발효식품은 미생물이 생산하거나 농축수산물 원료 내에 있는 효소가 작용하여 기질 물질을 분해 또는 새로운 물질을 창조하고 이들이 독특한 특성을 갖게 되면서 특이한 풍미를 내게 된다.

여러 발효과정을 통해 얻어지는 비교적 저분자 물질들은 향과 특수한 생리 기능을 갖는다고 알려졌다. 된장의 펩타이드(peptide)는 순환기계

질환의 발생 억제 혹은 항암효과가 있다는 사실이 동물 시험 결과를 통해 밝혀졌으며, 고추장의 경우 고추의 매운맛 성분인 캡사이신(capsaicin)이 지방 대사를 촉진하여 비만을 억제하는 데 기여한다고 알려져 있다. 또한 김치에서도 여러 생리기능이 밝혀지고 있는데, 특히 식중독 미생물의 사멸 효과가 뚜렷하여 유해 미생물의 증식억제 및 사멸에 관여한다(Kim, Y. S., et al., 2008).

김치 발효에 관여하는 젖산균은 프로바이오틱으로 장내 균 총의 개선에 효과가 있으며, 발효를 통하여 원재료에 없던 특수물질, 즉 비타민, 펩타이드 등 미량물질이 만들어져 인체 건강에 긍정적인 기능을 기대할 수 있다. 한국의 발효식품이 전반적으로 다양한 건강기능성을 가진다는 사실은 잘 알려져 있다(Jung, S. J. et al., 2022).

한국의 자연 여건과 다양한 식재료에 따라 많은 종류의 발효식품이 출현하여 특화된 식생활을 정착시켰으며 일부는 대대로 이어져 오늘날에도 중요한 발효식품으로 남아있다. 이 중 가장 생산량이 많고 우리의 식생활에 큰 영향을 미치는 4대 발효식품을 대상으로 이들의 역사, 산업 현황, 그리고 기능성을 포함한 제조 기술을 기술하고자 한다.

02

장류

만주에서 유목민족이었던 동이족이 한반도로 내려와 농업을 생업으로 선택하면서 육식 중심이었던 식생활은 자연스럽게 채식 중심으로 전환되었다. 이 과정에서 당시 주변에 자생하고 있던 콩을 이용하여 부족한 단백질을 보충하는 지혜를 발휘하였다. 콩은 그냥 먹기는 어렵기 때문에 삶거나 발효 기술을 활용하였을 것으로 추측된다. 주식인 쌀과 보리밥 등의 단조로운 맛에 곁들일 수 있는 감칠맛 나는 콩 발효식품은 풍미를 더해주는 중요한 조미료가 되었을 것이다.

이처럼 우리 조상들은 원시 토기문화 시대부터 발전해 온 염장기술과 양조기술을 콩 빌효기술에 접목하였으며, 오늘날 우리 식단에서 중요한 자리를 차지하고 있는 장류, 침채류, 젓갈 등 발효식품을 중심으로 한 발효문화권을 삼국시대 초기에 이미 완성하였다. 또한 인류 최초로 콩을 식용한 기원을 만들었다. 이러한 저장성 발효식품은 오늘날까지 우리 식품 문화의 바탕을 이루면서 거주인의 입맛과 필수영양공급원으로서의 위치를 확고히 하고 있다. 식문화로 정착한 발효식품은 이 민족의 오랜 전통으로 토착화되었고 이를 스스로 즐기며 발효식품을 빚는 전통을 이어 온 것이다.

이 중 장류는 한국인의 식탁에서 빼놓을 수 없는 조미원이자 한식의 차별화된 특징을 나타내는 맛과 향의 근원이다. 주원료는 콩이나 제품 종류에 따라 쌀 등 곡류와 고추가 이용되며 맛을 보강하고 부패를 막으면서 발효를 정상적으로 유도하기 위하여 상당량의 소금이 첨가된다. 아울러 단맛과 조직을 부여하기 위하여 사용하는 쌀 등 전분질은 발효 중 분해되어 장류의 독특한 맛의 바탕을 이룬다.

장류 제품은 사용하는 원료에 따라 최종 제품의 특징이 달라지며 맛과 향기 등을 다양하게 변화시킬 수 있다. 장류 발효는 다른 발효식품처럼 몇 달 혹은 몇 년 동안 발효와 숙성기간을 거치며 발효 기간이 길어질수록 장기 발효 숙성에 따라 새로운 성분이 생성되어 맛과 향이 차별화되며 상품의 가치도 높아진다.

장류는 기본적으로 발효과정 중 미생물이 만들어 놓은 효소에 의해서 원료로 사용한 콩과 여러 부재료, 즉 곡류, 고추 등을 분해하여 여러 종류의 새로운 물질을 만들어 맛과 향기를 낸다.

장류의 가장 중요한 원료인 콩에 함유된 주요 성분은 단백질(30~50%)과 지방(14~24%)이며, 식물성 원료 중 단백질 함량이 가장 높다. 콩 단백질 중 63~90%는 글로불린(globulin)에 속하는 글리시닌(glycinin)이고, 파세올린(phaseolin, 17%), 레구멜린(legumelin) 순으로 구성되어 있다. 이들은 대부분 비수용성 단백질로 염 용액에서 녹는 성질이 있으며, 고분자의 특성대로 특별한 맛을 갖고 있지 않다(신동화, 2006. Gibb, B. F.,

2004). 단백질을 구성하고 있는 아미노산은 함 유황 필수아미노산이 제한인자로 되어있으나, 곡류 단백질에서 부족한 라이신(lysine)이 풍부하여 곡류와 함께 식용할 때 상호 보완 작용을 하며 균형 잡힌 영양 섭취에 도움을 준다.

콩의 단백질은 물에 녹지 않기 때문에 그 자체로는 맛을 내지는 못하지만, 단백질이 분해되어 수용성 물질인 아미노산이나 펩타이드(peptide) 형태가 되는 경우 각종 감칠맛을 내는 성질을 갖게 되어 다양한 조미원으로 이용될 수 있다. 콩을 증자한 다음 여기에 곰팡이나 세균의 작용으로 발효시키는 과정을 거치는 까닭은 이들 미생물이 분비하는 단백질 분해효소를 이용하여 비수용성 단백질을 수용성 분해산물인 아미노산과 펩타이드로 만들어 맛을 내고자 함이다.

전통적으로 메주의 역할은 콩에서 잘 증식하는 각종 미생물을 자연에서 끌어들여 증식시킴으로써 이들이 생산하는 효소를 이용하여 콩 단백질을 분해시키는 것이다. 따라서 메주의 발효 상태는 곧 장류의 품질과 밀접한 관계가 있으며, 증식한 미생물의 종류에 따라서 생성되는 물질도 달라지고 장류의 맛과 향에 영향을 미치게 된다.

콩 단백질을 분해시키는 과정은 단순하게 단백질분해 효소(protease)를 첨가하여 아미노산을 얻을 수 있으나, 굳이 복잡하게 미생물을 이용하여 발효하는 이유는 메주 혹은 고지발효에 관여하는 미생물이 단일 균주가 아니고 복합미생물이며, 각기 다른 미생물이 발효과정 중에서 많은 종류의 물질을 만들어서 다양한 맛과 향을 내는 물질을 생성시키기 때문이다. 간장과 된장만 하더라도 황곡균(*Aspergillus oryzae*)의 단백질 분해력과 효모에 의한 알코올 발효, 그리고 세균에 의한 산 생성 등으로 맛의 조화와 함께 독특하고 차별화된 향을 만들어낸다. 메주의 자연 발효에서는 이 균들이 복합적으로 증식하여 복 발효 양상을 띤다. 순수분리한 우수균을 사용하여 발효관리를 하는 현대식 장류 제조공장에서도 단일 균으로만 발효하지 않고 효모 등 몇 가지 균주를 병용하는 이유가 이것이다.

세계 여러 나라에서 콩을 이용하여 많은 종류의 식품을 만들어 먹고 있으며, 이들 제품을 구분해 보면 〈그림 4-1〉과 같다.

〈그림 4-1〉에서 보면 콩을 이용하여 다양한 발효제품이 생산되며 나라마다 발효제품의 특성이 다르다. 고체형이 있는가 하면 액상, 두부와 같은 연질형 제품들이 있고, 이들은 대부분 생산된 나라의 전통식품으로 알려져 있다.

장류 원료인 콩은 곡류 중 우리나라 사람들에게 부족하기 쉬운 단백질 함량이 가장 높고(40% 내외), 아미노산 구성이 우수(9종의 필수아미노산 함유)하며 필수지방산이 모두 들어있는 양질의 유지(약 20% 내외)가 들어 있다는 특징을 갖는다. 또한 단백질 단위 무게당 가장 값싼 자원이다. 이와 같은 단백질의 경제성 때문에 소득이 낮은 저개발국가 국민에게는 가장 중요한 단백질원으로 사용되면서 건강을 지켜주고 있다.

앞으로 세계 여러 나라에서 활발히 연구되고 있는 동물성 단백질을 식물성으로 대체할 신제품개발에서 가장 먼저 고려해야 할 우수한 단백질원이며 소비자의 건강증진과 환경개선 수단으로 활발한 연구가 진행될 것으로 기대된다.

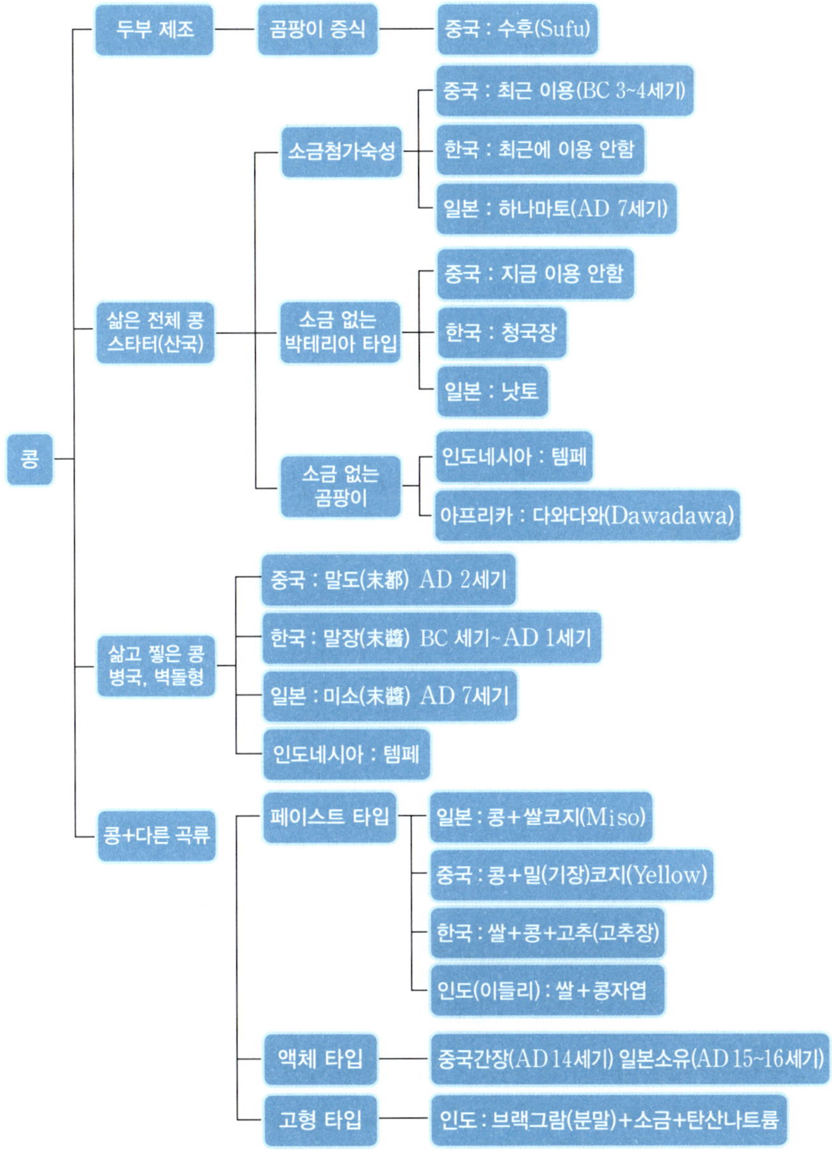

그림 4-1 콩을 이용한 세계 여러 나라 제품들

1. 장류의 위치

우리나라에서 장류는 쌀, 보리 등을 주식으로 먹을 때 꼭 필요한 부식으로 중시되었다. 가을 농사일이 끝나면 김장과 장담그기가 가장 큰 집안 행사로 여겨졌다. 옛 문헌에도 장(醬)은 백미(百味)의 으뜸이니 장맛이 좋지 않으면 좋은 찬과 아름다운 고기가 있다고 할지라도 맛있는 음식을 마련하기 어렵고(증보산림경제, 류중림, 1766), 공자께서도 장맛이 없으면 음식을 들지 않으셨다(논어)고 한다.

심지어 장을 담그는 날은 목욕재계하고 길일을 택하여(조장길일, 造醬吉日) 고사를 지내고 부정을 막았다. 장 담그는 날은 병인(丙寅) 정묘일(丁卯日)을 선호하였고, 우수, 입동, 춘추분 그리고 삼복 날에 장을 담그면 벌레가 생기지 않고 불길한 날로는 신일(辛日)을 피하였다. 농가월령가(정학유, 1816)에도 집안의 중요한 일로 장을 담그고 관리하는 일을 아녀자의 중요한 일로 지정하였다.

전통적으로 내려오는 민속신앙에서도 간장독에 숯과 고추 넣기, 햇볕 쬐기, 그리고 인줄(쌈줄)을 두르거나 버선을 거꾸로 붙이는 등 장의 품질 유지를 위한 여러 방편을 사용하였다. 이 중 숯(이취 제거)이나 고추(살균 기능), 그리고 햇볕 쬐기(유해 미생물 살균 및 유해 물질 파괴) 등은 지금까지도 그 필요성을 과학적으로 인정받았다.

장류는 우리 음식의 조연이었으나 조연이 부실하면 주역(밥)이 그 빛을 잃는 법이다. 즉 음식 간에 상호보완적인 기능을 가졌으며, 한식의 차별화에 결정적인 역할을 하고 있다. 장류가 없다면 한식에 독창적인 풍미를 부여하기 어렵고, 다른 한편으로는 중요한 단백질, 무기질, 비타민 등 영양공급원으로도 제 몫을 충실히 하고 있다. 또한 외국 음식과도 어울린다는 특성을 가지며, 비린내나 육취(노린내) 등을 마스킹하는데도 탁월하여 사용처를 더 넓힐 수도 있다.

근래 서양 음식의 영향으로 젊은 세대가 우리 전통음식과 장류에서 멀어지는 경향을 보이고 있다. 장류의 용도가 한식에 제한되어 있고, 젊은 세대가 즐겨 찾아 소비량이 증가하는 추세인 서구식, 편의식이나 간편식에 우리의 장류가 침투하지 못했기 때문으로 볼 수 있다. 이를 해결하기 위해서는 용도 확대를 위한 제품의 다양화, 냄새 순화, 저염화를 통한 소비자의 거부감 완화, 새로운 용도 개발, 즉 기능성을 기반으로 한 조미료 영역을 벗어나는 노력이 필요하다.

2. 장류의 기원

우리나라에서 콩 발효제품은 대부분이 장류로 분류되어 있다. 간장, 된장, 고추장, 쌈장, 담북장, 찍음장 등과 함께 청국장을 들 수 있으며, 가히 콩 발효식품은 장류식품이라 통칭할 수 있을 것이다(신동화, 2004).

AD 532~549년에 저술한 것으로 추정되는 농서(農書)인 중국의 제민요술(齊民要術)에는 황의(黃衣), 황증(黃蒸), 얼(糵) 등이 나오는데, 기록된 장류의 기원으로 장류를 만드는 메주의 효시라고 생각된다(가사협, 1993). 여기서 청국장의 원형을 시(shyh, 豉)라고 하는데 콩을 맛있게 지탱한다는 의미이다. 곰팡이를 이용하는 현대의 메주와는 차이가 있는 것으로 추정된다.

여기에서는 콩 발효식품으로 가장 대표적인 장류를 한국음식대관 제4권에 실린 내용을 중심으로 필요에 따라 타 문헌을 인용하면서 기술하고자 한다.

일찍이 실학자 류중림(柳重臨)은 그의 『증보산림경제(增補山林經濟)』(1780)에서 장(醬)의 가치에 대하여 언급하기를 "장은 백미(百味)의 으뜸이니 장맛이 좋지 않으면 좋은 찬, 아름다운 고기가 있다 할지라도 좋고 맛있는 찬을 마련하기 어렵고, 특히 가난한 자는 고기를 얻기 어렵더라도 좋은 장이 있으면 밥반찬에 가히 염려 없으니 가장된 자는 반드시 먼저 장담그기를 유념할 것이며 해를 묵혀가며 장을 먹을 수 있도록 마련하는 것이 마땅한 도리이니라"라고 한 바 있다(이성우, 1993). 즉 장류는 우리나라 음식 맛의 바탕을 지켜왔고 사람들을 살찌게 해왔다는 말이다.

장류의 역사를 기록에 따라 요약하면 〈표 4-1〉과 같다.

표 4-1 시대별 장류의 기록

삼국지 위지 동이전	고구려의 장양기술(장담그기, 술빚기)에 대한 언급
중국 신당서	발해의 명산품으로 서(메주)를 소개
고려사지(1018)	기아에 대한 구황물품으로 장과 시를 포함한 기록
삼국사기(1145)	신라 신문왕 3년(683) 왕비의 폐백 품목으로 장과 시를 사용
동국이상국집(1241)	장과 김치를 식생활의 근원으로 소개
구황촬요(1554)	"침장법", "조청방법" 등 8종의 장류 제조법 수록
산림경제(1740)	고추장 제조법 등 45종의 장류 제조법 자세히 수록
규합총서(1815)	여러 장 담그는 방법, 장의 종류, 장 담그는 길일 제시 부녀자가 알 수 있도록 풀어 쓴 장류 제조법 수록

3. 삼국시대의 장류

중국의 『삼국지(三國誌)』 동이전에 “생선이나 고기를 큰 그릇에 담아 소금으로 절여 두었다가 몇 달이나 먹는다”라고 쓰여 있어 염장과 발효에 대한 암시를 읽을 수 있다. 당시 식생활에 저장성 발효식품을 다양하게 이용하고 있으며 소금을 이용한 염장기술이 사용되었음을 전하고 있다(이성우, 1981). 이때 생선을 염장한 해류(젓갈류), 채소류 염장품인 저채류(菹菜類, 김치 유사제품) 등이 삼국시대 형성기에 이미 우리 선조의 식탁에 올랐음을 알 수 있다.

삼국시대에 전국적으로 장류를 비롯한 발효음식이 존재하였다는 다른 근거로 백제 생활상을 전하는 『주서(周書)』를 보면 “백제는 땅과 밭이 습하고 기후가 따뜻하여 오곡과 과실, 채소, 주(酒, 술), 예(醴, 감주) 및 찬품, 약품 등이 중국과 많이 닮고 있다”고 하였으며, 중국 춘추시대 이래 이미 생활화되어 있던 장류와 효찬류(餚饌類)들이 백제의 찬품 속에 있었음을 뒷받침하고 있다.

『삼국사기』를 보면 신문왕(神文王) 3년(683년)에 왕의 폐백음식으로 쌀, 술, 기름, 꿀, 육포, 젓갈과 함께 장(醬)과 시(豉) 등이 등장하는 것을 볼 수 있다(김부식, 1145). 이들 식품이 신문왕대에 와서 갑자기 마련된 것이 아니라 관행에 따라 상용화되고 있던 조리용 기초 음식군으로 여겨져 폐백음식으로 활용되었다고 본다면 신문왕대 이전에 장류가 일반인들에게 널리 이용되었다는 점이 분명해진다.

삼국시대에는 醬(장)과 漿(장)이 나오는데, 메주와 함께 있는 것을 醬이라 하고 거른 것을 漿이라 구분하는 것을 보아 오늘날과 같이 간장과 된장이 함께 만들어졌음을 뒷받침하여 주고 있다. 이때는 장이 식용으로 뿐만 아니라, 상처의 치료용으로도 사용된 예가 기록되어 있다(삼국유사).

삼국시대의 메주는 당서(唐書)의 기록을 보면 "발해 사람들은 시(豉)로 울타리를 쳐 성(城)같이 쌓아놓고 있다"라고 쓰고 있어 그 모양이 벽돌모양이라 추정되며, 이때는 순수하게 콩만으로 메주를 만들었다고 보고 있다.

4. 고려시대의 장류

고려시대에서도 삼국시대 이래의 장류가 계승되었다는 근거로는 태조(太祖) 10년에서 성종(成宗) 8년까지 생존하였던 최승로(崔承老, 927~989년)의 「상시무서(上時務書 982)」(동문선)를 들 수 있다. 이에 따르면 "성상께서 장과 술(酒), 그리고 시(豉)와 갱(羹)으로서 길가는 자에게 포시(布施)하시는데"라는 글이 나온다. 임금님께 올리는 글에서 장과 시의 존재와 더불어 이들 장류 중 장은 술안주로, 시는 국을 끓이는 된장으로 이용되던 사례를 확인할 수 있다. 또한『진계서』에 따르면 문종(文宗) 6년(1052년)에는 개경(開京)의 흉년으로 굶주리고 있는 백성 3만여 명에게 "미(米), 조(粟), 시(豉)"를 갖추어 베풀었다는 사례가 등장하는데, 여기서 시(여기서는 된장일 것이다)가 구황음식으로 장과 함께 하던 사례를 통하여 장류들이 밥반찬의 중요 소재로 이용되고 있었다는 사실, 그리고 장과 시로 장류의 종류가 압축되고 있었다는 사실을 확인할 수 있다.

고려시대에는 장(醬)으로부터 맑은 액을 분리한 간장이 등장하였고, 이를 장즙(醬汁)이라고 부르는 것을 보아 간장을 뚜렷하게 부각하는 시대라고 추측할 수 있다. 장으로부터 간장을 분리하는 방법으로는 용수법이 그중 하나였고, 여러 기록에서도 용수가 나오고 있다.

고려시대에 사용하는 시(豉)는 메주라고 보는 것이 일반적이나, 당나라 사람들이 발해의 메주를 시(豉)로 보았듯이 고려시대에도 시를 현대 메주의 뜻으로 사용한 사례가 『향약구급방』에서 확인되고 있다. 즉, "염(塩)과 시(豉)를 각각 조금씩 물에 담가"라는 부분을 보면 시를 메주로 생각해도 무리가 없을 것이다. 그러나 다른 한편으로는 된장이었을 가능성도 있다(장지현, 2001). 이와 같은 근거로는 우리 고유의 낱말로 메주를 말장(末醬)이라 하고, 손목(孫穆)의 『계림유사(鷄林類事)』에 등장하는 "장을 메주라 한다(醬曰密租)"라는 글을 보면 시와 메주라는 말이 함께 사용되었음을 알 수 있다.

또한 고려시대에는 메주라는 말 외에도 한문으로 말장(末醬)이라는 말을 사용하였는데, 문종 7년(1053년)에 메주 만드는 틀을 말장곡(末醬斛)이라 하여 치수를 제시하고 있다(고려사). 이 말장의 어원에서 일본의 미소(miso)가 나왔을 것이라 주장하기도 한다(장지현, 2001).

이들 장류는 음식의 소재로 사용되었을 뿐만 아니라 다양한 용도의 약으로도 사용되었음을 문헌을 통하여 확인할 수 있다.

5. 조선시대의 장류

조선조에 들어오면서 장류도 크게 장(醬)과 시(豉)로 나뉘었다. 강희맹(1424~1483년)이 엮은 『사시찬요초(四時纂要抄)』에 보면 간장을 포함한 겸용된장과 함께 포장(泡醬), 즙저(汁菹)라는 장아찌식 된장류가 나타나고 있다.

단종 원년(1452년)의 기록에 따르면 묵힌 장을 진장(陳醬)이라고 하여 장류를 묵혀가면서 먹었다는 것이 확인되었다. 『훈몽자회(訓蒙字會)』(1527년)에는 간장을 첨장(甛醬), 단장, 장유라 분류하였고, 시(豉)를 전국시(戰國豉)라고 했으니 전국장(戰國醬) 또는 두시(豆豉)라며 세균으로 발효한 장류로 분류된 것으로 보인다.

또한 그때까지 썼던 장(漿), 장즙(醬汁)이 첨장, 장유로 되고 있음을 알 수 있다. 그 이후 구황촬요(救荒撮要)에서는 구황장류가 제시되었는데, 포장, 태각장(太殼醬) 등이 등장하고 있으며, 독립된 조장기술을 제시하고 있다. 또한 말장을 몌죄 혹은 메조 간장을 청장(碃醬)이라 하고, 된장을 장이라 표현하고 있다. 여기서 비로소 청장을 근쟝이라 하고 있어 명종 대에 와서 간장이 처음 도입되었다고 볼 수 있다.

예컨대 한자표기를 떠나서 토속어로 말장을 메주라 하여 왔듯이 음식물의 간을 맞춘다는 우리나라 고유 낱말인 점을 참작한다면 명종 대에 들어 '근쟝'과 함께 서민사회에서는 토속어로 '간장'이라 한 지 오래되었을 가능성을 생각할 수 있을 것이다.

앞에서 말한 근쟝은 묵힌 진감장(陳甘醬)을 말하고, 간장은 묵히지 않은 햇간장을 대신한 한자 풀이로 볼 수 있다. 단종 대에서 드러난 바와 같이 묵힌 된장을 진장(陳醬)이라 하였기 때문에 간장과 진장 사이에는 시간개념이 다른 것이거나 아니면 간장의 색상이 묽거나 진한 차이가 있었던 것으로 보인다(장지현, 2001).

이후 『동의보감(東醫寶鑑)』에서는 두장(豆醬), 해(醢)라고 하는 어장(魚醬) 등과 함께 노맥장, 육장 등이 나타나고 약용된장을 새롭게 밝히고 있다.

여기서 시(豉)는 된장이나 메주의 대응자로 보이며 이것이 전국장(戰國醬)과 같은 유형이라고 보인다.

조선 중기 이후에도 장류에 관한 기록이 나온다. 『구황보유방(救荒補遺方)』에서 간장에 대응되는 말로 "지령"이 나오고 『규곤시의방(閨壼是議方)』(황혜선, 1985)에서는 장류를 지령, 된국장, 된쟝, 청쟝, 전지령, 건쟝, 단지령, 단건쟝 등으로 분류한 원래 의미와 다른 것도 보인다. 『주방문(酒方文)』(17세기 말)에는 즙디히(汁), 와장, 육장(肉醬), 『색경(穡經)』(박세당, 1629~1703년)에서는 소두장(小豆醬), 즙저(汁葅, 즙장)로 팥 된장이 특징이다.

그 이외에도 장류에 대한 기록들이 여러 문헌에 나타나고 있는데, 『증보산림경제』(유중림, 1766), 『고사신서』(서명은, 1771), 『해동농서』(서호수, 1736~1900) 등이 있다.

조선시대에는 장류에 관한 명칭이 문헌에 따라 다양하게 기록되어 있다.

이상의 여러 문헌적 고찰을 통하여 나타난 장류에 관한 낱말을 정리하면 〈표 4-2〉와 같다(장지현, 2001).

이 표를 통해 당시 장류에 대한 언어가 다양하다는 사실을 알 수 있는데, 한문 표기에 따른 영향으로 보인다. 대부분에서 장이 붙어있다.

한편 현재 식용되고 있는 장류들은 전통적인 방법으로 만들어 왔고 그 뿌리가 오랜 역사와 함께하였으나, 생산 여건과 필요에 따라 여러 형태로 발전하였음을 알 수 있다.

표 4-2 조선시대 초엽의 장류 및 관련 낱말

출전(出典)	종류 및 관련 명칭
사시찬요초(四時纂要抄)	장(醬), 포장(泡醬), 즙저(汁菹)
단종실록(端宗實錄)	진장(陳醬)
훈몽자회(訓蒙字會)	장(醬), 첨장(甛醬), ㉣장, 장유(醬油), 시(豉), 전국시(戰國豉), 두시(豆豉, 전국장)
구황촬요(救荒撮要)	포장(泡醬), 태각장(太殼醬), 태엽장(太葉醬), 도실장(桃實醬), 청장(淸醬, 간장), 말장(末醬, 메죄, 메조)
미암일기초(眉巖日記草)	간장(艮醬), 감장(甘醬), 태장(太醬), 말장(末醬), 즙저(汁菹)
쇄미록(鎖尾錄)	감장(甘醬), 간장(艮醬), 즙장(汁醬), 포장(泡醬), 비지장(比之醬), 난장(卵醬), 말장(末醬)
동의보감(東醫寶鑑)	장(醬), 두장(豆醬), 소맥장(小麥醬), 육장(肉醬), 어장(漁醬), 시(豉, 된장류, 전국장(戰國醬), 황증(黃烝, 날메주)

전통 된장류의 종류와 특징은 〈표 4-3〉과 같다(정도연, 2022). 사용하는 원료에 따라 된장의 종류도 다양하며 지금도 일부 식생활에서 이용되고 있다. 향후 이런 전통 장류에 대한 연구를 더 수행하여 새로운 세대에 적응하기 위한 다양한 노력이 필요하며, 세계 시장에 우리 것을 내놓기 위해서는 전통 장류의 과학화가 절실히 요구된다(신동화[a,b], 2006).

표 4-3 전통 된장의 종류와 특징

분류	특징
막된장	간장을 빼고 난 부산물
토장	막된장과 메주 및 염수를 혼합 숙성했거나, 메주만으로 담은 된장으로 상온에서 장기 숙성
막장	메주로 토장과 마찬가지로 담되, 수분을 좀 많이 하고 햇볕이나 따뜻한 곳에서 숙성을 촉진시킨다. 일종의 속성 된장, 보리, 밀을 띄워 담근다. 콩보다 단맛이 많으며, 남부지방에서 주로 먹는다.

담북장	청국장의 가공품, 볶은 콩으로 메주를 쑤어 띄워 고춧가루, 마늘, 소금 등을 넣어 익힌다. 청국장에 양념을 넣고 숙성시키는 방법은, 메주를 쑤어 5~6 ㎝ 지름으로 빚어 5~6일 띄워 말려 소금을 붓고 따뜻한 장소에서 7~10일 삭히는 것이다. 단기간에 만들어 먹을 수 있으며, 된장보다 맛이 담백하다.
즙장	막장과 비슷하게 담되, 수분이 줄줄 흐를 정도로 많고, 무나 고추, 배춧잎을 넣고 숙성시킨다. 산미도 약간, 밀과 콩으로 쑨 메주를 띄워 초가을 채소를 많이 넣어 담근다. 경상도, 충청도 지방에서 많이 담근다. 두엄 속에서 삭힌다.
생황장	삼복 중에 콩과 누룩을 섞어 띄워서 담근다. 누룩의 다목적 이용과 발효 원리를 최대한 이용한 장
청태장	마르지 않은 생콩을 시루에 삶고 쪄서 떡 모양으로 만들어 콩잎을 덮어서 띄운다. 청태콩 메주를 뜨거운 장소에서 띄워 햇고추를 섞어 간을 맞춘다. 콩잎을 덮는 이유는 균주가 붙어서 분해를 용이하게 하기 위함이다.
팥장	팥을 삶아 뭉쳐 띄워 콩에 섞어 담근다.
청국장	콩을 쑤어 볏짚이나 가랑잎을 깔고 덮어, 40℃ 보온 장소에 2~3일 띄운다. 고추, 마늘, 생강, 소금으로 간을 하고 절구에 넣고 찧는다.
집장	여름에 먹는 장의 일종, 농촌에서 퇴비를 만드는 7월에 장을 만들어 두엄더미 속에 넣어 두었다가 꺼내어 먹는 장
두부장	사찰음식의 하나로 뚜부장이라고도 한다. 물기를 뺀 두부를 으깨어 간을 세게 하여 항아리에 넣었다가 꺼내어 먹는 장
지례장	일명 '지름장', '찌금장' 메주를 빻아 김치 국물을 넣어 익히면 맛이 좋다. '우리지례먹는장'이라고 하여 지례장이라 한다.
생치장	꿩으로 만든 장의 일종이다. 암꿩 3~4마리를 깨끗이 씻어서 삶아 껍질과 뼈는 버리고 살코기만 취한다. 이를 잘 다져 찧어서 진흙같이 만들고 체로 받쳐 놓으면 아주 연해진다. 여기에 초피가루와 생강즙과 장물로 간을 맞추어 볶아 만드는데, 마르지도 질지도 않게 한다.
비지장	두유를 짜고 남은 콩비지로 담근장이다. 더운 날에는 만들지 못하는 단점이 있다.
무장	메주 어리를 쪼개어 끓인 물을 식혀 붓고 10일 정도 재웠다가 그 국물에 소금으로 간하여 두고 먹는다.

6. 장류의 산업화 현황

현재 전통 식품 중 주요한 장류는 간장, 된장, 고추장, 청국장, 혼합장 등이다.

〈표 4-4〉에 이들의 산업화 과정과 산업 규모를 개괄해 보았다(신동화, 2022).

표 4-4 연도별 장류의 산업화 과정

시기	주요 사항
1880~1900년대	1886년 산본 장유양조장 최초 건립(일본인)
	간장, 된장 생산 판매
1910~1930년대	일본인 경영 장류 공장 증가
1940년대	몽고식품(1945), 샘표식품(1946), 진미식품(1948)
1950년대	6.25 전쟁 이후 수요증대 93~116개 공장
	군납 전담 공장 35개
	동양식품(1950), 오복식품(1952), 삼화식품(1953)
1960년대	본격적인 성장기 돌입, 식품 등의 규격기준 공표(1967)
1970년대	장류산업 급격한 성장(10년간 600% 성장)
1980년대	화영식품, 신송식품, 명가식품
	산분해 간장 파동(159업체→85개 감소)
1990년대	대기업 장류 제조업 진입(고유업종 해체)
2000년대	장류 시장의 3분 시대(cj, 대상, 샘표)
2011년대	중소기업 고유업종 지정

자료: 가공식품세분화보고서-장류 편(aT, 2013)

1800년대 일본인 경영으로 장류가 대량생산 판매되는 산업화 과정을 거쳤으며, 해방 이후 한국인에 의해 공장이 가동되면서 우리 자본에 의한 장류의 산업화가 태동되기 시작하였다.

장류는 우리 민족이 기원전부터 먹어왔던 뿌리 깊은 전통발효식품이지만, 서구문화에 따른 식이 패턴으로 식생활이 변하면서 장류의 생산 및 소비는 활성화되지 못하고 있다.

한편 근대사에서 장류가 산업화되는 과정은 일제강점기와 관련이 있다. 조선조까지 장류는 자가·생산·소비가 일반적이었고 판매를 목적으로 생산되지는 않았다. 장류가 공장에서 생산되고 소비자에게 판매된 것은 일본인이 조선에 들어오면서부터이다. 특히 제2차 세계대전은 장류의 기업화를 촉진하는 동기가 되었고, 일본에서 처음 생산된 산분해간장이 처음으로 조선에 소개되었다. 이후 발효법으로 만든 장류와 산분해간장이 같이 유통되었다(신동화, 2022).

7. 장류 제조의 변천 과정

장류의 종류와 그에 따른 제조 방법은 지금까지 역사 기록으로 남아 확인되는 전통 장류 제조 방법과 이 전래방법을 기반으로 새로운 기술과 경험을 활용하여 제조하는 장류 제조 방법으로 크게 구분된다. 현재 적용되는 장류 제조 방법은 전통 방법과의 단절이 아니라 옛 방법을 기반으로 발전을 거듭한 결과이다. 이처럼 장류는 시대와 소비자의 요구에 부응하여 변해왔으며 앞으로도 계속 과학기술의 발전에 따라 새로운 기법이 적용된 장류가 나타날 것이라 여겨진다.

각종 고문헌에는 실로 다양한 장류의 제조 방법과 특징들이 설명되어 있다(정도연, 2022). 고문헌에서 제시하는 여러 독특한 장류들은 그 기본을 참작하여 지금도 그 기본 개념을 활용할 가치가 있으며 신제품 개발에도 유용하게 활용될 것으로 여겨진다.

우리 전통 장류와 현대식 장류 제조의 가장 큰 차이점은 기존 전통 장류 제조가 가정 내에서 식구들에게 필요한 장류를 제조하는 수준이었다면 현대의 장류 제조는 자가 생산 개념이 쇠퇴하였다는 것에 있다. 현대의 장류는 상품화하여 소비자에게 판매할 목적으로 제조하고 있기에 기본 개념부터 크게 차이가 난다.

즉 자가 생산·소비시대인 장류 1세대에서 다른 사람이 생산한 장을 구매해 먹는 장류 2세대를 거쳐 이제는 장류를 원재료로 이용하여 다양한 편의제품 및 소스류가 일반화되는 장류 3세대에 접어들었다(나혜진 등, 2019).

장류 1세대에서 3세대로의 변화 과정은 〈그림 4-2〉와 같다.

장류 1세대	장류 2세대	장류 3세대
각 가정에서 장을 담가 먹는 자가 생산 소비 시대	장류가 상품화되는 산업화 세대	장을 이용한 다양화, 편의화된 소스로 소비

그림 4-2 장류 생산·소비의 양상 변화

기존에 자가 필요용으로 생산·소비하는 형태였던 장류는 판매를 목적으로 한 상품화로 변화하였고, 이후 장류를 바탕으로 한 소스류 등 다양한 신제품들이 상품화되어 시장에서 판매되고 있다.

8. 장류 제조용 원료

① 콩(최혜선, 2022)

콩의 성분은 영양성분과 비 영양성분으로 나눌 수 있는데, 영양성분을 살펴보면 단백질이 약 40%, 지방이 20% 정도 함유되어 있어 영양 측면에서 우수한 식품이다. 현재는 공업용, 의약용, 화장품, 비누 등의 원료로도 널리 이용되고 있다. 미국을 중심으로 새로운 단백질 식품의 소재로서 산업적으로 생산되고 있는 탈지대두박(defatted soy flour), 농축 대두단백(soy protein concentrate), 분리대두(soy protein isoiate) 및 조직대두단백(textured soy protein) 등이 있다. 쌀은 단백질이 7%, 지방이 1%, 전분이 80% 이상을 차지하는데, 쌀을 주식으로 섭취하는 우리나라는 콩을 섞어 먹음으로써 부족한 단백질과 필수아미노산을 보충하여 건강을 챙길 수 있다.

또한 대두는 동물성 단백질과 비교해도 성분 차이가 크게 없다. 아미노산 조성 측면에서 쌀에 부족한 아미노산인 리신 및 트립토판의 함량이 높고, 실제로 단위 단백질 무게당 단가가 낮은 대두의 이용이 증가하는 추세이다. 또한 비 영양성분 중에는 혈중 콜레스테롤 저하, 항암작용, 정장작용, 치매방지, 비만예방 등의 기능성을 갖는 물질이 함유되어 있다.

대두의 유용성분을 살펴보면, 잘 알려진 성분으로 이소플라본(genistin, genistein, daidzin, daidzein 등), 필수지방산인 리놀레산, 그리고 리놀렌산, 레시틴, 콜린, 사포닌, 피틴산, 펩타이드, 올리고당, 카이로이노시톨, 안토시아닌, 페놀화합물(syringic, vanillic, chlorogenic, ferulic, cinnamic acid), 리그난(lignan), 카로티노이드(lutein, α-, β- carotene) 등이 함유되어 있다.

② 고추(조명철, 임은영, 2022)

고추는 중부 아메리카가 원산지로 알려져 있다. 흔히 오랜 옛날부터 우리 민족이 먹어온 것으로 알고 있으나, 일반적으로 우리나라에는 임진왜란 전후 전래되었다는 인식이 있다. 16세기에 중국에서 발간된 『본초강목(本草綱目)』에는 고추에 관한 언급이 없으며, 일본의 『초목육부경종법(草木六部耕種法)』에는 1542년 포르투갈 사람이 고추를 전하였다고 기록되어 있다. 우리나라의 『지봉유설』에도 일본에서 고추가 전래되어 왜겨자(倭芥子)라고 한다는 기록이 있는 것으로 보아, 일본을 거쳐 우리나라에 전해졌다고 추측하고 있다. 그러나 일본 측 기록인 『대화본초(大和本草)』, 『물류칭호(物類稱呼)』 등에는 우리나라에서 전래되었다고 하고, 『화한삼재도회(和漢三才圖會)』, 『본초세사담기(本草世事談綺)』, 『성형도설(成形圖說)』 등에는 우리나라 혹은 남만에서 온 것이라 기록되어 있다. 또한 중국 심괄(1031~1095)이 지은 『몽계필담』을 보면 고추에 대한 언급이 있으므로 임진왜란 전후보다 훨씬 이전에 도입되어 우리 식생활에 이용되었다는 주장도 있다.

고추는 '자극하다'는 말의 그리스어인 Kapto에서 유래되어 Capsicum이라고 명명되었다. 여기에는 cayenne, chilli, jalapeno, green bell, paprika와 매운맛이 심한 tabasco 등이 포함된다. 우리나라에서 소비되고 있는 고추는 가지과의 다년초인 *Capcicum annum* L.이고 500여 종이지만 실제로 재배되는 종은 161종으로, 이 중 21종이 전체 65%를 점한다. 알려진 품종은 마니다, 슈퍼마니다, 도야청청 등이 있으나 해마다 국산 우수 품종이 육종·보급되고 있다.

③ 곡류(곽지은, 2022)

장류 제조에 사용하는 곡류는 쌀(멥쌀, 찹쌀), 보리, 밀가루 등이며 특화된 제품을 만들 때는 다른 곡류를 사용하기도 한다. 팥을 이용하여 팥고추장도 만든다. 쌀은 고추장메주 만들 때 콩과 멥쌀을 6:4 비율로 혼합하여 고추장용 메주를 만든다. 찹쌀고추장을 만들 때는 식혜용으로 찹쌀을 사용한다. 그 외에 보리고추장은 보리를 분쇄하여 부재료로 사용한다.

④ 소금(함경식, 2022)

소금은 장류 제조의 필수 부재료이다. 소금은 보통 식염이라고 하며 바닷물에 약 2.8% 들어있다. 일반적으로 염의 구성성분은 염화나트륨(NaCl)을 주성분으로 하여 수분, 칼슘, 마그네슘, 칼륨 등 기타 무기물이 함유되어 있다. 소금은 종류별로 그 성분구성비가 다르다. 소금은 장류에서 맛을 내는 데 중요한 역할을 한다. 그뿐만 아니라 발효균이 성장하는 동안 부패균이나 위해 균의 성장을 억제하여 부패·변질을 방지하는 역할도 한다.

소금 제조 기술은 원시 토기 문화와 함께한다. 바닷가에서 생활하면서 소금의 존재를 알았고 이 소금을 이용한 끓임, 즉 찌개 문화가 발생하였다. 한식에서 찌개는 이때부터 정착하였다(이철호, 2023).

소금의 종류는 천일염, 암염, 기계염과 2차 가공염인 재제염과 가공염이 있다. 천일염은 해수를 모아 태양열과 바람으로 수분을 증발시켜 염의 결정을 얻는 것이다. 암염은 천연으로 땅속에 층을 이루고 파묻혀 있던 것을 제염한 것으로, 특히 미국, 영국, 독일, 러시아 등지에서 많이 산출되며 채굴된 암염은 분쇄, 선별, 가공하여 공업용과 식용으로 널리 사용된다. 기계염은 정제염이라고도 하며 바닷물을 끌어들여 이온교환막을 이용하여 염화나트륨만을 추출한 소금을 말한다. 보통 염화나트륨(NaCl)의 순도를 99% 이상으로 높인 것으로 마그네슘염이나 다른 염이 제거되어 흡습성이 낮고 백색을 띤다. 재제염은 원료 소금에 용해, 탈수, 건조 등의 과정을 거친 후 재결정화시켜 제조한 소금을 말하며 흔히 꽃소금이라고도 부른다.

여러 소금의 무기질 함량을 비교해 보면 정제염은 99.8%가 NaCl이며, 반면 천일염은 Mg, K, Ca, S 등이 풍부하다. 그 외에 무기질이 많으며 94.4%의 NaCl을 함유하고 있다. 가공염 역시 Ca, K, Mg, S 등이 함유되어 있으며 죽염은 그 외에 Fe과 Ge, Si 등이 함유되어 있다.

장류 제조에는 주로 천일염이 사용되며 천일염을 수매한 후 2~3년 동안 상온에 놓아두어 간수를 빼낸 후 사용한다. 간수에 들어있는 염화칼슘이나 염화마그네슘이 쓴맛을 내기 때문이다.

⑤ 메주(정도연, 2022)

메주는 장류 제조에 사용하는 가장 기본 소재이며, 청국장을 제외한 다른 장류는 모두 특성에 맞는 메주를 원료로 이용하여 발효한다. 메주는 제조 공정이 단순하다. 즉, 원료인 콩을 깨끗이 씻고 물에 불린 다음 삶고 충분히 익었을 때 으깨서 반고 형태로 만든 다음 블록 형태 혹은 목침 모양으로 성형하여 일정 시간 건조 후 공기 중에서 발효한다. 전통적으로 볏짚으로 묶는데, 이 볏짚이 미생물 원으로 작용한다. 일반적으로 가을에 콩을 수확한 후 늦가을, 겨울이 오기 전에 메주를 만들며 따뜻한 방에 볏짚으로 엮은 메주를 걸어 놓고 겨우내 발효한다. 이때 콩 자체, 볏짚 혹은 공기 중에 있는 미생물이 부착하여 메주를 발효한다. 보통 이른 봄까지 자연 발효한다.

전통식품표준규격에서는 메주에 대해 수분 20% 이하(단, 분쇄한 제품의 경우 10.0% 이하), 조단백질 35% 이상(건조물 기준), 조지방 15% 이상, 아미노산성 질소 110.0 mg% 이상으로 규정하고 있다. 식품위생법에 따른 기준 및 규격(식품공전)에서는 메주에 대해 총 아플라톡신 15 μg/kg 이하(단, B1은 10.0 이하), 타르색소 불검출, 보존료 불검출, 오크라톡신 A 20 μg/kg 이하로 관리하고 있다.

일반적인 전통 메주와 개량식 메주 제조 공정은 〈그림 4-3〉과 같다.

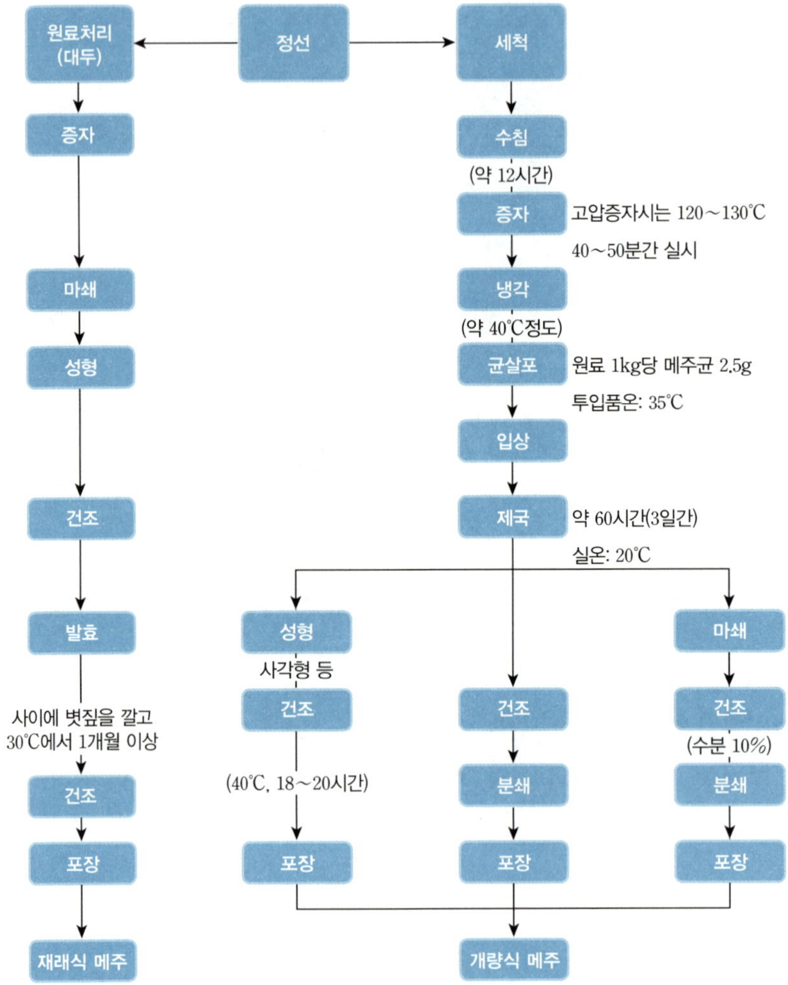

그림 4-3 전통 및 개량식 메주의 제조 공정

재래식 메주는 자연에 존재하는 미생물들에 의해 제조되지만, 개량식 메주는 순수 균인 *Aspergillus oryzae*(황곡균)나 *Aspergillus sojae*에 의해 발효된다. 전통 메주의 형태는 벽돌형, 구형, 분말형, 낱알형(장콩, 장밀), 국수형 등이 있으나 주로 벽돌형과 구형으로 제조되고 있다.

한편 전통 메주 발효과정에서 일어나는 변화는 〈그림 4-4〉와 같다.

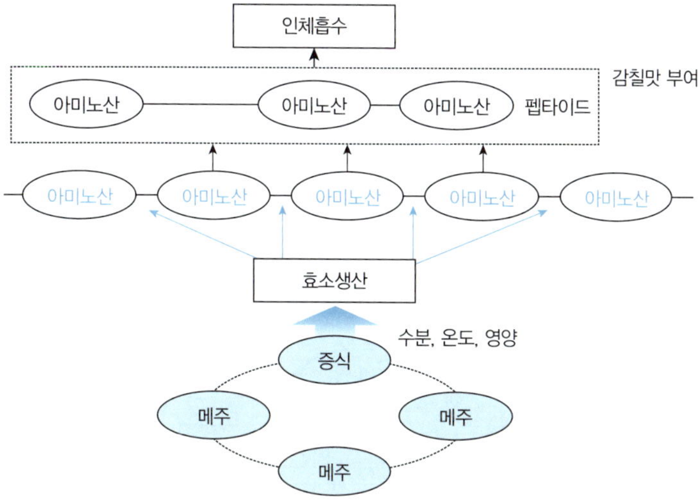

그림 4-4 메주 발효 중 콩 단백질의 분해

메주에 콩을 선호하는 각종 미생물이 부착, 증식하면서 효소가 만들어진다. 이 효소들이 숙성되는 과정에서 콩에 들어있는 단백질과 탄수화물을 수용성 물질인 아미노산 혹은 펩타이드, 당질로 분해하여 맛을 낸다. 메주는 발효과정에서 미생물이 각종 효소를 분비하는 과정이다. 이후 메주를 소금물에 담그면 수용성 물질이 녹아 나와 맛과 향을 낸다.

고추장 메주에서도 비슷한 반응이 일어나며(그림 4-4), 단맛은 쌀 등 전분질과 관계가 있다. 고추장 메주는 콩:쌀 비율이 6:4로, 상당량의 전분질이 함유되어 있어 탄수화물 분해 효소가 더 많이 생성된다. 또한 고추장 제조 시 함유된 전분질을 분해하는 데 기여하고 단맛의 원인인 포도당 등 당류를 생성하며 발효 후 고추장의 단맛에도 관여한다.

고추장 메주에서 일어나는 변화는 일반 메주와 다르다. 〈그림 4-5〉에서 보듯 고추장 메주에는 전분질이 상당량 혼합되어 있다. 전분 분해에 관여하는 미생물이 효소를 생성하고, 이 효소가 고추장 발효 시 전분질을 분해하여 생성되는 단순 당에서 단맛이 나온다.

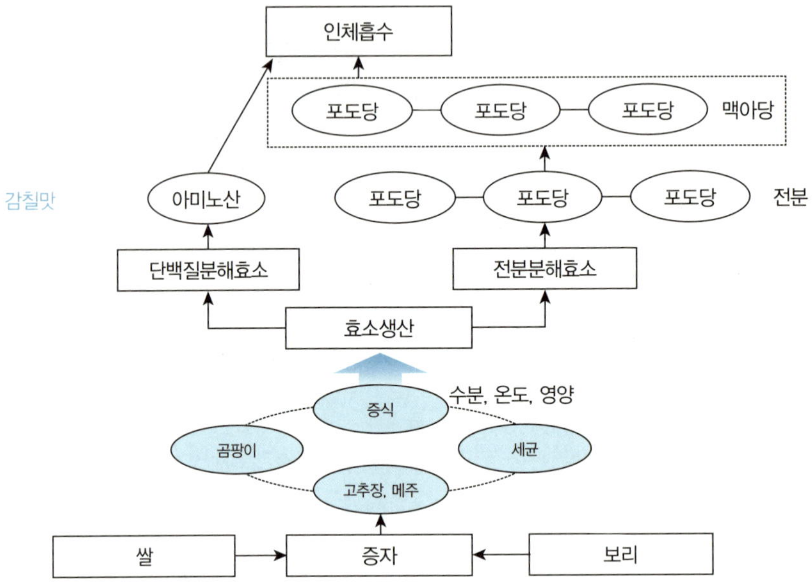

그림 4-5 고추장 메주의 전분 분해 효소의 작용

한편 메주도 수작업에서 기계화, 자동화되고 있으며 과정은 〈그림 4-6〉과 같다.

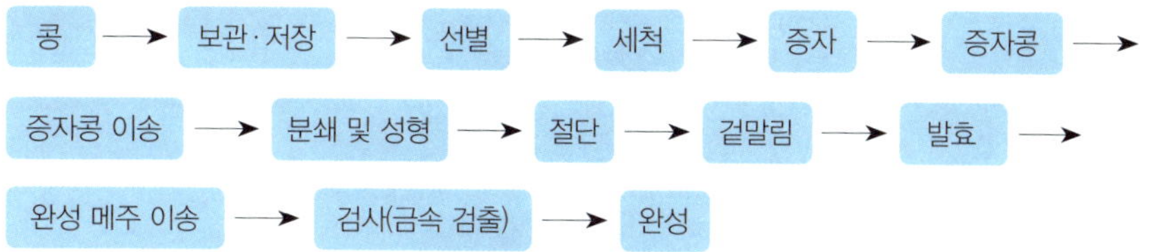

그림 4-6 전통 메주의 기계화, 자동화 공정

오늘날 메주는 상당 부분 자동화 공정을 거쳐 만들어지고 있으며 생산량도 수작업에 비하여 많다. 또한 오염의 기회도 현저하게 줄어 양질의 메주 생산이 가능하다.

9. 장류별 제조 흐름과 생성물질

장류는 원료로 콩과 쌀·보리 등 곡류를 사용하여 발효 공정을 거쳐 특징적인 발효제품을 만든다. 각 제품생산을 위한 제조 공정은 〈그림 4-7〉과 같다.

〈그림 4-7〉에서 보듯 각종 원료를 이용하여 다른 공정을 거쳐 간장, 된장, 고추장 및 청국장을 만든다. 이때 관여하는 미생물도 차이가 나며 이에 따라 풍미가 달라진다.

장류의 제품별 발효과정 중 생성되는 분해 산물은 〈그림 4-8〉과 같이 구분할 수 있다.

이 생성물질들은 발효를 통하여 숙성 중 다시 새로운 물질들을 합성하여 장류별 독특한 풍미를 낸다. 열처리된 살균제품은 변화의 폭이 좁지만, 비 살균제품인 전통 장류는 저장 중 계속 변화가 진행되어 장기 숙성 중에 또 다른 풍미가 발현해 차별화된 제품이 되기도 한다.

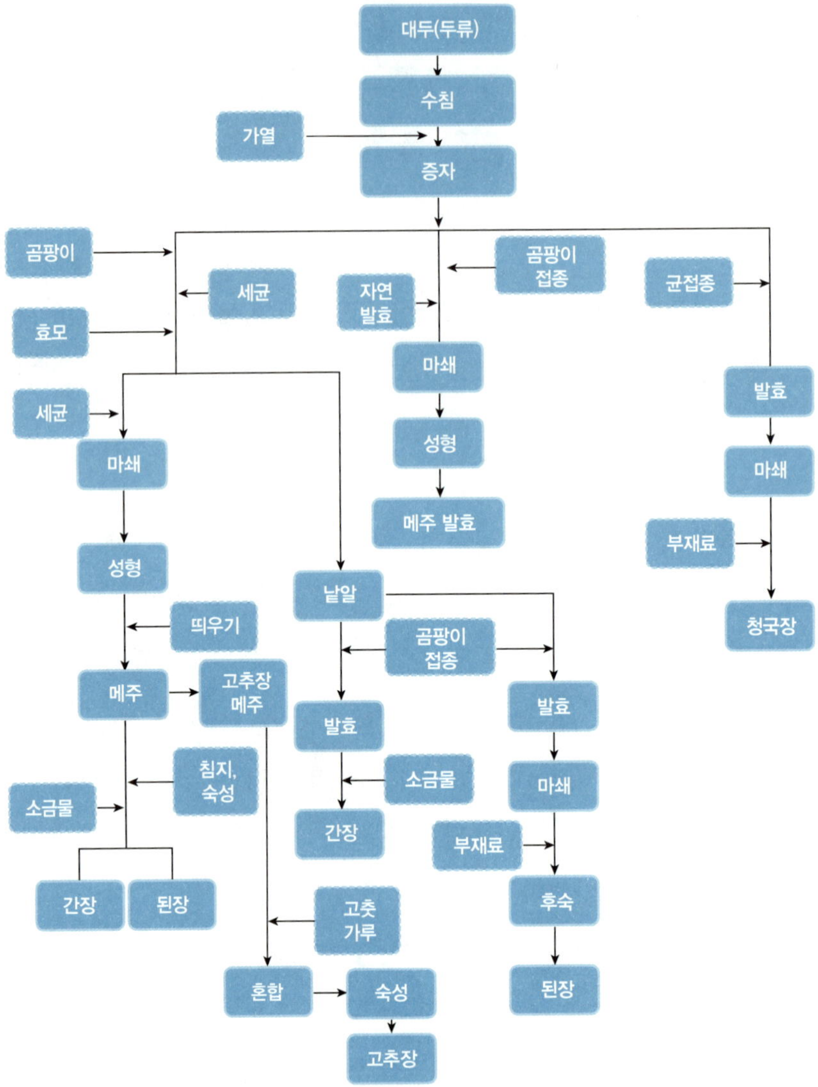

그림 4-7 종류별 장류의 전체 제조 공정

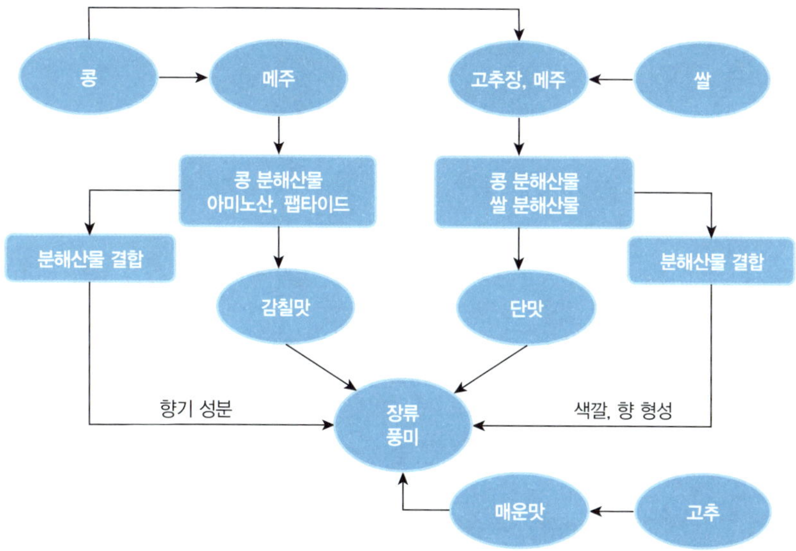

그림 4-8 장류 종류별 발효 중 생성되는 새로운 산물들

10. 장류의 규격과 제조 방법

① 간장

• 간장의 법적 규격

시판되는 간장의 종류와 정의는 〈표 4-5〉와 같이 법적으로 구분하고 있다. 이러한 구분에 따라 우리나라에는 6종의 간장이 유통되고 있다.

• 간장 제조

간장은 크게 분류하여 전통적인 방법으로 제조하거나 발효 관여 미생물을 관리하고 발효 조건을 제어하는 개량식으로 구분되고 있다.

일반적으로 사용하고 있는 전통 양조간장의 간단한 제조 공정은 〈그림

표 4-5 간장의 종류와 법적 정의

구 분	종류 및 정의
재래식 한식 간장	한식 메주를 주원료로 하여 식염수 등을 섞어 발효·숙성시킨 후 그 여액을 가공한 것
개량식 한식 간장	개량 메주를 주원료로 하여 식염수 등을 섞어 발효·숙성시킨 후 그 여액을 가공한 것
양조간장	대두, 탈지대두 또는 곡류 등에 누룩 균 등을 배양하여 식염수 등을 섞어 발효·숙성시킨 후 그 영약을 가공한 것
산분해 간장	단백질을 함유한 원료를 산으로 가수분해한 후 그 여액을 가공한 것
효소분해 간장	단백질을 함유한 원료를 효소로 가수분해한 후 그 여액을 가공한 것
혼합간장	• 한식 간장 또는 양조간장에 산분해 간장 또는 효소분해간장을 혼합하여 가공한 것 • 산분해 간장 원액에 단백질 또는 탄수화물 원료를 가하여 발효·숙성시킨 여액을 가공한 것 또는 이의 원액에 양조간장 원액이나 산분해 간장 원액 등을 혼합하여 가공한 것

4-9>와 같다. 이 공정으로는 간장과 된장이 동시에 만들어진다.

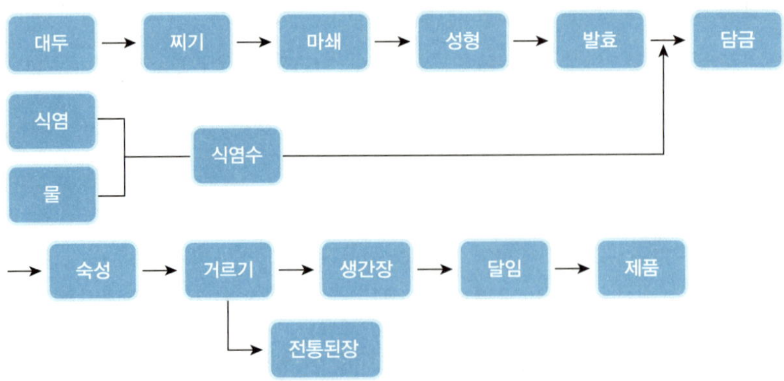

그림 4-9 전통 간장·된장의 제조 공정

한편 개량식 양조간장의 제조 공정은 〈그림 4-10〉과 같다.

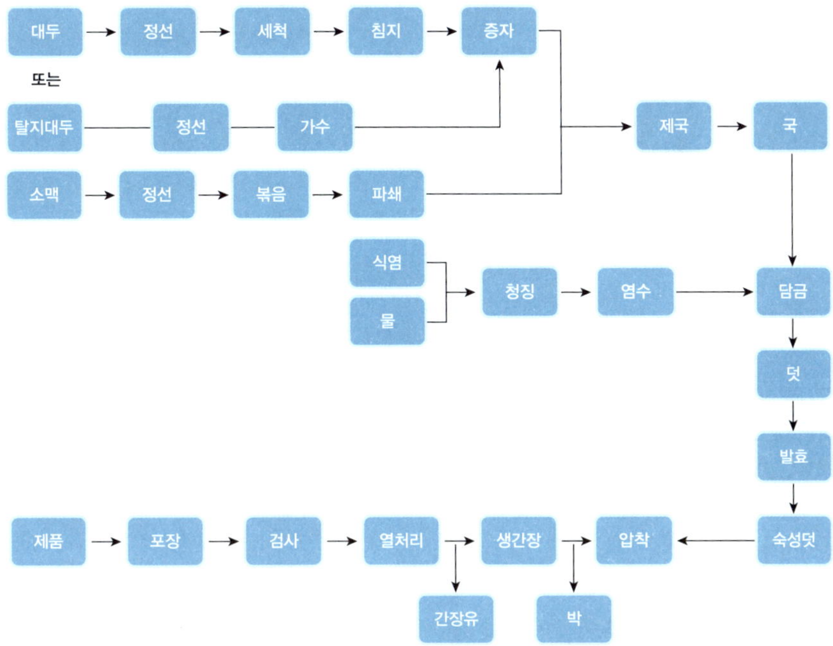

그림 4-10 개량식 양조간장 일반 제조 공정도

개량식 양조간장이 전통 간장과 가장 다른 점은 메주를 대신할 수 있는, 소맥을 이용한 고지 제조 과정을 거친다는 것이다. 또한 순수 발효균을 이용하여 발효관리가 가능하고 발효 기간이 크게 단축된다는 장점이 있다. 그리고 된장이 동시에 만들어지지 않는다.

미생물 발효에 의한 전통 및 양조간장과 함께 판매되는 비발효 산분해 간장의 제조 공정은 〈그림 4-11〉과 같다(구후모, 2022).

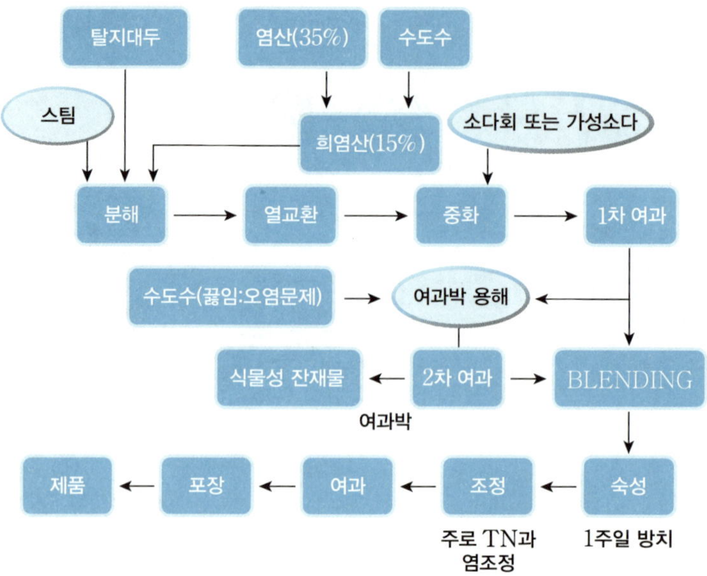

그림 4-11 산분해 간장 제조의 공정

한때 산분해 간장의 산분해 공정에서 부수적으로 미량 만들어지는 MCPD(monochloropropane diol)의 유해성으로 논란이 되었다. 그러나 지금은 제조 방법이 많이 개량되어 법적으로 정한 유해 수준 이하로 관리하는 기법이 도입되어 안정성에 문제가 없다.

일본의 경우, 간장만 기본적으로 5종류(색이 진한 간장, 엷은 간장, 콩 간장, 농도 진한 간장, 백 간장)가 있어 각각 그 특색에 따라 소비 용도가 달라 소비자의 욕구를 충족시키고 있다. 즉, 용도별, 기능별, 계층별로 선호하는 간장이 달라 이들의 요구를 수용하여 세분화된 제품을 개발하여 세계화에 앞장서고 있다.

앞으로 일본의 간장 제품과 경쟁할 수 있는 상품을 생산할 수 있는 기술

력과 품질의 차별화가 필요하다. 국내 산업이 해외시장의 요구에 부응하는 연구와 세계인의 구미에 맞는 제품개발이 뒷받침된다면 현재 국내 시장 규모보다 훨씬 큰 세계 시장으로 진출할 가능성이 있다고 판단된다.

② 된장

• 된장의 법적 규격

된장의 법적 규격은 〈표 4-6〉과 같다.

표 4-6 된장의 종류별 정의와 규격

구분	종류 및 정의
전통식품규격 [T015-1993]	전통적인 방법으로 성형 제조한 메주를 사용하고, 소금물에 메주를 침지하여 일정기간 숙성과정을 거쳐 그 여액을 분리하거나 그대로 가공하여 제조한 것
식품공전 [식품위생법]	• 된장: 대두, 쌀, 보리, 밀 또는 탈지대두 등을 주원료로 하여 식염, 종국을 섞어 제국하고 발효, 숙성시킨 것 또는 콩을 주원료로 하여 메주를 만들고 식염수에 담가 발효한 후 여액을 분리하거나 가공한 것 • 한식된장: 한식메주에 식염수를 가하여 발효한 후 여액을 분리하거나 발효, 숙성시킨 것
한국산업규격 [KS-H2119]	단백질 원료(콩, 대두박 등) 및 전분질 원료(쌀, 보리쌀, 밀 등)를 주원료로 전처리하고, 종국을 섞어 배양한 후, 식염 등을 혼합하여 발효, 숙성시킨 것 • 1종: 콩만을 주원료로 하여 전처리하고 종국을 섞어 배양한 후, 식염 등을 혼합하여 발효, 숙성시킨 것 또는 간장을 빼낸 것 • 2종: 단백질 원료와 전분질 원료를 주원료로 하여 종국을 섞어 배양한 후, 식염 등을 혼합하여 발효, 숙성시킨 것 또는 간장을 빼낸 것

• 된장 제조(전은정, 2022)

현재 시판되는 된장은 전통 된장과 개량식 된장이 있으며, 제조 방법에서 차이가 있다. 전통 된장은 전통적인 방법으로 만든 메주를 염수에 침지한 다음 일정 기간 숙성한 후 고체로 남은 메주를 분리하고 액은 간장으로 만든다. 분리한 메주덩어리는 마쇄하면서 메주가루나 간장 혹은 밥 또는 삶은 보리를 추가한 후 발효, 숙성 과정을 거친다.

개량식 된장은 선별한 순수미생물을 밀가루에 접종하여 코지를 만들고, 여기에 삶은 콩을 혼합하여 염수에 담금하여 만든다. 개량식 된장에서는 간장이 나오지 않는다.

전통식 된장은 찌개에 어울리는 것으로 재래식 전통 간장과 마찬가지로 독특하고 강한 풍미가 있어 차별화되고 있다. 현재 세계에 더 많이 알려진 일본식 된장(쇼유)의 예처럼 저염화하고 기능적인 면을 강화하면서 소비자의 편의성을 추구하는 제품개발을 한다면 충분히 세계에서 경쟁력을 갖출 수 있다고 생각된다.

전통식 된장의 제조 공정은 〈그림 4-12〉와 같다. 전통식 된장은 기본적으로 전통 메주를 사용하며 발효 숙성기간이 길고 침지한 액즙을 분리하여 간장을 만든다.

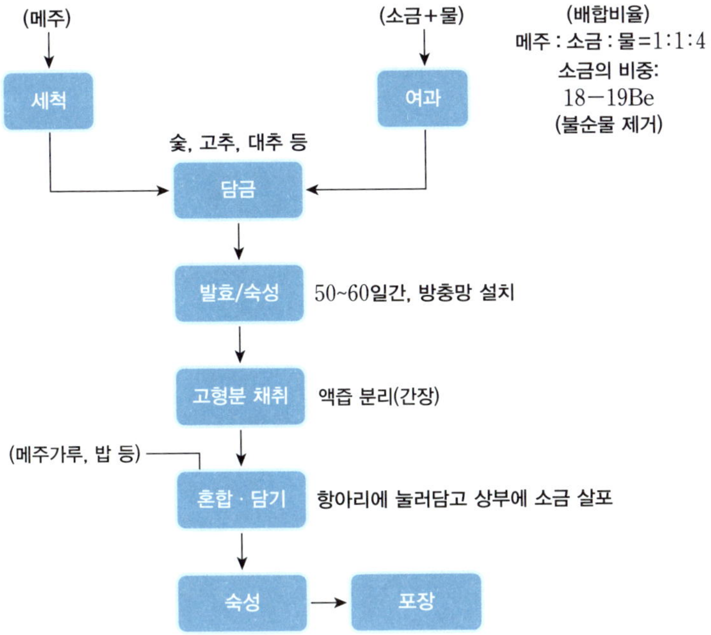

그림 4-12 전통식 된장의 제조 공정

개량식 된장의 제조 공정은 〈그림 4-13〉과 같다. 개량식 된장도 개량식 간장과 같이 메주 대신 고지(koji)를 사용하며, 된장만을 만드는 공정이다.

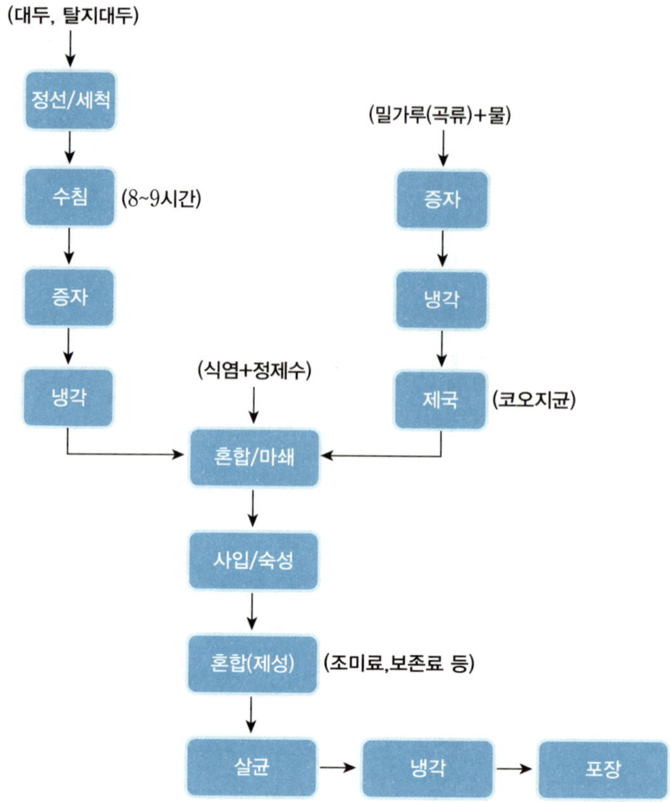

그림 4-13 개량식 된장의 제조 공정

최근 콩의 이소플라본(isoflavone)이 항산화, 항암 활성 및 여성호르몬인 에스트로겐 유사활성을 지녀 골다공증, 심혈관 질환 예방 등에 효과적이라는 연구 결과가 발표되면서 콩 가공 제품의 가치가 더욱 높아지고 있다.

콩 발효식품 중에서 된장은 이소플라본 활성이 가장 높게 나타나고 있을 뿐만 아니라, 대부분 배당체가 가수분해된 아글리콘(aglycone) 형태로 존재하여 소화흡수에 더 용이한 상태이다. 아글리콘은 이소플라본 배당체보다 흡수 및 생체이용성이 더 높다는 연구 결과들이 보고되면서 우수한 생리활성물질의 급원이라는 사실들이 알려지고 있다.

세계적인 콩 가공 제품의 소비 확대 추세에 맞춰 이와 같은 된장의 기능적인 면을 홍보에 적극 활용하려는 노력이 필요하다.

③ 고추장(이상주, 2022, 정도연, 2022)

- **법적 규격**

고추장의 관리기관별 규격은 〈표 4-7〉과 같다. 전통 식품 규격과 식품공전, 산업규격(KS)에 일부 차이가 있다는 사실을 알 수 있다.

한편 전통 고추장의 적용 범위와 품질기준은 〈표 4-8〉과 같다. 전통 고추장은 매운맛의 원인 성분인 캡사이신 함량을 규정하고 있다.

표 4-7 고추장의 종류별 법적 규격 및 정의

구분	정의
전통식품규격 [T014-1993]	전통적인 방법으로 성형 제조한 메주를 발효원으로 하고, 숙성 전에 메주가루, 전분질원, 고춧가루, 식염 등을 혼합하여 담금한 것
식품공전 [식품위생법]	두류 또는 곡류 등을 제국한 후 여기에 덧밥, 고춧가루, 식염 등을 혼합하여 발효 또는 당화하여 숙성시킨 것 [주원료 성분 배합 기준: 제품 성분 규격 기준으로 고춧가루 6% 이상, 찹쌀 또는 쌀고추장은 찹쌀 또는 쌀함유량이 15% 이상]
한국산업규격 [KS-H2120]	• 1종: 전분질(찹쌀, 밀가루 등)과 고춧가루를 원료로 효소원(종국 등), 식염 및 기타 필요한 물질을 적당히 섞어 발효, 숙성시켜 만든 고추장 • 2종: 전분질(보리쌀 등)과 콩 또는 대두박 및 고춧가루를 원료로 하여 효소원(종국 등), 식염 및 기타 필요한 물질을 적당히 섞어 발효, 숙성시켜 만든 고추장

표 4-8 전통 고추장의 적용 범위와 품질기준

적용 범위	전통적인 방법으로 성형 제조한 메주를 발효 원으로 하고, 숙성 전에 메주가루, 전분질원, 고춧가루, 식염 등을 혼합하여 담금한 고추장에 규정한다.
품질기준	– 관능 품위: 고유의 색택과 향미를 지니고 이미, 이취 및 이물이 없어야 한다. – 수분(%): 50.0% 이하 – 아미노산성질소(mg%): 160 mg% 이상 (단, 찹쌀 또는 쌀 함유량이 15% 이상일 경우에는 110 이상) – 캡사이신(mg%): 1.0 mg% 이상

• 제조 방법

고추장은 우리나라의 독특한 발효 향신 조미식품으로, 전통성을 잘 구비한 품목일 뿐만 아니라, 독특한 맛과 향 등 독창성 때문에 차별화된 제품으로 알려져 있다.

세계적으로 후추, 겨자 등이 주요 신미료(辛味料)로 사용되고 있으나, 고추도 널리 사용되는 매운맛 향신료 중 하나이다. 특히 상쾌한 매운맛으로 차별화되며, 근대에는 체중 조절 효과가 인정되어 다이어트 식품으로 각광받고 있다. 김치의 세계화와 함께 우리나라의 전통적인 매운맛 식품인 고추장에 대한 인식이 높아지고 있다.

전통 고추장의 일반적인 제조 공정은 〈그림 4-14〉와 같다.

전통 고추장의 가장 특징적인 제조 공정은 고추장용 메주가루를 사용하며, 전분의 당화를 위해서 엿기름을 사용한다는 것이다. 또한 옹기에서 장기간 발효하는 특징이 있으며, 개량식에 비하여 고춧가루 사용량이 월등히 높다. 전통 고추장의 경우 식혜고추장은 쌀 등 곡류를 엿기름으로

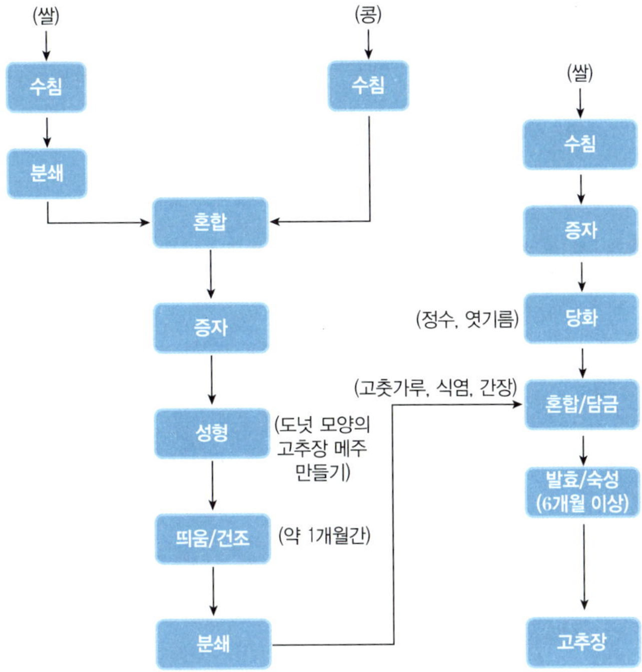

그림 4-14 전통고추장의 일반적인 제조 공정

전분질을 분해시켜 단맛을 내기 때문에 식혜고추장이라고 부른다.

전통 고추장 중 하나인 떡고추장 제조 과정은 〈그림 4-15〉와 같다.

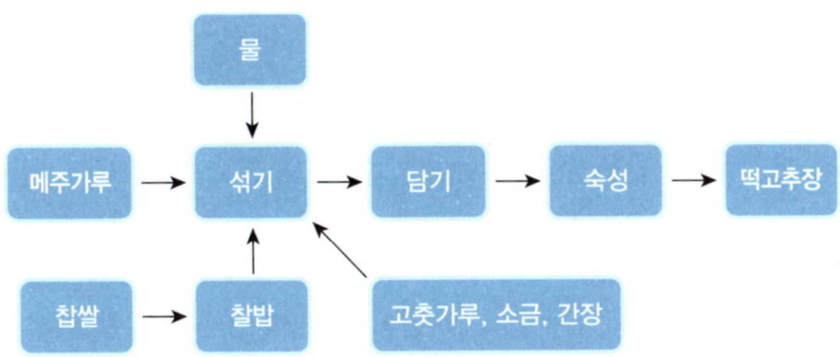

그림 4-15 떡고추장의 일반적인 제조 공정

떡고추장의 경우 전분분해를 위한 엿기름 사용 공정이 없고 단지 고추장용 메주에 의해서 콩과 전분질이 분해되어 맛을 내게 되므로 발효 기간이 식혜고추장에 비하여 길다는 특징을 가진다. 또한 이 고추장은 저장성에서 우수하면서 독특한 중후한 맛이 있다.

한편 근래 소비량이나 생산량 면에서 주도하고 있는 개량식 고추장의 일반적인 제조 공정은 〈그림 4-16〉과 같다.

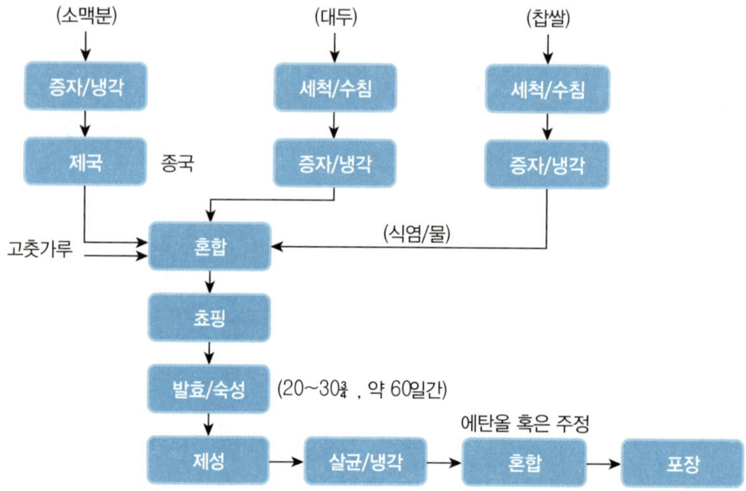

그림 4-16 개량식 고추장 일반적인 제조 공정

개량식 고추장은 전분질 원료로 소맥분 또는 쌀을 쓰는 경우가 많고 효소로 분해시키는 과정을 거치는데, 특히 발효 조건을 관리하여 숙성기간이 짧은 것이 특징이다. 또한 고춧가루 사용량이 10% 정도로 전통 고추장에 비하여 낮은 경향이다. 또한 발효 시 고춧가루를 첨가(선첨)하거나 발효 후 첨가(후첨)하는 방법이 있다.

전통 고추장과 개량식 고추장의 차이점을 비교하면 〈표 4-9〉와 같다.

표 4-9 전통 고추장과 개량식 고추장의 차이점

항목		전통고추장	개량식고추장	비고
주원료	전분질원료	찹쌀 20% 이상 (국내산만 사용)	소맥분 (수입산 사용 가능)	전통고추장은 자연미생물을 이용하고, 공장고추장은 종국(균주분리)을 이용하여 발효
	고춧가루	20% 이상 (국내산만 사용)	6% 이상 (수입산 사용 가능)	
	보존료	사용 불가	기준치 이내 사용 가능	
발효	방법	전통 옹기 등	탱크 발효	전통고추장은 자연 발효, 공장고추장은 발효 관리
	기간	최소 6개월 이상	15~30일	
살균		비살균	살균 (효모를 선택적으로 제거)	
생산자		전통 고추장 제조기능인	품질관리자	

전통 고추장과 개량식 고추장은 원부재료의 구성과 제조 방법이 같지 않아 맛에서 차이가 난다. 대량생산에 의한 가격경쟁력 및 단순한 맛으로 소비자의 취향을 맞춰 개량식으로 제조한 고추장의 소비량이 빠르게 늘고 있다.

④ 청국장

• 청국장의 법적 규격

청국장의 법적 규격은 〈표 4-10〉과 같다.

표 4-10. 청국장의 법적 정의 및 규격

정의	청국장이란 대두를 주원료로 하여 바실러스(Bacillus) 속 균으로 발효시켜 제조한 것이거나, 이를 향신 식품 등으로 조미한 것(대두[증자대두] 55% 이상이어야 한다)을 말한다.
규격	• 성상: 고유의 색택과 향미를 가지고, 이미, 이취가 없고 균질하여야 한다. • 수분(%): 10.0% 이상 • 조단백질(%): 10.% 이상 • 타르색소: 검출되어서는 안 된다. • 보존료(g/kg): 다음에서 정하는 보존료는 아래 기준에 적합하여야 한다. 소르빈산, 소르빈산칼륨, 소르빈산 칼슘: 1.0 이하(소르빈산으로서) • 바실러스 세레우스(cfu/g): 10^4 이하

청국장은 간장이나 된장과는 다르게 콩만을 이용한 제품이다. 다른 장류가 곰팡이와 일부 세균을 이용하는 반면, 청국장은 순수하게 세균의 힘만을 빌려 콩 단백질을 분해시키고 있다. 또한 고온발효의 특징이 있으며, 간장이나 된장에 비하여 대단히 짧은 기간에 발효가 완료된다.

독특한 향과 맛을 가진 전통 식품으로서 오랫동안 우리 식탁에서 사랑받아 왔지만, 근래 우리의 식생활이 서구화되고 청국장 냄새를 좋아하지 않는 젊은 세대들이 늘면서 소비량은 더 이상 늘어나지 않고 있다.

일본의 낫토는 *Bacillus natto* 균에 의해서 발효가 주도되어 점질물이 많고 냄새가 그렇게 심하지 않으며 직접 식용한다. 반면 우리나라의 청국장은 *Bacillus subtilis*에 의해서 발효가 일어나며, 발효된 제품을 직접 먹는 경우는 드물고, 찌개나 국물 형태로 식용되고 있는 것이 크게 다르다.

청국장의 독특한 냄새를 순화시키고 외국인의 구미에 맞게 개량한다면 콩 전체를 먹는다는 장점이 있기 때문에 기능성 면에서 세계인의 기호식품으로 발전할 가능성이 높다.

• 청국장 제조

청국장의 제조 공정은 대단히 단순한데, 이는 청국장 발효에 관여하는 미생물이 세균으로 고온발효가 되기 때문이다. 청국장 발효 관여 균이 다른 경쟁 미생물과의 차별 조건(고온, 40~43℃)이 주어져 있고, *B. subtilis* 의 강한 활력으로 다른 미생물의 증식을 억제할 수 있다.

전통 청국장의 제조 공정은 〈그림 4-17〉과 같다.

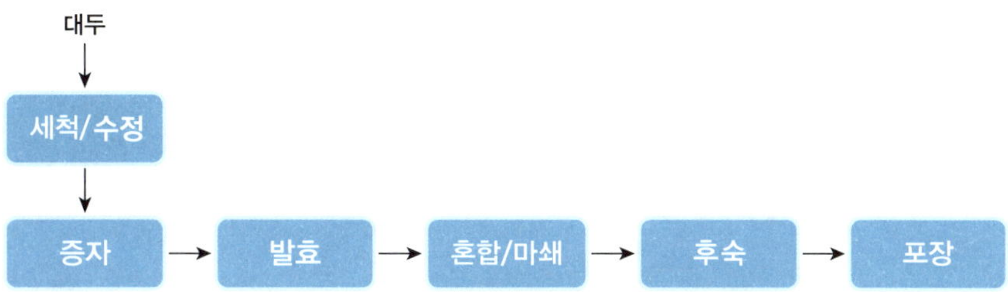

그림 4-17 전통 청국장의 일반적인 제조 공정

한편, 〈그림 4-18〉에서 보듯 개량식으로 청국장을 만드는 방법은 전통 방법과 유사하지만, 자연 발효에 의존하는 전통 방법과는 다르게 선발된 미생물을 증식하여 접종한 후 발효 조건(주로 온도)을 관리하여 품질균일화를 꾀하고 있다.

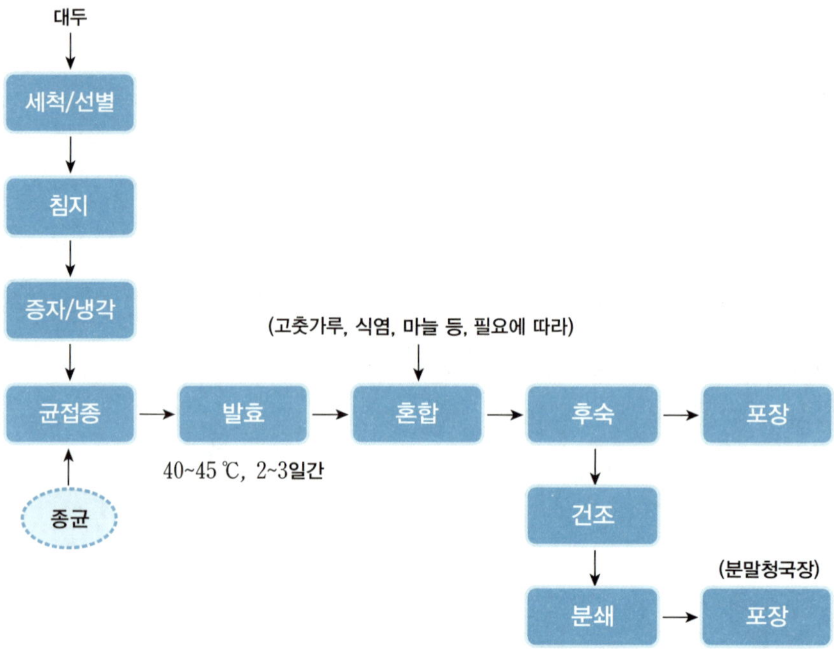

그림 4-18 개량식 청국장의 제조 공정

⑤ 기타 제품

기본적으로 간장용이나 고추장용 메주를 이용하여 다른 재료를 다양하게 첨가하여 만드는 장류들이다. 주로 쌈장, 즙장, 담북장, 막장 등이 있으며, 제조 방법이 조금씩 다르다. 고문헌에 다양한 제품이 소개되고 있으나 별미식으로 소량이 지역마다 특산품으로 생산되고 있다.

쌈장은 된장을 기본으로 하며, 여기에 고추장, 향신채소인 마늘, 양파 등 다른 조미 재료를 첨가한 다음 숙성한다. 즙장은 밀기울 등을 쓰는 즙장용 메주를 만들어 여기에 말린 가지, 오이, 무 등을 넣어 삭혀 먹는다. 보통 전라도, 경상도 등에서 제조하고 있으며, 말똥즙장이라고도 한다.

담북장은 메주가루와 함께 고춧가루, 간장 등을 넣어 단기간에 삭혀서 먹는 것으로 고장마다 제조 방법이 다르다. 막장은 따뜻한 찹쌀밥에 메주가루를 섞어 하룻밤 재웠다가 간장과 물을 더한 다음, 반 달 정도 삭힌 후 먹는다.

그 외 육류를 넣어 발효한 육장류도 알려져 있다.

11. 장류 발효에 관여하는 미생물

각종 원료에서 발효가 일어나는 원인은 증식이 가능한 특정 미생물이 작용하거나, 농·축·수산물 자체에 존재, 혹은 외부에서 첨가한 미생물에 의해서이다.

발효를 일으키는 가장 중요한 원인은 미생물이며, 원료의 특성에 따라 관여하는 미생물이 다르다. 발효에 관여하는 미생물은 인위적으로 관리하지 않는 한 다양한 속과 종이 증식하며, 처음 시작할 때와 발효가 진행되면서 증식하는 속, 종이 달라질 수 있다. 대부분 대량생산하는 경우 사용하는 원료를 살균하여 자연에 존재하는 미생물을 사멸시킨 후 선발된 특정 유용 미생물을 접종하여 발효를 진행한다. 이런 발효를 순수 발효라고 구분하지만, 대부분의 천연, 전통발효식품은 원료에 함유되어 있거나 공기 등 외부에서 유입된 미생물에 의해서 발효가 일어난다〈그림 4-19〉.

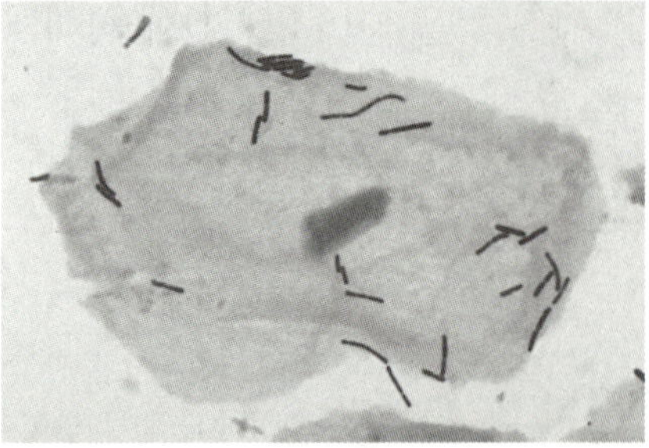

젖산균

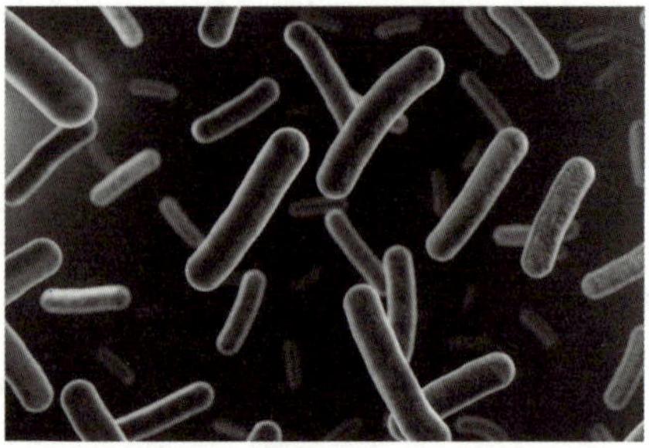

바실러스

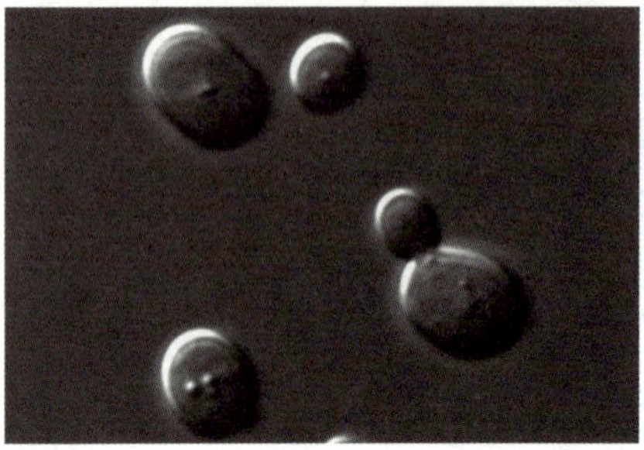

효모

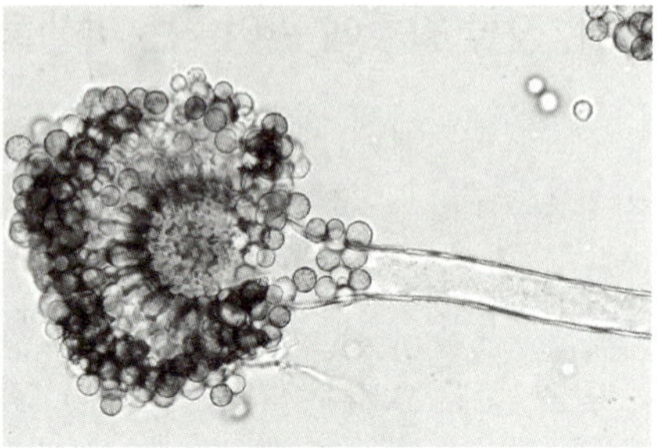

곰팡이류

그림 4-19 장류 발효에 사용하는 미생물들

토양, 공기, 모든 천연물, 접촉하는 동식물, 그리고 집기 등에 존재하는 미생물이 여건이 맞으면(온도, 습도 등) 발효에 관계하게 된다. 따라서 순수 발효가 아닌 자연 발효식품은 여러 속·종의 미생물이 관계되기 때문에 복합발효 혹은 복발효라 구분하기도 한다.

발효를 통하여 고분자 불용성 물질이 수용성 물질로 분해되거나 비타민 등 수용성 물질(전분이 포도당으로, 단백질이 아미노산으로)로 분해되기도 한다. 이런 분해 작용으로 소화에 도움을 주기도 하며, 유용성 미생물이 증식하고, 이들이 장내 미생물총을 유익한 쪽으로 유도하기도 한다.

발효에 관여하는 미생물은 크게 세균, 곰팡이, 효모로 구분할 수 있으며, 각각에는 실로 많은 종(species)이 있다. 그러나 원료에 따라 증식하는 미생물의 종류는 한정되어 있고, 특징적인 증식 형태를 보인다.

예를 들면 염이 존재하는 경우에는 호염성 미생물이, 수분함량이 낮은 경우 곰팡이가, 당이 많은 과실류에는 효모 등이 증식하여 독특한 작용을 한다(Tamang, 2010).

장류 발효에 관여하는 미생물은 젖산균, 곰팡이, 효모, 세균이 있으며 이들이 서로 영향을 주고받으면서 제품에 풍미를 준다.

① 세균

가장 증식속도가 빠르고 관여하는 균종이 다양하다. 발효에 관여하는 미생물에 따라 최종산물이 크게 다르고, 기질로 이용하는 원료가 미생물별로 다르다. 또한 미생물별로 발효에 적당한 온도, 습도, 산소요구도 등이 다르며, 적정 pH도 차이가 있다. 따라서 자연 발효는 관리의 폭이 좁으나, 순수 발효 시 목적하는 발효산물에 따라 조건에 맞는 세균을 선택하는 것은 대단히 중요하다.

장류 발효식품에 가장 많이 관여하는 대표적인 세균은 바실러스(Bacillus) 속 균과 젖산균이다. 이들은 간균(막대 균)으로 분류된다. 각각 균이 특정 발효에 관여하며, 생산한 산물은 서로 다르다.

- **젖산균**(Lactic acid bacteria)

젖산균은 아포를 형성하지 않는 그람양성균으로 호기성(Aerobes)

혹은 통기성균(Facultative)으로 많은 발효식품에 관여한다. 증식하면서 최종산물로 젖산만 생성하는 젖산 발효젖산균(Homofermentative lactic acid bacteria)과 젖산과 함께 탄산가스를 내는 헤테로 발효젖산균(Heterofermentative lactic acid bacteria)으로 분류한다.

발효에 필요한 탄수화물은 단당류(포도당 등)와 이당류(젖당, 설탕 등)이며, 고분자 탄수화물은 거의 이용하지 못한다. 발효에 관여하는 젖산균류는 Lactobacillus, Pediococcus, Enterococcus, Lactococcus, Leuconostoc, Oenococcus, Streptococcus, Tetragenococcus, Carnobacterium, Vagococcus와 Weissella 등이 있다(Tamang,2010). 이들과 함께 Propionibacterium과 Bifidobacterium도 발효유에서 발견되며, 젖산균류로 분류된다(Parente and Cogan, 2004). 이들 젖산균류는 발효과정 중 상당량의 젖산을 생성하며, 식중독 미생물이나 부패성 세균의 증식을 억제한다(Holzapfel, W. H., et al, 1995). 젖산 발효식품에서 대단히 중요한 긍정적인 기능이며 대부분의 젖산 발효미생물은 안전성이 입증된 GRAS(Generally Recognized As Safe)로 분류되어 있다(Donohue, D. C. and Salminen, S. J. 1996). 따라서 식품에 사용 시 안전에 대한 다른 제약이 없다.

젖산 발효 중 주 생산품은 젖산이나 다른 유기산도 같이 생산한다. 부수적으로 향이나 영양소의 생산에도 관여하여 최종 제품의 품질이나 영양학적 가치를 높이는 역할을 한다.

• 바실러스(Bacillus)

Bacillus는 막대균으로 그람양성균이고 아포를 형성하여 대부분 내열성을 갖고 있다. 배양 시 이동성이 있고 통기성 혹은 약 통기성이다. 비교적 증식하기 쉽고 식품의 원재료, 토양 등 자연에 널리 분포되어 있어 식품과 접촉하는 경우가 많다.

보통 두류 발효에 관여하며, *B. subtilis, B. natto, B. lichenifomis, B. thuringiensis, B. coagulans, B. megaterium* 등이 있다(Tamang, J.P., 2010). 일부 *B. subtilis*는 아미노산의 중합물인 PGA(*gamma*–polyglutamic acid)를 생산하며, 두류 제품에서 특징적인 점질 물질을 만든다(Urushibata, Y. et al, 2002).

- Micrococcaceae

그람양성균이고 호기성 비아포 생성 균으로 비운동성, 부정형 집단을 이루고 있다. 이 속에 드는 Staphylococcus와 Micrococcus가 육류, 어류 발효식품에서 발견된다. Micrococcaceae에 드는 균종은 발효제품의 숙성에서 염지육의 색깔 고정과 산패 방지에 관여한다(Papamanoli, E. P., et al, 2002).

- **기타 세균**

주된 역할은 하지 않으나 발효식품에서 발견되는 세균들로는 *Kelbsiella pneumoniae, K. pneumoniae subsp.ozaenae, Enterobacter cloacae,* Haloanaerobium, Halobacterium, Halococcus, Pseudomonas 등의 균 속, 종이 있다(Tamang, J. P., 2010).

② 효모

효모는 주로 알코올성 발효음료에 관여하여 당류로부터 알코올 생성에 주된 역할을 한다. 발효식품에는 그렇게 많지는 않으나 간장 등 장류 제품에서 향과 풍미 개선에 깊은 관계가 있다. 간장 발효 시 특정 효모를 접종하여 독특한 향을 생성시켜 품질을 차별화하는 수단으로 사용한다.

알려진 발효식품에 관여하는 효모는 21개 속이 알려져 있으며, 이들은 Brettanomyces, Candida, Cryptococcus, Debryomyces, Galactomyces, Geotrichum, Hanseniospora, Hyphopichia, Kluyveromyces, Metschnikowia, Pichia, Rhodotorule, Saccharomyces, Saccharomycodes, Saccharomycopsis, Schizosaccharomyces, Torulupsis, Trichosporon, Yarrowia 그리고 Zygosaccharomyes 등이다(Kurtzmen C. P. and Fetll, J. W., 1998).

발효식품에는 효모와 함께 세균, 곰팡이 등이 폭넓게 관여하고 있으며, 특히 자연 발효식품에서는 다양한 효모들이 검출된다. Saccharomyces 속 효모는 당을 발효시켜 많은 대사산물을 만들어 내고, 이들이 마이코톡신(mycotoxin) 생성 곰팡이의 생장을 억제하기도 하며, 지방분해 효소나 단백질 분해 효소도 분비한다. Debaryomyces는 당을 분해하여 pH를 상승시키는 물질을 만들어 내기도 한다. 효모류는 알코올성 음료 생산에 관계하며, 그 외 발효식품에서는 주된 역할을 하지는 않으나, 품질을 결정하는 풍미 물질 생성에 상당한 영향을 미친다.

③ 곰팡이류

발효식품에서 곰팡이류를 활용하는 식품은 제한되어 있으나, 동남아에서 일반적으로 많이 생산하고 있는 두류 제품에서는 다양한 곰팡이류가 주 발효균으로 작용한다.

주로 발효에 관여하는 곰팡이류는 Actinomucor, Amylomyces, Aspergillus, Monascus, Mucor, Neurospora, Penicillium, Rhizopus, 그리고 Ustilago 등이다(Hesseleine, C. W., 1983). 이들 곰팡이는 단독으로 발효에 관여하기보다는 여러 종류의 세균이나 효모 등과 같이 증식하면서 여러 발효산물을 만들어낸다.

유럽에서 만드는 몇 종류의 치즈(Roquefort cheese 등)나 소시지 그리고 돼지 뒷다리를 이용한 햄의 경우 자연 발효로 곰팡이를 이용한다. 이 제품에서 곰팡이들은 단백질분해 효소로 유단백질 혹은 육류단백질을 분해하여 맛과 향을 향상시킨다. 또한 영양소 저해물질을 분해하여 소화성을 높이기도 한다(Nout, M. R. and Aidoo, K. E. 2002).

세균과 다르게 곰팡이류는 증식속도가 느려 발효 기간이 길며, 고체발효를 하는 경우가 많고, 발효 중 오염이 일어날 가능성이 높다.

장류에서 발견되는 미생물을 종류별로 구분하고 식품에 사용 가능여부, 그리고 이들의 작용을 요약해 보면 〈표 4-11〉과 같다.

표 4-11 장류에서 발견되는 미생물과 작용 기능

구분	미생물	발효미생물	식품에 사용가능여부 (식품위생법)	작용
간장	곰팡이	*Aspergillus oryzae*	○	단백질 분해력 콩단백질 분해
	효모	*Zygosaccharomyces soya* *Zygosaccharomyces major*	○ ×	알코올 발효 간장의 풍미 개선
	세균	*Pediococcus sojae* *Bacillus subtilis/pumilus*	× ○	간장덧 pH 강하 간장풍미
된장	곰팡이	*Aspergillus oryzae* *Aspergillus luchenisis* *Aspergillus niger* *Penicillium expansum* *Mucor rouxii* *Mucor racemosus* *Rhizopus stolonifera*	○ ○ ○ × ○ × ×	단백질분해 효소 분비 탄수화물분해 효소 분비
	효모	*Zygosaccharomyces rouxii* *Saccharomyces cerevisiae* *Candida versatilis* *Phichia* 속 *Hansenula* 속 *Debaryomyces hansenii* *Torulopsis* 속	○ ○ × × × ○ ×	알코올 생성 풍미개선
	세균	*Bacillus subtilis* *Bacillus licheniformis* *Bacillus amyloliquefaciens* *Pediococcus halophilus* *Lactobacillus plantarum* *Lactobacillus rennini* *Lecuconostoc mesenteroides* *Tetragenococcus halophilus* *Enterococcus faecium* *Oceanobacillus aidingensis*	○ × ○ ○ ○ × ○ × ○ ×	단백질 분해 산 생성 특유의 향과 맛 부여

고추장	곰팡이	*Mucor rouxii*	○	단백질분해 효소 분비 탄수화물분해 효소 분비
		Rhizopus arrhizus	×	
		Aspergillus oryzae	○	
		Monascus ruber	○	
	효모	*Saccharomyces cerevisae*	○	풍미 관여
		Zygosaccharomyces rouxii	○	
	세균	*Bacillus subtilis*	○	단백질분해 효소 분비 탄수화물분해 효소 분비
		Bacillus licheniformis	×	
		Bacillus amyloliquefaciens	○	
		Bacillus thermoamylovorans	×	
		Enterococcus faecium	○	
		Lactobacillus rennini	×	
청국장	세균	*Bacillus subtilis*	○	단백질분해 효소 분비 옥시다아제 분비 탄수화물분해 효소 분비 점질물(dextran) 생성 특유의 향과 감칠맛 제공
		Bacillus licheniformis	×	
		Bacillus amyloliquefaciens	○	

이처럼 장류별로 관여하는 미생물이 다르며 그들의 역할도 산물에 따라 다르다. 미생물에 따라서는 법적으로 허용 여부가 정해져 있어 순수 발효를 유도하기 위한 장류 발효에는 허용된 균주만을 이용해야 한다.

12. 장류 발효과정 중 생성되는 물질

여러 장류 종류별 발효과정 중 생성되는 물질은 〈그림 4-20〉과 같다(정도연, 조성호. 2021).

미생물에 의한 장류 발효 중 다양한 물질이 새로 생성되고 만들어진 물질이 다시 서로 결합하여 장류의 맛과 향에 영향을 미친다. 이렇게 발효된 장류는 여러 식품과 함께 인체의 장 내에서 흡수되어 다양한 긍정적인

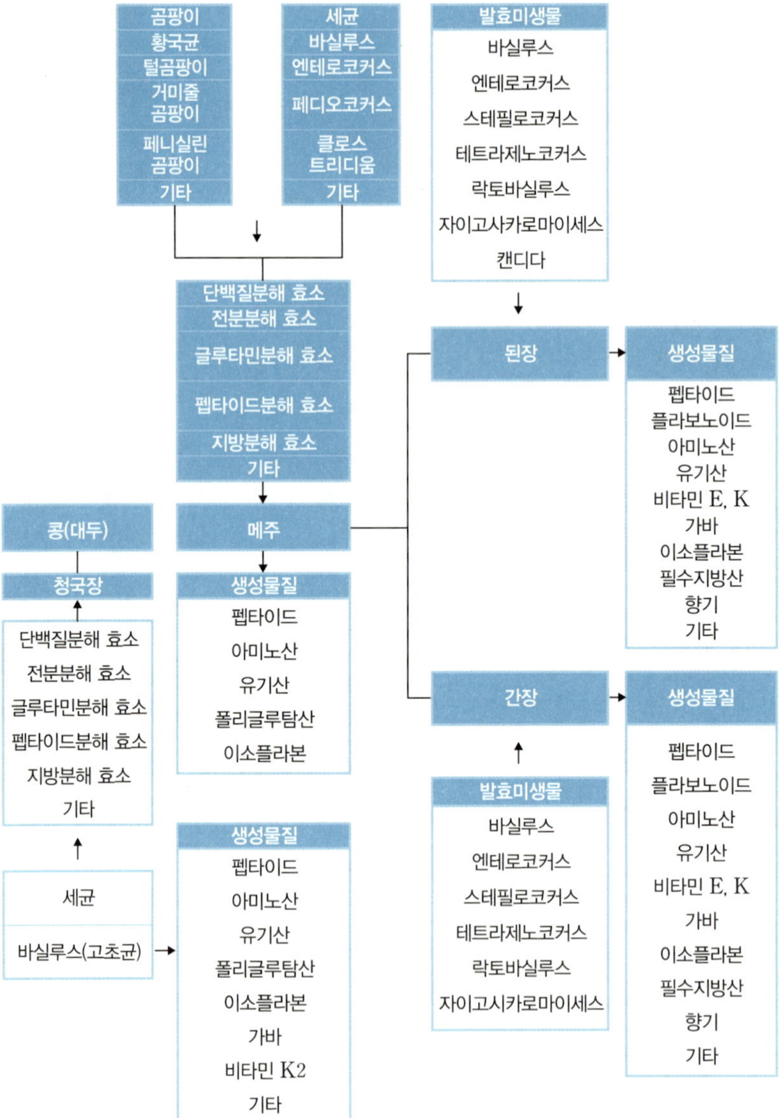

그림 4-20 장류의 종류별 발효과정 중 생성되는 물질들

생리기능성을 나타낸다. 장류 발효 중 새로운 물질 생성은 미생물에 의한 발효로 고분자물질은 분해되고 숙성 과정을 거치면서 새로운 물질이 생성되어 품질의 변화가 일어나는 결과이다.

특히 장류의 기능성은 발효과정을 거치면서 균 자체 및 새롭게 생성되는 물질(postbiotic)과 관계가 있으며 주로 사용한 원료와 부재료에서 기원한 성분이 관여한다.

13. 장류의 기능성

서양과 다르게 우리의 경우 콩 성분을 분리하여 이용하는 경우보다 전체 콩을 발효한 제품의 이용 비율이 훨씬 높다. 콩 발효제품으로는 간장, 된장, 고추장 등이 장류 중 주류를 이루고 있으며, 청국장, 담북장, 찍음 장류가 일반인들에게 친숙하게 알려져 있다. 이들 장류는 어느 형태로든 미생물의 작용에 의해서 콩에 들어 있는 단백질, 탄수화물 및 유지가 변화를 받고 있으며, 대부분은 미생물이 내는 분해 효소에 의한 고분자 물질이 저분자화 하는 분해반응을 일으키고 있다. 이 같은 분해반응과 함께 분해산물이 다시 반응하여 새로운 물질을 만들기도 한다. 콩 발효가 일어나는 변화 중 특히 콩 단백질이 분해되어 생성되는 각종 펩타이드와 아미노산 등은 콩 단백질이 갖는 기능성과는 다른 기능을 갖는 것뿐만 아니라(Gibbs, B.F. 2004), 발효를 통하여 단백질의 특성도 크게 변한다는 것이 알려져 있다(Babiker, E. F. E., et al., 1996; Zakaria, F. et al., 1978).

동양의 학자들, 특히 한국의 연구자들에 의해서 콩 발효산물 중 다양한 생리활성을 나타내는 물질이 확인되고 있으며, 특히 전통 장류에서 항암,

면역 증강 효과 등이 다양하게 밝혀지고 있어 소비자들의 관심을 끌고 있다(Jung, S. J., et al., 2022).

① 항암 효과

간장, 된장, 고추장 및 청국장 등의 추출물에서는 돌연변이 억제 효과가 있는 물질이 확인되고, 이 물질은 열처리에서도 그 효과가 감소되지 않고(윤기도 등, 1996) 위암 등 암세포에 대해서 처리 농도에 따른 성장억제 효과가 상승하는 결과를 얻었다(최신양, 1999). 특히 전통 간장에서는 발효산물인 펩타이드가 항종양 활성이 있음을 보고하였다(Lee H. J., et al., 2004). 한편, 전통 메주에서는 여러 곰팡이가 증식하므로 특정 곰팡이에 의해 생성될 수 있는 아플라톡신은 장류 숙성 중 파괴되는 것이 밝혀지고 있다(박건영, 1997). 또한 전통 고추장과 된장의 항돌연변이 원인물질과 항돌연변이, 항발암 효과를 된장에서 확인하였다(Kim S. J. et al., 1999).

이상의 결과에서 우리 전통 콩 발효식품인 된장과 고추장에는 항 돌연변이성 혹은 항암 관련 물질이 존재하는 것이 밝혀졌다. 또한 발효를 거치는 동안 콩에 존재하는 Isoflavone은 감소하기보다는 증가하는 양상을 보였으며, 많은 양의 Isoflavone이 Aglycone의 형태로 변화되어 청국장과 된장은 생체이용성이 우수한 형태인 아글리콘(Aglycone)의 좋은 공급원이 되고 있다(최연배 등, 1998. 김정수 등, 1998).

② 혈중 지질개선 및 혈전용해

고지방식이에 의해 비만이 유도된 실험 쥐에서 발효된 고추장의 섭취는 혈중 TG와 TC를 현저하게 감소시켜 지질개선 효과를 보였다. 특히, 공장식 고추장보다는 전통 방식 고추장에서 혈중 TG 함량이 현저히 감소한 것은 발효과정 중 생성되는 부산물의 역할이 중요하게 작용하였기 때문이다(박관화 등, 1983). 또한, 발효된 고추장 식이는 혈중 TG 및 TC 함량을 낮추며, 지질 성분이 분변을 통해 제거하는 효과 등으로 인해 지질대사에 긍정적인 영향을 주었다(Im J.H., 2013).

일본의 낫토에서 혈전용해 효과가 있는 효소의 존재가 알려진 바가 있는데, 한국의 청국장 발효에 관여하는 *Bacillus subtilis*에도 혈전용해효소가 있음을 밝혔고(강상모 등, 1998), 기타 연구자에 의해서도 같은 기능이 있음을 보고(이시경 등, 1998)하고 있다. 또한 된장에서도 혈소판 응집저해 활성을 갖는 항혈전 펩타이드를 확인하는 등 전통 장류에서 혈전 개선 효과가 있는 물질들을 밝혀내고 있다.

③ 항산화 효과

인체 내 과다한 활성산소에 의한 발암 등 여러 부작용이 알려지고 있는데, 이 활성산소의 제거에 깊이 관여하는 물질이 다양한 종류의 항산화제로 알려져 있다. 천연에 존재하는 항산화제는 비타민 E, 비타민 C 등이 있고, 그 외 여러 종류의 페놀성 화합물 등이 있다. 그러나 장류뿐만 아니라 다른 여러 식품의 특성 물질에도 항산화 효과가 나타난다고 알려졌으며 특히 콩 발효제품에 다양한 항산화 물질이 있다는 사실이 밝혀지고 있다.

재래식 메주 및 된장의 발효 숙성 중 생성되는 갈변 물질과 페놀성 화합물은 항산화 효과가 있다(이종호 등, 1991). 확인 결과 된장에 함유된 페놀성 물질의 함량은 발효 중 증가하는 것으로 나타났으며, 이것이 항산화능이 높아지는 이유로 결론지어졌다(최홍식 등, 1990). 검은콩을 이용한 청국장에서도 다른 콩에 비하여 높은 항돌연변이 효과를 보여(임재민, 2006) 콩을 이용한 장류 발효과정 중에서 항산화성물질이 생성되어 항산화 효과가 상승하고 있음을 알 수 있다.

④ 항비만 효과

고지방식이에 고추장을 식이 무게의 9.5% 수준으로 첨가하여 섭취시킨 실험에서 고지방식이군에 비해 체중은 13% 그리고 체지방 축적량은 30%가 감소하였는데, 이는 에너지소비량의 증가에 의한 것으로 나타났다. 그러나 고추장에 함유되어 있는 동량의 고춧가루에 의해서 체중은 6% 그리고 체지방 축적량은 13%만 감소하였고, 에너지 소비량은 변화하지 않았다. 고추장에 의한 항비만 효과는 고춧가루에 의한 것만은 아니고 발효와 관계된다는 것을 의미한다(Choo J. J., 2000).

흰쥐를 이용한 식이섭취 실험에서 고추장은 체중감소 효과를 보였는데, 발효, 숙성된 전통 고추장이나 공장식 고추장은 고지방식이로 인한 체중증가를 감소시켜 정상에 가까운 체중을 유지하도록 하였다. 반면에 발효되지 않은 고추장의 경우 고춧가루군과 거의 비슷한 감소 효과를 나타내었으며, 발효된 전통 고추장이나 공장식 고추장에 비해서 체중감소 효과가 그리 크지 않았다. 발효된 전통 고추장은 높은 체중감소 효과와 더불어 부고환 지방 및 신장 주위 지방조직의 총지방, TG, 콜레스테롤의 함량도 낮추는 효과를 나타내었으나, 발효되지 않은 고추장 식이군은 감소 효과가 크지 않아 발효의 유무 또한 체중감소, 지방조직 감소에 큰 변수임을 제시하였다(Cha, Y. S. et al., 2013).

⑤ *Helicobacter pylori*의 생장 억제 기능

위 점막에 기생하여 위궤양을 일으키는 원인균인 *Helicobacter pylori*를 분리하여 보고한(Mashall B. J. et al., 1984) 이래 많은 연구가 이루어졌다. 특히 세계 인구의 50%가 감염되어 있고(Graham, D. Y. G. M., et al., 1992) 우리나라도 성인에서 69~75%가 감염된 높은 이환율을 보여 의료계에서 관심이 높다(Baik S. C. et al., 1990, Kim J. T. et al., 2002).

지금까지의 연구 결과에 의하면 이 감염 증상은 항생제 처리만으로는 치료가 상당히 어렵다고 알려졌는데, 일부 발효에 관계하는 젖산균들에서 *H. pylori*에 대한 뚜렷한 항균 활성이 보고되고 있다(Asgan B. et al., 2020). 된장을 1일 30 g씩 3회 6주간 섭취한 감염자의 경우 *H. pylori*의 밀도가 낮아졌으며, 추출물에서도 같은 효과를 보였다(김형락 등, 2007). 또한 젖산균으로 발효한 두유를 발효하여 *H. pylori*를 대상으로 실험한 결과 증식억제 효과가 입증되었고, 과실의 페놀성 화합물과 키토산을 혼합하였을 경우 효과가 상승하였다(Apostolidis E., et al., 2011). 따라서 적절한 발효식품을 장기간 섭취하는 경우 *H. pylori*의 관리가 가능할 수 있다.

⑥ 기타 기능

장류는 양질의 단백질 함량이 높고 콩 분해산물인 펩타이드가 다양하게 함유되어 있어 혈압강하와 관계가 있는 것으로 알려져 있다. 간장에서는 혈압상승을 주도하는 효소인 ACE 활성저해 펩타이드 생성균을 분리하였고, ACE 저해 구성아미노산은 히스티딘이 많다는 사실이 밝혀졌다(이형재 등, 1995). 또한 된장에서도 ACE 저해물질이 확인되었으며, 고추장에서도 ACE 저해 활성을 확인하였다(김동호 등, 1999).

그 외 콩 발효제품의 기능으로는 면역증강 물질의 생성, 항균활성 등이 폭넓게 증명되거나 특정 비타민 생성에 관여함을 밝히고 혈청콜레스테롤을 낮추는 기능을 제시하고 있다(박관화 등, 1983).

14. 장류를 이용한 신제품 개발(조승화, 2022)

① 소스류 및 양념장

소스류란 조미식품의 일종이다. 동·식물성 원료에 향신료, 장류, 당류, 식염, 식초, 식용유지 등을 가하여 혼합, 가공한 것으로 식품의 조리 전후에 풍미 증진을 목적으로 사용되는 것을 말한다.

장류를 이용한 응용 제품의 한 예로 소스의 간단한 제조 공정은 〈그림 4-21〉과 같다.

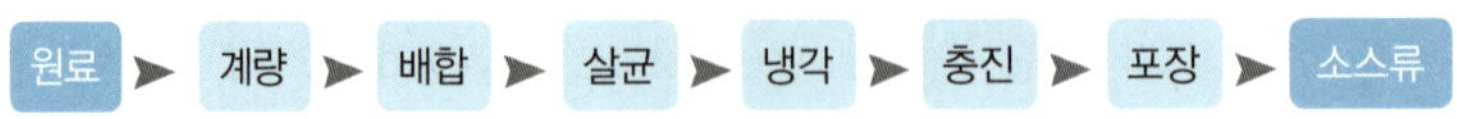

그림 4-21 장류 이용 소스의 일반적인 공정

기업에서 대량생산하고 있는 소스 제조 공정의 한 예는 〈그림 4-22〉와 같다.

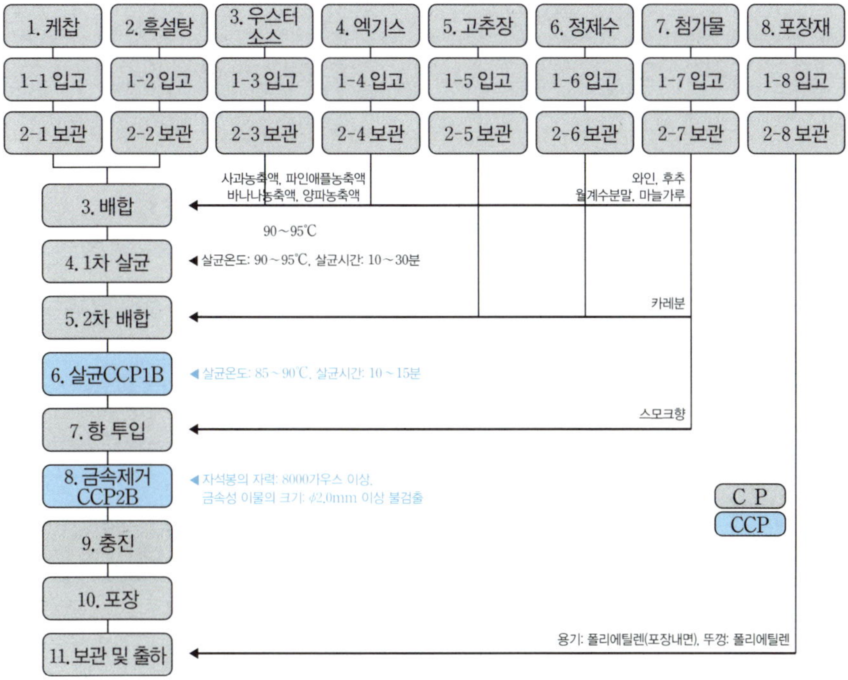

그림 4-22 특화된 장류 이용 소스 제조 공정 예

〈그림 4-22〉에서 보는 바와 같이 독특한 소스를 제조하기 위하여 여러 부재료를 혼합하고 있으며 고추장소스도 그중 하나이다.

② 절임류와 조림류

절임류란 채소류, 과일류, 향신료, 야생식물류, 수산물 등을 주원료로 하여 식염, 식초, 당류 또는 장류 등에 절인 후 그대로 또는 이에 다른 식품을 가해 가공한 절임식품 및 당절임을 말한다. 다만, 따로 기준 및 규격이 정해진 것은 제외한다.

조림류란 동·식물성 원료를 주원료로 하여 식염, 장류, 당류 등을 첨가하고 가열하여 조리거나 볶은 것 또는 이를 조미 가공한 것을 말한다(식약처, 식품공전 해설서, 2019). 이 기준에 의하면 발효는 절임에 해당하고 조림과는 거리가 있다.

일반적으로 절임류는 주원료(무, 마늘 오이 등의 채소류 등)를 선별하여 세척한 후 염절임(혹은 추가적인 절임 후 탈염 과정)을 거쳐 절단해 부원료(식염, 장류, 식초 등)와 혼합하여 발효, 숙성한다.

일반적인 절임 제조 공정은 〈그림 4-23〉과 같다.

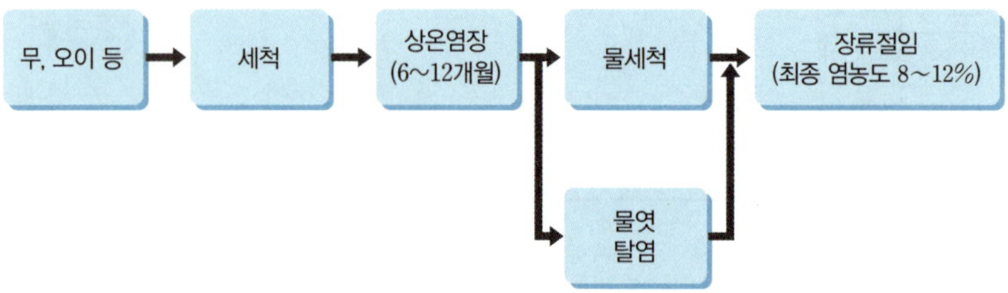

그림 4-23 장류를 이용한 절임류의 일반적인 제조 공정

③ 청국장환

청국장을 이용한 청국장환은 청국장을 먹기 쉽게 만든 제품으로 1인 가구의 증가 및 편의성을 선호하는 소비자의 요구에 부응하는 제품이다. 청국장의 건강기능성이 부각되면서 소비량이 늘어나는 추세이다.

청국장환의 제조 공정은 〈그림 4-24〉와 같다.

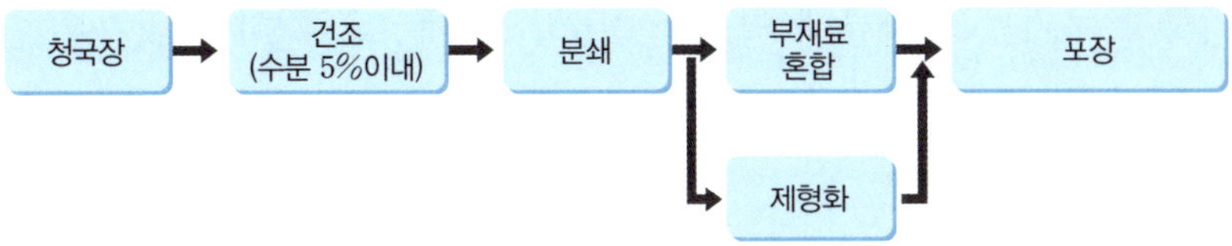

그림 4-24 청국장환의 일반적인 제조 방법

청국장은 다양한 기능성에도 불구하고 특유의 냄새와 끈적임 때문에 기피되는 경향이 있어 용도가 제한되어 왔다. 이런 결점을 극복하기 위하여 청국장환을 만들어 판매하고 있다. 청국장환은 보관, 포장이 쉽고 먹기가 간편하여 소비자의 선호도를 고려한 제품이다.

④ 청국장 쿠키

보통 쿠키 제조 공정 중에 청국장 가루를 첨가하여 독특한 향과 맛을 줄 수 있다.

어린이나 학령기 아이들을 위한 건강식으로 만든 쿠키다. 건강간식으로 제조, 판매되고 있다. 청국장 쿠키 제조에는 청국장 특유의 냄새를 최소화한 선택균주를 사용하여 발효한다. 청국장 쿠키의 제조 공정은 〈그림 4-25〉와 같다.

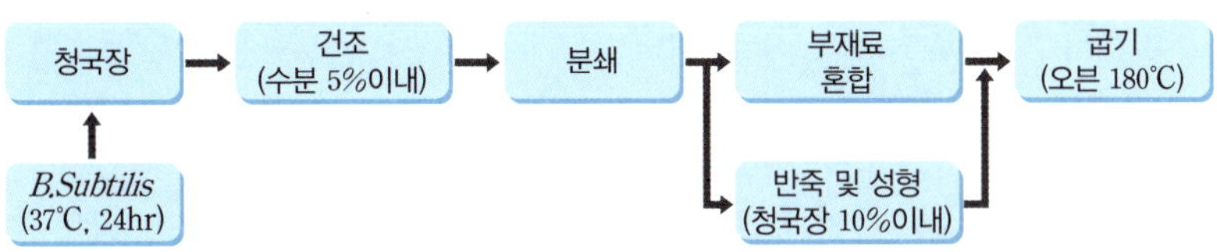

그림 4-25 청국장 쿠키 제조 방법

청국장 쿠키는 과자류에 익숙한 청소년을 대상으로 하여 밀가루 반죽에 청국장 가루를 일정량 첨가한 제품이다. 건강을 생각하면서 차별화한 독특한 제품이다.

이처럼 장류를 기본 소재로 이용하여 다양한 가공 제품을 생산할 수 있다. 장류 소비 확대를 위해 관련 업계나 연구기관이 관심을 보여야 할 분야이다.

15. 장류 발전 발전을 위한 제언

① 우수 균주의 탐색, 기능 확인

장류 발효에 관여하는 균주를 분리, 이들의 특성을 체계적으로 확인하여 장류 발효와 함께 이들의 용도를 확대하는 연구가 필요하다. 균주 은행을 활용할 수도 있다.

② 장류의 인체 시험을 통한 기능성 연구 계속

장류는 기능성이 알려진 콩이 주원료이므로 이 분야를 더욱 발전시켜 발효에 따른 기능성 영역을 확대하고 인체실험을 통하여 다양한 기능을 학문적으로 확인해야 한다.

③ 장류를 기반으로 한 신제품 개발

조미료로서 장류의 한계를 넘어 세계인이 즐길 수 있는 다양한 새로운 제품이 개발, 보급되어야 한다. 이를 위하여 각국의 식문화에 침투할 수 있는 방안이 검토되어야 한다.

④ 한국 장류의 특성 홍보 필요

일본 제품과 차별화된 한국 장류의 특성을 부각하여 홍보하고 특성을 부각하는 노력이 요구된다. 특히 독창적인 위치를 점하고 있는 고추장은 세계 상품화할 수 있으므로 제품의 다양한, 외국인의 식생활에 쉽게 스며들 수 있는 새로운 형태의 제품 개발이 필요하다.

03

김치

김치는 각종 채소류(과채류 포함)를 소금에 절인 후 여러 부재료를 혼합하여 발효하는 한국 고유의 대표 발효식품인 저채류(菹菜類)의 일종으로 역사가 깊다(장지현, 1975). 저채류는 재료나 절임방법, 부재료의 종류에 따라 다양하고 김치도 여기에 속한다.

세계적으로 젖산 발효한 채소류 제품으로는 독일의 사워크라우트, 네팔과 인도의 군드럭, 일본의 쓰케모노 등이 알려져 있다. 서양의 침채류 발효는 원료가 아주 단순하나, 동양은 여러 식재료를 혼합 사용하고 제조 방법이 다양하다. 이는 식생활이 육류 중심인가 채식 위주의 식생활인가와 관계가 있다.

여러 종류의 식초를 이용한 절임이나 된장, 간장, 고추장과 같은 장류에 절임하여 만든 장아찌류는 일본이나 중국에서 볼 수 있고, 도입 시기에 이견은 있으나 고추 같은 독특한 향신료를 넣어 발효한 김치는 다른 나라에서는 찾아보기 어렵다.

식품공전에서는 "김치를 배추 등 채소류를 주원료로 하여 절임, 양념 혼합공정을 거쳐 그대로 또는 발효시켜 가공한 것으로 김치 혹은 배추김치"라고 정의(식약처, 2023)하고 있으며, 중금속 함량을 규제하고 인공색소 및 보존료 사용을 금하고 있다. 김치를 담그는 재료에 따라 김치류를 분류할 수 있는데, 알려진 김치는 193종에 이른다(최홍식, 2004).

김치는 사용하는 원료와 부재료에 따라서 수많은 새로운 김치가 탄생할 수 있으며 김치에 다른 재료를 혼합한 김치돈까스, 백김치스테이크 등 동서양이 만나는 제품도 선보일 수 있다(김순자, 2016).

1. 김치의 역사

채소류와 소금이 우리 식생활에 도입되면서 절임은 자연스럽고 간단한 처리 방법이 되었을 것이다. 우리나라의 전통적인 김치가 언제부터 시작되었는가는 정확히 알 수 없으나, 채소절임에 고추가 혼합되어 지금의 김치 형태를 갖춘 것은 고추의 전래 역사와 밀접한 관계가 있다. 일부 학설은 고추가 임진왜란 전후에서 도입되었을 것으로 추정하지만 훨씬 이전에 한국에서 재배되었을 것이라 주장하기도 한다(권대영 등, 2017). 고추 도입 연대와 김치의 역사는 밀접한 관계가 있을 것이다.

우리나라 김치 담금의 변천 과정을 정리해 보면 〈표 4-12〉와 같다(최홍식, 2004).

상고시대 이후 현대에 이르기까지 채소류를 소금에 절여 다양한 절임식품이 제조되어 식용되었으며, 사용 재료와 방법도 계속 진화되었을 것으로 추정된다.

시대별로 구분하여 김치의 역사적 변천 과정을 더듬어본다(이철호[b], 2017).

표 4-12 우리나라 김치 담금의 변천 과정

구분	상고시대	삼국시대	통일신라·고려시대	조선 전기	조선 후기
절임명칭	醢(해) 菹(저)	醢 菹	漬(지): 장아찌 및 짠지류 沈菜(침채): 김치류	漬 沈菜	漬 沈菜
주요 채소 절임 종류	장아찌류 및 짠지류: 소금 절임, 소금/술(술지게미)절임, 초절임, 장절임 등		• 장아찌류 및 짠지류 • 김치류: 나박김치류, 동치미류	• 장아찌류 및 짠지류 • 김치류: 나박김치, 동치미, 섞박지, 무김치	• 장아찌류 및 짠지류 • 김치류: 나박김치, 동치미, 섞박지, (몽)배추김치, 깍두기, 오이김치 등
주재료	채집채소 재배채소	무 · 가지 ·박 ·죽순 등 여러 가지 채소류		여러 가지 채소류	배추 등 여러 가지 채소류
부재료	–	–	산초 · 생강·귤피 등 (주재료 · 부재료 구분 모호)	향신채 양념류(천초 등)	여러 가지 부재료 향신료(고추 등) · 젓갈 등
근거	추정	문헌 등	문헌 등	문헌 등	문헌 등

2. 상고시대 김치

삼국시대에 식용된 채소류는 순무, 가지, 상추 박, 토란 등과 그 외 생강, 아욱, 파, 부추, 겨자, 숭(배추의 일종) 등이 있으며, 죽순, 고비, 고사리, 도라지, 더덕 등 산나물, 들나물도 식용으로 사용되었다.

삼국사기에 의하면 신문왕 3년(683년) 왕이 부인을 맞을 때 보내는 폐백 품목에 간장, 된장, 식해 등 발효식품이 포함되었고, 어해(魚醢), 저해(菹醢)가 있어 젓갈이나 절임류의 총칭으로 추정된다. 또한 남아있는 유물로 법주사 석옹(石瓮-신라 33대 성덕왕 19년, 720)이 형태로 보아 김치 절임 독으로 추정하고 있다. 따라서 이때 이미 채소류 발효와 어류를 원료로 한 발효식품이 일반화되었고, 식생활에 깊이 침투했을 것이다. 늦어도 통일신라시대 초기 이래 김치류의 식용이 보편화되었다고 여겨진다.

3. 고려시대 김치

김치의 제조법이 기록된 문헌은 『동국이상국집』(이규보, 1168~1244)이며, 『가포육영』에 순무를 장에 넣으면 더욱 좋고 청염에 절여 구동지에 대비한다고 기록되어 절임이 일반화되었음을 말한다. 몇 가지 채소류 중 순무를 장류에 담그는 장아찌는 동치미와도 관계가 있을 것으로 본다.

『고려사』의 예지에서 미나리김치, 죽순김치, 무김치, 부추김치 등 4가지를 들고, 이들이 지금과 같은 형태가 아닌 짠지 형태가 아닐까 추정하였다(장지현, 1972).

고려시대에 재배된 채소류는 『향약구급방』를 보면 무, 오이, 동과(冬瓜), 순무, 배추, 큰마늘, 부추, 아욱, 상치, 파, 박 등으로 삼국시대에 재배된 것들이 이어졌다고 할 수 있다. 그리고 성종 2년(983) 원구행사(단을 쌓고 하늘에 제사를 지내는 행사)가 있었고, 여기에 진설하는 음식으로 4가지 김치류를 제시하고 있다(장지현, 1975),

중국 가사협의 『제민요술』(532~549)에도 김치 제조법을 기록하고 있으며, 식초 사용 여부와 식초 조미 침채법 등에서 고려의 침채법과는 차이가 있음을 알 수 있다. 이규보의 시 가운데 청(靑-순무)을 염지하여 구동(九冬)을 지탱한다는 뜻은 분명 이것이 김치의 일종임이 뚜렷하고, 염지식의 단순한 김치류가 고려 사회에서 식용되었음을 알려주고 있다(장지현,

1972).

이와 같이 고려시대에도 다양한 침채류가 있었으며, 생채소의 차원을 넘어 절임이나 발효기법을 도입하여 새로운 형태의 반찬류를 만들어 저장하면서 식용하였다고 여겨진다.

4. 조선시대 김치

김치의 재료로 사용되었을 조선 초기까지의 일반 채소는 아욱, 가지, 부추, 염교, 미나리, 박, 댓무, 순무, 배추, 갓, 상치 등이며, 이들이 생채 혹은 절임용으로 이용되었다.

조선시대에 들어가 비로소 현재 우리가 먹고 있는 김치와 비슷한 발효제품이 나타나고 있다. 특징적으로 고추와 젓갈이 사용되어 김치가 다양화되었음을 알 수 있다. 김유, 김령이 저술한 수운잡방(1540)에 소금절임 김치가 17항에 나오는데, 이 가운데 7항은 그냥 채소에 소금을 섞은 것이고, 3항은 채소와 소금에 겨자를, 또 1항은 마늘을, 또 다른 것은 마늘과 후추를 섞은 것이다(이철호, 안보선, 1995).

허균의 『도문대작』(1611)에는 죽순해(竹筍醢)와 산개저(山芥菹)가 나오는데, 이는 죽순장아찌와 산갓김치(무염지)로 추정된다. 또한 여러 절임용 채소류의 설명도 곁들여 있다.

조선 초기 세종실록 전128 오례 조에서 죽순김치, 미나리김치, 무김치(나박김치), 부추김치 등 4종이 기술되었고, 이들은 제례음식에 관계되었기 때문에 일반에서도 비슷한 김치류가 있었을 것으로 추정된다(장지현, 1989).

이 기록들을 볼 때 김치를 초기에는 '딤채'라 불렀는데, 침채(沉菜)에 근원을 두고 있다. 이들 제조 방법은 고려조 이래 식염으로 염지한 것이 전통화되었다고 여겨진다. 이후 저염으로 만든 싱건지 김치가 만들어졌다. 이는 단순 고염으로 염지한 것에서 저염화하여 발효를 유도하게 되는 계기가 되었을 것이다. 이런 정황을 볼 때 김치류가 나박김치(菁菹), 미나리김치, 부추김치 등으로 발전하였고, 죽순을 이용한 김치도 출현하였다. 따라서 고염 절임에서 저염 발효제품으로 발전하였으나, 조선 초기의 김치는 지금의 김치와 같지는 않았을 것이다.

이후 『도문대작』(1611, 허균)에는 채소류와 침채류 목록이 보이고, 일상적으로 재배되었다고 여겨진다. 도문대작은 채소 음식 가운데에서 죽순해(竹筍醢)는 호남 노령(蘆嶺) 이남의 것이 유명하고, 산갓김치는 강원도 회양·평강에서 잘한다고 하였다. 술은 개성부의 태상주(太常酒)가 가장 좋고 삭주의 것도 좋다 하였다. 여기에 죽순김치가 나오는데, 이는 세종 때부터 전래된 죽순 짠지로 추정된다. 또한 새로운 김치 형태로 산개저(山芥菹)가 출현하고, 이는 무염절임이 아닌가 여겨진다(장지현, 1989).

조선시대에는 그래도 다양한 문헌에 식생활에 대한 자료가 있고, 김치에 대한 내용도 구체화되었다. 시기적으로 1600~1700년대 김치의 특색은 오늘의 김치와 비슷하게 각종 양념이 충분히 들어간다는 것이다. 이때 양념으로 마늘과 고추가 들어가고 있으나, 고추 도입과 함께 고춧가루가 바로 김치에 이용되지는 않았다고 여겨진다(최홍식, 2004). 연대가 확실하지 않으나 1800년 대 집필된 것으로 보는 주방문에는 약지히(가지, 외, 죽순 등을 볶아 간장을 달여 만든 것), 생강침, 침고사리, 외가지, 무침채,

청태짐(청태콩의 염침)이 기술되어 있다. 김치에 고추가 사용된 것은 1700년대 가까이에서 시작되었다고 본다(이철호[b], 2017).

김치 담금이 크게 발전한 것은 고추가 유입되고 배추 재배법이 개량되는 것과 궤를 같이 한다. 한편, 고춧가루의 이용에 대하여 『증보산림경제』(1780)에도 "고추를 저며 넣는다"라고 했으며, 고춧가루를 사용했다는 기록은 없다. 이 책에는 국내외 저채류 만드는 법 34가지 예가 있다. 『산림경제』(홍만선, 643~1715)의 송침저법(배추김치 담그는 법), 강수저법(순무 또는 무를 파, 생강과 같이 싱거운 김치로 담금), 황과 담저법(오이 속에 고춧가루, 소금, 마늘을 넣어 삭힘-오이소박이), 황과 함저법(오이지 담금)등 다양한 김치 형태의 음식이 소개되고 있다(이철호[b], 2017).

허빙각 이씨(1759~1824)가 저술한 『규합총서』에도 섞박지를 담글 때 고추를 저며서 양념에 섞어 켜켜이 넣는다고 되어 있어 고춧가루를 버무려 김치를 담그는 것이 이후가 되는 것으로 생각된다. 이 과정을 거친 후 김치 담글 때 젓갈을 섞어 담고 고춧가루를 버무려 절임한 것으로 보인다. 그 외 『임원십육지』(1800년)는 저채류 제법 92가지가 거론된 가장 자세한 기록이고 『동국세시기』(1849년)에 섞박지, 나박김치, 동치미, 장김치 등이 출현하고 있다.

조선 후기로 들어오면서 넣은 부재료가 다양해졌고 마늘, 고추, 고춧가루, 생강, 파, 천굴, 황각 등이 포함된다. 이들은 현재 김치 양념 속의 뿌리를 이루었다. 이때 조기젓, 준치, 밴댕이젓 등 젓갈이 다양하게 사용되었다.

김치의 원료인 배추는 19세기 말~20세기에 와서 통배추 재배가 성공

하였고, 사용량도 크게 증가하였다. 통이 크고 알찬 통배추는 1850년에 이르러 재배하기 시작하였다(조후종, 1991). 이 과정을 거치면서 지금의 김치가 정착되었고, 김치 종류만도 60~100종에 이르고 있다.

우리 김치는 다른 동남아, 즉 일본이나 중국과 달리 고춧가루를 많이 넣고, 젓갈을 다양하게 사용하여 감칠맛을 갖게 한다는 특징이 있다.

5. 김치의 종류와 제조 방법

모든 채소류는 김치의 원재료가 될 수 있다. 채소를 어떻게 전 처리하는가, 소금 절임 여부, 그리고 같이 넣은 부재료에 따라서 다양한 김치 제품이 생산될 수 있다.

① 김치의 종류

김치는 각종 식재료를 모아 혼합하고 절임 후 발효를 유도한 종합 발효식품으로 사용되는 종류도 대단히 다양하다(최홍식, 2004).

김치 제조에 사용되는 재료는 〈표 4-13〉과 같이 정리할 수 있다.

김치의 이름은 주재료에 따라 달라진다. 배추김치의 주재료는 배추이고, 열무김치는 열무가, 깍두기는 절단한 무가 주재료이다. 다른 부재료로는 고춧가루, 마늘, 파, 생강, 겨자, 양파, 계피 등이 이용되며, 향신료에 따라 맛이 크게 달라진다.

표 4-13 김치 제조에 사용되는 식재료들

원 부재료 구분		관련 재료들
주재료		배추, 무, 열무, 알타리, 오이, 파, 상추, 양배추, 부추, 풋고추, 기타
향신료		빨간 고추, 파, 마늘, 생강, 겨자, 후추, 양파, 계피 등
조미료	소금	소금 혹은 소금물
	젓갈류	멸치젓, 새우젓, 조기젓, 꼴뚜기젓 등
	일반 조미료	참깨, 간장, MSG, 설탕, 물엿 등
기타 부재료	채소류	당근, 미나리, 갓 등
	과실류	배, 사과, 은행, 잣, 대추 등
	곡물류	쌀, 보리, 밀(가루), 전분 등
	어육류	새우, 명태, 오징어, 조기, 굴, 쇠고기, 돼지고기 등
	기타	양송이 등

또한 조미료로 소금은 기본이고 감미료, 깨, 엿 등이 첨가되며, 기타 부재료로는 미나리, 당근, 갓, 쑥갓, 무잎, 깻잎 등 지역과 가족의 취향에 따라 다르게 넣을 수 있다. 또한 김치에 단맛을 주기 위해 찹쌀밥, 엿기름을 첨가하기도 한다.

김치를 크게 분류하여 종류를 구분하면 〈표 4-14〉와 같다(최홍식, 2004). 넓은 의미에서 김치류에는 일반 김치와 물김치가 포함되고, 경우에 따라서는 절임류가 포함될 수도 있다.

② 김치 제조(담금) 방법

- **배추의 처리**

배추를 다듬고 막김치용은 3~5 cm, 포기김치는 밑동에서 칼을 넣어 2쪽 혹은 4쪽으로 절단한다. 건염법과 습염법 중 한 방법을 채택한다. 보

표 4-14 김치의 분류와 제조 방법

분류	김치의 종류	제조 방법
일반 김치	배추김치 보쌈김치 깍두기 오이김치 파김치 열무김치 기타	• 주재료를 소금에 절여 향신료 및 다른 부재료 등과 함께 넣어 버무려 발효시킨다. • 주로 김치의 고형물을 먹게 된다.
물김치류	백김치 동치미 나박김치 열무물김치 기타	• 물김치는 주재료, 향신료, 기타 부재료에 소금물 및 물을 많이 넣어 발효시킨다. • 향신료의 첨가량을 일반 김치류보다 적게 한다. • 김치의 고형물은 물론 김칫국물을 함께 먹게 된다.

통 원료 무게의 10~15% 소금을 고루 뿌려 염장하여(건염법) 생채소의 숨을 죽인다. 보통 크기와 염 농도에 따라 다르나 2~7시간 절여 조직이 부러워지면 물에 헹구고 과량의 물기를 뺀다. 별도로 만들어 놓은 양념소(채 썬 무나 당근, 고춧가루, 젓갈, 마늘, 양파, 갓 등 향신료와 채소를 버무린 것)를 적당히 버무린다. 통김치의 경우, 잎과 잎 사이에 양념소가 고루 들어가도록 한다. 이렇게 버무린 것을 옹기 등에 차곡차곡 쌓아 발효시킨다. 쌓을 때는 공기 접촉이 많지 않도록 최대한 밀착시킨다. 발효 온도는 2~10℃로, 발효 온도가 높으면 발효 속도가 빠르고, 낮으면 늦다. 최종 김치의 소금 농도도 발효 속도에 큰 영향을 준다. 오래 두고 먹을 김치의 염도는 높게, 빠르게 먹을 것은 소금 농도를 낮춘다. 적당히 발효되면 0℃ 근방에서 저장하면서 필요에 따라 꺼내 먹는다.

한국의 김치는 단순히 채소를 염절임하여 발효시킨 제품이 아니다. 절임 배추나 다른 절임 채소에 다양한 부재료를 혼합하여 단순미가 아닌 복합 발효를 통하여 창조적이고 독창적인 복합 풍미를 생성한다. 다양한 원료의 혼합 발효물인 김치는 세계에 유례가 없는 독창적인 채소 발효식품으로, 다양한 양념이 들어가지 않는 사워크라우트나 중국의 포차이와는 큰 차이가 있다.

김치를 담그는 방법을 간단히 제시하면 〈그림 4-26〉과 같다(식약처, 2019).

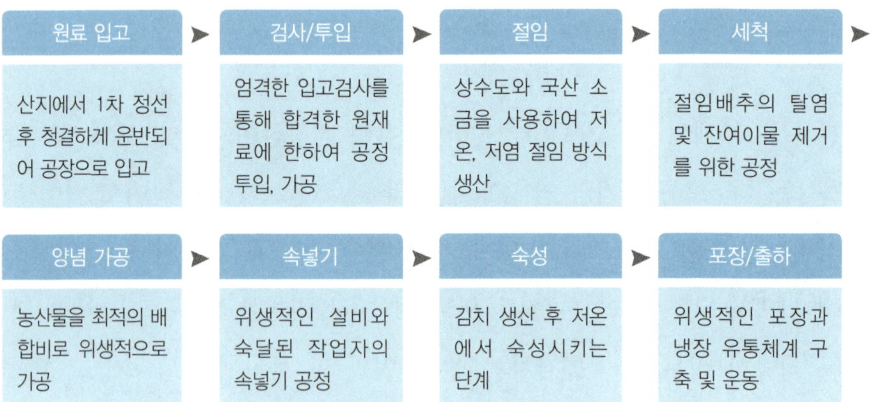

그림 4-26 간단한 배추김치 제조 공정

사용하는 원료와 지역에 따라 김치를 담그는 방법이 다르긴 하지만 원리는 비슷하고 간단하다. 즉 주재료(배추, 무, 오이 등)를 필요에 따라 적당한 크기로 절단하고, 대개 원료의 10% 내외 소금을 직접 뿌려(건염법) 절이거나 소금물(습염법)에 넣어 절인다. 절임이 끝나면 물로 헹구고 버무린 양념을 켜켜이 넣어 옹기 등 적당한 용기에 밀착시켜 퇴적한 후 발효시킨다. 양념은 향신료, 즉 고춧가루, 마늘, 생강, 갓 등 향신 채소류 등과 함께 젓갈을 버무려 미리 만들어 놓는다. 이때 소금 첨가량을 조절하여 최종 김치의 염도를 조정한다. 보통 2~3% 정도가 적당하다.

양념의 조합이 김치의 맛에 큰 영향을 미치며, 주재료인 배추나 무의 조직과 수분함량 등이 최종 제품의 품위를 결정하는 데 영향을 끼친다.

여기서는 가장 생산량이 많은 배추김치를 기준으로 제조 방법을 설명한다.

일반적인 배추김치의 제조 공정은 〈그림 4-27〉과 같다.

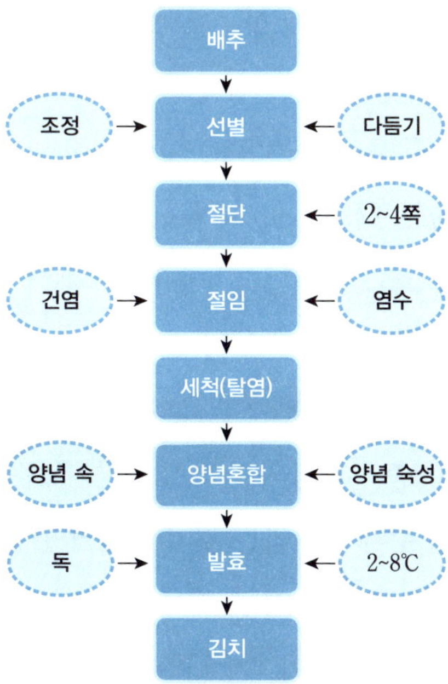

그림 4-27 일반적인 배추김치 제조 공정

배추원료의 품질, 품종, 절임 방법, 양념소의 조합 및 처리 방법에 따라 맛이 달라지며, 특히 발효 온도가 최종 제품의 품질에 큰 영향을 준다.

6. 김치의 기능성

김치의 발효연구는 1960년대부터 성분과 관여 미생물에 대하여 간간이 학술논문으로 발표되었으나, 기능성에 대해서는 1990년대 들어서서야 본격적인 연구 결과가 나타나기 시작하였다. 특히 김치 발효에 관여하는 젖산균의 역할이 강조되었고, 발효산물에 대해서도 연구가 진행되었다.

김치의 항 돌연변이성, 항암 등 암 예방 효과가 학술논문으로 발표되었고, aflatoxin B_1의 돌연변이 억제 효과도 확인하였다(박건영, 2014). 김치에 많이 사용하는 고춧가루에 함유된 캡사이신(capsaicin)에 의해서 항비만 효과를 동물 실험을 통하여 입증하기도 하였다(Ray B, 2008). 특히 김치 발효에 관여하는 젖산균의 다양한 기능들이 밝혀졌는데, 김치의 주 발효균인 *Lactobacillus plantarum*과 *Leuconostoc mesenteroides*의 급여 실험에서 종양 억제 효과가 있었고, 대장암도 제어 효과를 보였다(Shin S.K. 등, 1998). 그 외에도 김치 발효 관여 젖산균들이 항종양 효과와 면역 기능을 나타내는 연구 결과가 많이 발표되고 있다(박건영, 2014). 김치 섭취에 따른 장내 세균 총과 기능의 변화도 연구되었는데, 김치 섭취에 따른 대변 중 젖산균의 수가 증가하는 것이 확인되었다. 또한 Lactobacillus와 Leuconostoc 속의 증가와 유해 효소로 알려진 ß-gluconosidase, ß-gluteroidase가 감소하는 것이 관찰되었다. 특히 한국인을 대상으로 한 실험에서 김치 등 발효식품과 과실 주스를 섭취하는 경우 불안 장애를 경감시킨다는 연구 결과를 발표하고 있다(Tae, H. and Kim, T. S., 2024).

김치 섭취 후 대변 중 젖산균의 변화는 〈표 4-15〉와 같다(Lee, K. E. et al., 1996).

표 4-15 김치 섭취 후 대변 중 미생물 수 변화

미생물	대변 중 미생물 수(지수로 표시)	
	대조구	김치 섭취
총 혐기성	10.05±0.55	10.25±0.34
총 호기성 박테리아	7.80±0.84	7.69±0.96
Bacteroides	9.31±0.95	9.47±0.95
Bifidobacterium	9.28±0.82	9.50±0.70
Cl. perfringens	3.52±0.92	3.68±0.81
E. coli	7.13±0.92	6.89±1.15
Streptococcus	7.08±0.93	7.53±0.75
Staphylococcus	2.47±0.76	2.41±0.80
Latobacillus	4.86±1.23	6.87±1.05[b]
Leuconostoc	4.62±0.94	5.78±1.35[b]

〈표 4-15〉를 보면 김치 섭취 후 Latobacillus와 Leuconostoc 속 균주의 수가 유의적으로 증가하는 것을 확인하였다. 즉, 김치 섭취에 의해서 장내 미생물 균 총이 바꾸고 긍정적 영향을 주는 젖산균의 수가 증가함을 알 수 있다.

김치 발효 중 식중독 미생물의 동태를 본 결과, *E. coli, L. monocytogen,* Samonella 등 식중독 미생물은 발효 2~4일에 완전히 사멸하는 것을 확인하였다(Kim, Y. S, 2008). 따라서 발효가 진행되면 식중독균은 사멸되어 식중독이 발생할 위험성을 낮춘다. 이 결과로 보면 숙성된 김치 섭취로 원인이 되어 식중독이 일어날 가능성은 낮다고 판단된다. 이어서 연구된 결과를 보면 김치의 항당뇨, 항동맥경화, 항돌연변이 등의 연구 결과가 발표되었다(박건영, 2014). 또한 항암 효과가 있다고 알려진 활성물질로 ß-sitosterol(Park K. Y. et al., 2003)이 관여하고, 이와 관련되어 많은 연구자들이 발효산물에 의한 새로운 기능을 밝히고 있다.

이후 인체실험이 활발히 이루어져 비만인 성인 대상으로 김치를 투여한 결과, 체중감소 효과를 확인하였고(Kim E. K. et al., 2011) *Weissella koreensis* OK1-6에서도 항비만 효과가 입증되었다(Park J. A. et al., 2012). 그 외 Helicobactor 억제 효과와 콜레스테롤 저하 효과도 밝혀졌다(Lee J, 2005).

김치에 들어있는 고춧가루가 항비만 효과를 갖는 젖산균의 개체수를 증가시키는 데 직접 연관이 있으며, 항비만 효과를 보려면 백김치보다는 저온 숙성 포기김치가 효과적이라는 결과도 있다(농촌진흥청, 2015).

김치의 긍정적인 효과에 대한 발표는 지금까지 많이 이루어졌으며, 앞으로 또 다른 기능이 밝혀지기를 기대한다. 아울러 발효에 관여하는 Probiotic 기능이 있는 다양한 젖산균에 대한 활발한 연구가 진행되면 김치의 효능이 더 넓게 밝혀질 가능성이 높다. 또한 채소류 발효식품에서 문제가 되는 아질산나트륨도 김치에서 분리된 젖산균에 의해서 20%나 감소시키는 것이 확인되었다(오창경, 1997).

7. 발전을 위한 제언

김치는 채소류와 각종 향신료에 더하여 젓갈을 사용함으로써 독특한 맛과 향을 내는 차별화된 제품으로 세계가 선호하는 발효식품이다. 김치를 국제 식품으로 정착시키기 위해서는 이러한 특성을 더욱 발전시키려는 노력이 필요하다. 이는 과학계의 책임으로, 정부와 관련 업계가 손잡고 공동의 목표를 달성하기 위한 협력체제를 구축해야 한다.

다음과 같은 몇 가지 제안으로 김치 연구와 산업 발전이 촉진되길 기대한다.

① 김치의 가능성에 대한 임상시험 계속

지금까지 수행된 연구는 in vitro 시험 비중이 높았으나, 인체를 대상으로 한 임상시험을 활성화하여 김치 기능성에 대한 신뢰도를 높여야 한다. 얻어진 결과를 국제학술지에 계속 발표하여 학계에서 인정을 받아야 한다.

② 김치 발효 관여 미생물에 대한 집중 연구

김치 발효에는 수십 종~수백 종의 미생물이 관여되고 있으며, 이 미생물들은 대부분 수천 년 우리나라 사람들에 의해서 안정성이 확립된 균종들이다. 관여 미생물에 대한 개별기능을 계속 확인하고 기업적으로 활용할 수 있는 새로운 균종을 확보해야 한다.

③ 장내 세균 총에 미치는 김치 연구 활성화

장내 미생물 총, 즉 Mirobiome의 중요성이 활발히 제기되면서 학계의 화두로 떠오르고 있다. 근래 많은 질병과 이에 대한 증상 완화 및 치료에도 장내 미생물이 관여하고 있으며, 나아가 우리 뇌의 기능에도 영향을 준다는 연구 결과가 보고되고 있다. 기존 연구 결과에 의하면 김치 섭취가 장내 미생물의 구성을 긍정적으로 바꾸는 것으로 알려져 있다. 이 분야 연구가 더 깊게 진행되어 김치의 관여 젖산균 등 미생물이 장내 균 총에 미치는 영향과 긍정적인 효과를 더 연구해야 한다. Probiotic과 함께 Prebiotic의 영향도 함께 연구되어야 한다.

④ 김치 발효산물 연구

김치 발효산물에 대한 지금까지의 연구는 상당히 긍정적이며, 분석기술이 계속 발전하고 있으므로 발효 관여 미생물이 생성한 특수성분들의 기능에 대해서 더 많은 연구 정보가 요구된다. 특히 젖산균 발효산물의 기능성은 연구를 더 확대하면 좋은 결과를 얻을 가능성이 높다.

⑤ 김치 용도 개발 확대

국내 김치 생산과 소비는 뚜렷이 감소하는 추세이고, 특히 젊은 세대의 호응도가 떨어지고 있다. 소비 확대를 위해서는 기존의 밥 중심 반찬의 역할로는 한계가 있다. 이를 해결하기 위해서는 밥이 아닌 스낵류, 서양인들의 식단에 침투 가능한 소스류의 개발, 다른 가공 제품에 쉽게 적용할 수 있는 제품류, 예를 들면 국수와 라면에 간단히 이용할 수 있는 편의 제품, 비빔밥에 직접 넣어 사용할 수 있는 편의 제품들은 국내뿐만 아니라 외국인들에게도 인기가 있을 것이다. 외국인의 식생활과 식단에 침투하는 방법이 면밀히 검토되어야 한다.

⑥ 소비자 홍보 매체의 확보

우리나라는 김치 종주국이면서도 제대로 된 김치 홍보관이 없다. 접근성이 편리한 지역에 다양한 기능을 할 수 있는 홍보관을 설립하여 국내외 소비자를 대상으로 한 김치의 홍보, 다양한 제품을 접하고 체험하는 기회 제공, 그리고 김치의 우수성을 알리는 영상물을 통한 지식의 제공 등 다양한 기능을 갖추도록 해야 한다. 특히 자라나는 어린이나 젊은 세대 대상으로 김치 홍보를 활성화하고 특히 주부들을 통하여 가정에서 김치가 사라지지 않도록 하는 운동이 펼쳐져야 한다.

우리의 노력 여하에 따라 김치 종주국의 위상을 지킬 수 있을지 여부가 결정될 것이다.

04

젓갈

수산 발효식품은 우리나라 전통발효식품들과 깊은 유기적인 관계를 갖고 있다. 젓갈은 장류와 비슷하게 고염을 사용하는가 하면 수산발효제품의 일종인 식해는 젖산 발효로 김치의 특성을 닮았다.

숙성발효과정에서 부패·변질을 막기 위해 부득이하게 사용하는 염분 때문에 짠맛이 강하긴 하지만 좋은 맛을 내는 천연글루탐산 등 다양한 아미노산과 무기질 성분이 풍부한 발효식품이다. 그뿐만 아니라 맛과 향이 제품마다 고유하다. 많이 먹고 있는 각종 어류는 물론, 작은 어류나 조개류, 오징어나 낙지 등 연채류, 새우나 게 등 갑각류는 물론, 생선의 알이나 내장 부위까지 젓갈의 원료로 이용되며 젓갈류의 영양이나 향미 성분은 육상의 동물성 식품에 비해 비교할 수 없을 만큼 다양하며 세계 여러 나라에도 비슷한 수산 발효식품들이 있다(김상무, 2021).

염분 함량이 높아 근래 기피의 대상이 된 것도 사실이지만, 오래 삭힌 젓갈에는 영양적으로 중요한 필수아미노산 외에도 감마 아미노 부틸산(GABA)이라는 신경전달물질이 상당량 함유되어 있다. 또한 혈압을 낮추어 주는 관련 펩타이드(ACE)도 상당량 함유되어 있고, 생리적으로 중요한 나트륨이나 칼슘의 주요 급원 식품이기도 하다.

제철에 나는 싱싱한 어패류를 잘 삭혀 만든 다양한 젓갈을 저장하면서 뜨거운 쌀밥과 함께 즐겨 먹은 것은 삼국시대 이래 궁중음식을 필두로 조선시대 사대부 집안의 음식 호사로 여겨왔다. 이처럼 젓갈류는 역사적으로 조선조 사대부 등 상류사회의 중요한 선물용 식품으로 널리 애용되어 왔다(김상무, 2021).

젓갈은 우리나라만의 전통 식품은 아니다. 이웃 일본이나 동남아지역, 지중해 연안국, 유럽 연안국들에도 다양한 제품이 있으나, 우리나라와 동남아지역의 경우 쌀을 주식으로 하는 공통점 때문에 젓갈은 주로 밥반찬이나 조미료로 이용된다. 한편 지중해나 기타 지역의 경우 입맛을 돋우는 에피타이저나 조미료 용도로 식용되는 경향이 있다. 일본에서는 젓갈이 술안주로도 널리 이용되기 때문에 술 도둑(酒盜)이라는 별칭으로 불리기도 하며, 우리나라에서는 밥도둑(食盜)이라는 별칭으로 불린다.

이러한 사회문화적 특성에도 불구하고 젓갈이 항상 친숙한 식품으로 전승되지는 못하고 있다. 여러 독특한 냄새 때문에 소비자의 호불호가 갈리는 식품이라는 점과 짠맛과 비린내 때문에 입맛에 끌리지 않는다는 경우도 있다는 점이 그 이유이다.

빠른 속도로 진행되는 국제화 시대에서 선진국을 지향하는 우리나라는 오랜 역사에 어울리는 다양한 전통식품을 보유하고 있다. 젓갈류 식품은 김치와 함께 주요 전통발효식품의 위치를 점하고 있으나, 관련 산업은 매우 느리게 발전하고 있는 것이 현실이다. 앞으로 여러 제약요인을 개선하고 새로운 영역으로 우리 젓갈을 발전시켜야 할 책임이 후손에게 있다.

1. 젓갈의 역사

젓갈 식용은 문헌상 수천 년으로 추정되는 오랜 역사만큼이나 다양한 특성을 갖는 식품이다. 소금만 넣고 발효, 숙성시킨 젓갈이나, 간장으로 담근 게장류, 소금은 조금 넣고 익힌 곡류와 고춧가루 등을 넣어 숙성, 발효시킨 생선식해, 젓갈의 액즙을 여과하여 얻은 액젓, 향신료로 조미, 가공한 양념젓갈 등 제법이나 용도와 형태에 따른 제품의 종류도 많지만 제품의 품질특성도 서로 다르다.

우리나라 젓갈류인 해(醢)에 대해 기록된 역사는 신라 초기 신문왕 3년(683년)으로 거슬러 올라가지만, 실질적으로 식단에 도입된 시기는 1~3세기로 추정된다. 삼국시대 및 통일신라 때 이미 해(醢, 젓 해)가 있어 이를 육장이라고 하고, 자(鮓, 젓 자)가 있어 구분되다가 젓갈로 통일된 것으로 보인다(장지현, 1989, 김상무, 2021).

이전 역사를 보면 중국의 문헌인 『제민요술(齊民要術)』(530~550, 윤서석 옮김)에도 작어장법, 건제어장의 기록이 있다. 고려의 의서류, 문집 등에도 젓갈이 나오는데, 담수어, 해수어, 홍합, 전복 등 패류와 새우, 게 등 다양한 재료가 사용되었고 제조 방법도 다양해졌다. 조선시대에도 관선 문헌뿐만 아니라 일반 민간인들에 의해서 쓰인 일기 형태의 자료에도 젓갈류가 나타난다. 그 예로 『세종실록지리지』(1454), 유희춘의 『미암일기』(1567~1577), 오희문의 『쇄미록』(1591~1601)을 통해 수산 발효식품이 일반인의 식탁에 자주 올랐음을 알 수 있다(김영명[a] 등, 1990). 이들 젓갈을 이용한 액즙 형태나 어간장 형태도 거론되고 있다.

조선조 중기에는 『도문대작』(1611), 『사시찬요초』(1655), 『산림경제』(1643~1715) 등에 구체적인 제법이 나오고 있으며, 『오주연문장전고』(1850년경), 『규합총서』(1815), 『임원십육지』(1827) 등에도 젓갈이 나온다(김영명[a], 등 1990).

젓갈류와 다르게 식해(食醢)가 있는데, 이는 다양한 어류에 곡류를 넣어 발효한 제품으로 함경도, 황해도, 강원도 동해안에서 만들어 먹고 있으며, 가자미식해가 유명하다.

고려시대에 나타난 해류를 분류해 보면 〈그림 4-28〉과 같다.

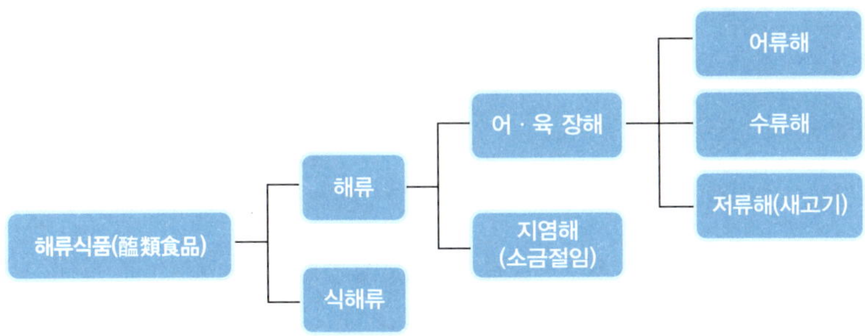

그림 4-28 고려시대에 나타난 젓갈류 구분

이를 통해 어류뿐만 아니라 짐승고기나 조류의 고기도 원료로 이용했음을 알 수 있다. 지금도 일부 이런 제품이 전승되고 있다.

2. 젓갈의 종류와 제조 방법

① 젓갈의 종류

젓갈은 여러 기준에 의해서 분류가 가능하지만, 일반적으로 크게 원료의 종류와 제품 형태, 그리고 제조 방법에 따라 분류한다.

크게 분류하면 숙성 발효하여 비린내가 가시고 특유의 향미가 나타나 식용에 적합한 상태로 원료 고기의 형태가 그대로 혹은 부분적으로 남아 있는 것을 젓갈, 각종 향신 조미료 등을 가미하여 가공한 것을 양념젓갈, 젓갈에 발효숙성을 더 진행하여 액화한 후 발효액만을 분리하고 정제한 것을 액젓, 어류 원료와 함께 곡류, 향신료 등을 혼합하여 젖산 발효한 것을 식해라 한다(김영명, 2014). 보통 밥을 엿기름으로 당화하여 만든 단맛이 있는 음료를 혜(醯, 단 것 혜)라 하고, 젓갈은 해(醢, 젓 해) 혹은 자(鮓)라고도 한다.

젓갈은 기본적으로 어류에 소금을 첨가하여 이상발효와 부패를 억제하면서 어류 자체에 있는 효소와 함께 혼입된 미생물의 작용에 의해서 어육 단백질이 분해되어 독특한 감칠맛과 풍미를 부여하게 된다. 원료에 따른 젓갈류를 분류하면 〈표 4-16〉과 같다(김영명, 2014).

젓갈의 원료로 각종 어류가 이용되며, 크게 젓갈, 양념젓갈, 액젓, 식해로 구분된다. 젓갈은 어류 자체에 있는 효소뿐만 아니라 숙성 발효에 각종 미생물이 관여한다. 예를 들면 Micrococcus, Brevibacterium, Bacillus, Pseudomonas, Flavobacterium, 젖산균 그리고 효모도 관여한다.

표 4-16 원료에 따른 젓갈류의 종류

구분	주원료	주요 제품
젓갈	어류 연채류	1. 멸치젓, 2. 갈치젓, 3. 조기젓, 4. 황석어젓, 5. 밴댕이젓, 6. 오징어젓, 7. 꼴뚜기젓, 8. 자리젓, 9. 전어젓, 10. 정어리젓, 11. 볼락젓, 12. 가자미젓, 13. 꼴뚜기젓, 14. 준치젓, 15. 옹어젓, 16. 엽삭젓, 17. 뒤포리젓 등
	조개류	1. 굴젓, 2. 바지락젓, 3. 홍합젓, 4. 동죽젓, 5. 소라젓, 6. 오분자기젓 등
	갑각류	1. 새우젓(오젓, 육젓, 추젓, 동백하젓), 2. 데뜨기젓, 3. 토하젓, 4. 북새우젓, 5. 세하젓, 6. 곤쟁이젓, 7. 망게젓, 8. 꽃게장, 9. 돌게장, 10. 참게젓 등
	부산물 기 타	1. 아가미젓, 2. 해삼창자젓, 3. 고등어창젓, 4. 갈치속젓, 5. 전어밤젓
양념 젓갈	어패류 근육, 생식소 등	1. 오징어젓, 2. 낙지젓, 3. 꼴뚜기젓, 4. 청어알젓, 5. 명란젓, 6. 아가미젓, 7. 창란젓, 8. 성게알젓, 9. 바지락젓, 10. 동죽젓, 11. 가리비젓, 12. 멍게젓, 13. 벤댕이젓, 14. 전어밤젓, 15. 양념새우젓, 16. 피조개젓, 17. 오분작이젓, 18. 개우젓, 19. 보말젓, 20. 장대알젓, 21. 날치알젓, 22. 멍게젓, 23. 개불젓, 24. 전복젓
액젓	어패류, 갑각류 및 부산물	1. 멸치액젓, 2. 까나리액젓, 3. 정어리액젓, 4. 실치액젓, 5. 밴댕이액젓, 6. 잡어액젓, 7. 참치액젓, 8. 새우액젓, 9. 오징어내장액젓, 10. 크릴액젓
식해	어패류 가식부	1. 가자미식해, 2. 멸치식해, 3. 명태식해, 4. 오징어식해, 5. 명란식해, 6. 우럭식해, 7. 해뜨기식해

② 젓갈의 제조 방법

우리나라 젓갈의 제조상 특징은 원료로 사용하는 어류에 대하여 10~20%의 식염을 첨가하여 발효하는데 소금 함량이 10% 정도인 굴젓이나 명란젓은 장기저장이 어려워 상온보다는 냉장 유통되고 있다. 대부분 상온에서 유통되는 젓갈은 소금 함량이 20% 내외이며, 근래 저염화 추세로 소금 사용량을 줄이고 제품을 살균하는 등 새로운 시도가 이루어지고 있으며, 저온유통을 권장한다.

〈그림 4-29〉는 우리나라에서 생산되는 젓갈의 일반적인 제조 공정을 제시하였다(이철호[b], 2017).

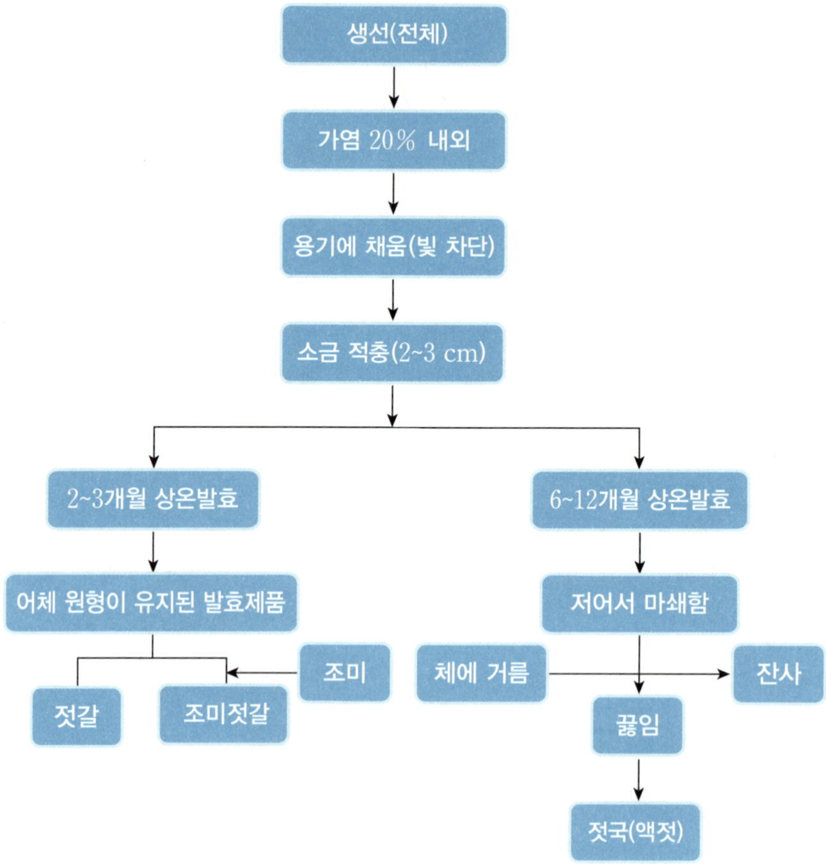

그림 4-29 젓갈류의 일반적인 제조 공정

우리나라의 젓갈 제조 방법은 단순하지만, 원료의 상태, 소금 함량, 원료의 어획 시기, 발효 방법 등에 따라 품질에 차이가 있고 상품 가치도 달라진다. 젓갈은 역사가 오래된 전통발효식품이지만 고염 제품이라 소비자가 기피한다는 점 등을 감안하여 제조기법을 개량해야 하며, 위생상 문제점도 개선해야 할 필요가 있다.

젓갈과는 다르게 식해는 내장을 제거한 생선에 곡물을 넣어 산 발효를 유도한 수산 발효식품이다.

식해의 일반적인 제조 방법은 〈그림 4-30〉과 같다.

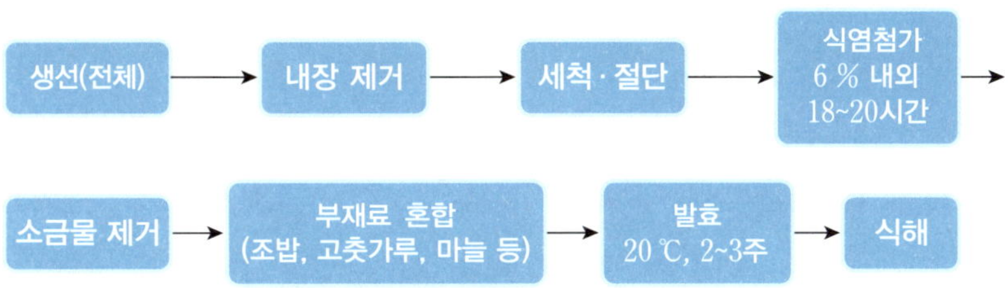

그림 4-30 식해의 일반적인 제조 공정

이러한 공정에 따라 제조된 식해는 독특한 향미를 갖고 젖산 발효가 일어나 pH는 5.0 이하로 떨어진다. 지역에 따라 특산품으로 생산, 판매하고 있다.

생산량이 많거나 독특한 젓갈을 대상으로 문헌을 참조하여 제조 방법과 특징을 설명하고자 한다(김영명, 1990[a,b], 홍태희 등, 2008).

- 멸치젓

국내 생산량이 가장 많은 젓갈이다. 멸치는 우리나라 전 연안에 분포하며, 남해안의 충무, 추자도 연안에 많고, 서해는 평안북도, 동해는 강원도 통천 연안에서도 잡힌다. 일본 시코쿠, 큐슈, 중국 연안에서도 어획된다.

멸치는 수명이 1년 정도로 플랑크톤을 주식으로 하고 1년 후 성어는 100~130 mm에 이른다. 우리나라 멸치는 매년 2월 상순 제주도 남방해역에서 3~7월 산란기를 맞아 북상하여 7~11월 동해안으로 회유하였다가 11~12월에 다시 제주도로 돌아간다. 멸치젓은 제조 시기와 제품의 용도에 따라 다소 차이가 있으나, 신선한 원료와 식염만 사용하는 공통점이 있다.

멸치젓은 담그는 시기는 지방에 따라 다소 차이가 있다. 남해안에서는 연 1회(음 3~5월), 동해안에서는 연 2회(음 4월, 7~8월) 담근다. 크기는 중 이하의 작은 멸치가 좋고, 선도가 양호할수록 제품이 향미, 색택이 좋다. 정치망으로 어획하고 어체가 손상되지 않아야 한다.

멸치젓의 일반 제조 공정은 〈그림 4-31〉과 같다.

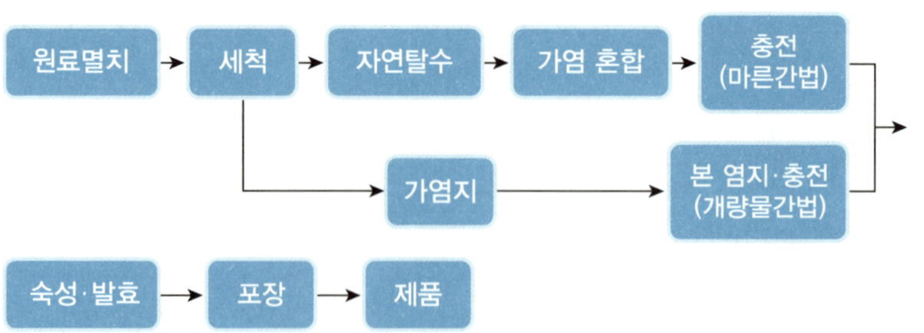

그림 4-31 멸치젓의 일반 제조 공정

멸치젓에서 가염량은 상온발효 시 중량의 20~30%, 저온발효 시 15~20%를 기준으로 하지만, 소금량이 적으면 변질의 우려가 높다. 전통적으로는 개방형 지하절임탱크를 사용하지만, 서서히 밀폐형 탱크발효가 대중화되고 있다. 숙성발효는 주로 자연 상태에서 이루어지며, 일부는 플라스틱 드럼통에 담아 노지, 지하, 토굴 등에서 2~3개월 발효시켜 상품으로 낸다.

숙성 중 미생물의 양상은 숙성 25일쯤에서 총 균수가 가장 많이 검출되고, 이후 감소하는 경향을 보인다. 최종 제품의 pH는 5.6~6.2에 있고, 발효 진행에 따라 수용성 질소화합물과 유리 아미노산의 함량이 크게 증가한다. 감칠맛 성분은 핵산 관련 물질과 유리아미노산의 조합에 의하여 발현된다.

새우젓

새우젓을 담그는 시기에 따라 서로 다른 이름이 있다. 새우젓 중 가장 많이 유통되는 오젓과 육젓의 주원료는 주로 젓새우과의 젓새우(Sergestidae *Acetes japonicus*) 및 중국 젓새우(Sergestidae *Acetes chinensis*)가 이용되고, 춘젓, 자젓, 후젓의 원료는 돗대기 새우(*Leptochela gracilis*)라는 작은 새우류가 원료로 쓴다. 새우젓이 종류에 따른 원료의 품종이 뚜렷이 구분되어 있지는 않으나 어느 정도 구분이 가능하다.

새우젓의 종류별 명칭과 사용하는 원료의 품종은 〈표 4-17〉과 같다.

표 4-17 새우젓의 종류별 명칭 및 원료의 품종

종류	어기(음력)	원료의 품종	주 서식지
동백하젓	1~2월	*Actes japonicus*	남해서부
		Actes chinensis	황해연안
봄젓(춘젓)	3~4월	*Leptochela gracilis*	상동
오젓	5월	*Actes japonicus*	상동
		Actes chinensis	상동
육젓	6월	상동	상동
자젓	7~8월	*Leptochela gracilis*	상동
추젓	9~10월	상동	상동
잡젓	연중	혼합 품종	상동

새우젓은 종류별로 원료의 품종과 어획하는 시기가 다르고, 지역도 같지 않다. 물론 생산하는 시기와 품종에 따라서 맛과 풍미도 다르다.

새우 내장에는 강력한 소화효소가 있어 육질을 쉽게 분해하기 때문에 어획한 새우는 빠르게 처리해야 한다. 특히 외기온도가 높을 때는 더욱 주의가 필요하다. 이런 제약요인 때문에 새우젓의 염장 공정은 대부분 선상에서 이루어진다. 단, 연안과 가까운 어장의 경우 양육지에서 육상 가공하기도 한다.

새우젓은 새우의 어획 시기에 따라서 명칭과 품질 특성이 다르다. 이들을 구분하여 설명하면 〈표 4-18〉과 같다.

새우젓 제조 시기에 따라서 염장 시 첨가하는 소금의 양도 달라진다. 날씨가 더운 5~6월에 가장 높고, 1~2월이 가장 낮다.

표 4-18 원료 새우의 어획 시기에 따른 새우젓의 명칭 및 품질특성

어획 시기 (음력)	명칭	품질 특성
1~2월	동백하젓	희고 깨끗하며 주로 겨울철에 생산된다.
3~4월	봄젓	어체가 연약하고 크기가 고르지 못하며 약간 붉은빛을 띤다.
5월	오젓	어체가 약간 고르지 못하고 붉은빛을 띤다.
6월	육젓	어체가 비대하고 흰색 바탕에 붉은색이 섞여 있다.
7~8월	자젓	어체가 작고 색깔이 희다.
9~10월	추젓	어체가 작고 색깔이 희다.

새우젓의 제조 방법은 간단히 보면 〈그림 4-32〉와 같다.

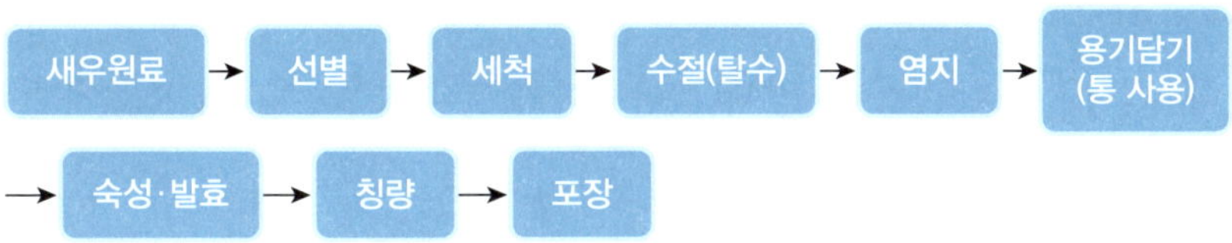

그림 4-32 새우젓의 일반적인 제조 공정

염지는 생새우와 정제염을 지정된 비율로 고루 혼합하는 살염법을 채택하고 신선도에 따라 가염량을 조절한다. 염지한 새우는 13~20℃ 지하 저장고, 저온 숙성실 혹은 토굴 등에서 4~5개월 숙성 발효시킨다.

숙성 초기에는 *Achromobacter aquamarinus*, *Pseudomonas halestorage* 등 해양 유래 저온 세균들이나 발효 중 점점 사라지고 Pediococcus, Halobacterium 등 호염성 미생물과 Saccharomyces 등 효모도 관여한다. 전체적으로 발효 초기에 총 균 수가 증가하나, 3~4월 후는 그 수가 감소한다. 발효과정에서 유리아미노산의 생성량이 증가하고 시원한 단맛

이나 감칠맛을 내는 유리 아미노산인 proline(18.5%), arginine(14.6%), alanine(10.8%), glycine(8.7%), lysine(8.1%), glutamic acid(7.7%) 등이 함유되어 있다.

새우젓은 김치조미용으로 가장 많이 사용하고 여러 양념을 혼합하여 일반 반찬으로도 먹는다. 전남지역에서는 토속식품으로 민물새우(토하)를 이용하여 독특한 토화젓을 만들기도 한다.

● 오징어젓

오징어는 우리나라 전 해역, 일본 각지, 동중국해 등에 널리 분포되어 있고, 서식 수온이 4~27℃으로 광온성이다. 크기는 30 cm가 넘게 성장한다. 낮에는 100~200 m 깊이에 머물다가 밤이면 20~50 m 표층에 올라온다. 태어난 지 11개월이 지나면 20 cm 정도로 성장하여 알을 낳기 시작한다. 어미 한 마리가 30만~50만 개의 알을 산란한다. 부화한 유생은 약 15일이 지나면 변태하여 어린 오징어가 된다.

어린 오징어는 곤쟁이류, 부류성 갑각류, 소형어류, 멸치 등을 먹는다. 얼마 전까지 우리 해양에서 대단히 많이 어획되는 어종이었으나, 근래 급격히 감소하여 원료난을 겪고 있다.

오징어젓의 제조 공정을 간단히 기술하면 〈그림 4-33〉과 같다.

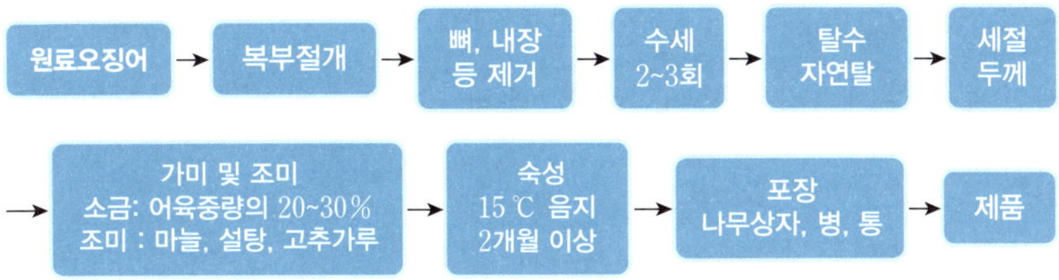

그림 4-33 오징어젓의 일반 제조 공정

오징어젓은 먹물을 넣는 경우와 먹물을 넣지 않고 담그는 방법이 있다. 먹물을 넣는 경우는 먹 즙을 미리 문질러 짜서 혼입한다. 약 3주간 숙성한다.

숙성 중 총 균수는 1.68×10^7 정도이며, Micrococcus, Brevibacterium, Leuconostoc, Pseudomonas, Flavobacterium 속이 검출되고 효모도 확인된다.

오징어젓의 정미성분 중 아미노산 함량은 처리 전 오징어에 비하여 lysine, glutamic acid, alanine, valine, methionine 등이 증가하고, glycine은 감소한다. 발효로 lysine은 9배, methionine은 19배 증가하여 영양학적으로도 의미가 있다.

- **명란젓**

명란젓은 명태알을 소금에 절여 숙성시킨 것이다. 근래에는 국내에서 어획되는 명태가 없기 때문에 주로 북양에서 잡히는 명태에서 채란하여 명란젓을 담근다. 생선 상태의 명태는 냉동하여 판매되거나 건조하여 북어 형태로 유통되는 것이 많다. 보통 명태는 3년 이상 성장해야 산란할 수 있으며, 알은 1.2~1.7 mm로 비교적 알이 큰 편이다. 명란은 얇은 난막에 쌓인 체 1쌍씩 들어있는데, 개체나 성숙도에 따라 그 크기는 다르다.

명란젓 제조 공정은 〈그림 4-34〉와 같다.

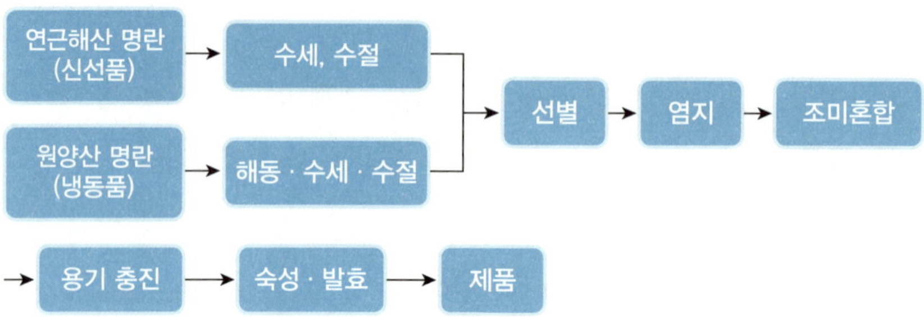

그림 4-34 명란젓의 일반 제조 공정

명태에서 얻을 수 있는 알은 10~16% 정도이며, 채란할 때 막이 터지지 않도록 조심해야 한다. 채란한 것은 3% 식염수에 세척하여 혈액 등 불순물을 제거하고 용기에 넣어 물을 뺀다. 염지는 보통 살염지법으로 15~20% 소금을 뿌려가면서 용기에 겹겹이 쌓아놓는데, 10℃, 15~20% 가염 조건에서는 7~8일이 소요된다. 이렇게 염지한 명란에 고춧가루, 마늘, 생강, 글라이신, 에틸알코올(0.3%)을 섞어 조미한다.

조미가 끝난 것은 차곡차곡 쌓아서 밀봉하고 15~20℃에서 2~3주 동안 숙성한다.

명란젓에는 glutamic acid, leucine, aspartic acid, lysine, valine 등이 유리아미노산이 들어있어 맛을 낸다.

최종 제품의 염 농도가 7~10% 정도로 다른 젓갈보다 염 농도가 낮아 저장성이 좋지 않다. 일반적으로 목재용기에 100 g~3 kg씩 포장하여 상품화한다. 생산량이 매년 감소하고 있다.

• 식해(食醢)

식해는 생선과 곡류가 혼합되어 젖산 발효한 제품으로 여러 향신조미료를 넣어 독특한 맛과 향이 있다. 우리나라에서 생산되는 식해류는 어류와 연채류, 어란 및 아가미를 원료로 만들어지며, 〈표 4-19〉에 정리하였다.

표 4-19 국내에서 생산되는 식해의 종류

원료	종류
어류	가자미식해, 갈치식해, 광어식해, 노가리식해, 대구식해, 도다리식해, 도루묵식해, 멸치식해, 명태식해, 뱅어식해, 우럭식해, 전어식해, 전갱이식해, 조기식해, 쥐치식해, 횟대식해 등
연채류	고등식해, 낙지식해, 대합식해, 마른오징어식해, 문어식해, 오징어식해, 한지식해 등
어란 및 아가미	명태아가미식해, 명태창자식해, 명란식해 등

식해의 제조 공정은 가자미를 기준으로 〈그림 4-35〉와 같다.

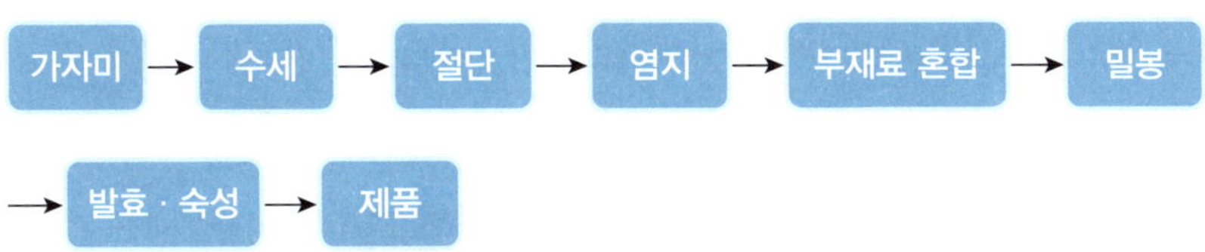

그림 4-35 가자미식해의 일반 제조 공정

가자미는 비늘, 두부, 지느러미, 내장 등을 제거하고 물로 깨끗이 씻는다. 물기를 뺀 가자미를 두께가 1 cm 정도의 판으로 뜨고 이것을 다시 3×2 cm 정도로 절단한다. 여기에 원료량의 5~10% 소금을 혼합하여 하룻밤 재우면 침출액이 나오는데, 이 침출액은 광주리를 이용하여 완전히 제거한다.

여기에 미리 준비한 찰밥 혹은 조밥, 고춧가루, 다진 마늘, 엿기름, 설탕, 무채 등을 혼합한 후 단지 등에 차곡차곡 다져 넣고 밀봉한 후 실온에서 1.5~3일 동안 숙성하면 완성된다.

부재료는 조밥(20~50%), 고춧가루(5~10%), 다진 마늘(2~3%), 엿기름(1~3%), 설탕 및 무채 적당량을 넣는 비율이다.

3. 젓갈의 품질 특성과 기능성

① 젓갈의 품질

어류를 원료로 고농도의 염을 첨가하여 발효한 젓갈류는 고염으로 인하여 기능성에 관한 연구 논문이 많지 않은 실정이다.

전통식품으로 알려진 식해에서 항균성, 항산화성, 혈압강하 효과와 α-glucosidase 억제효과를 확인하였으며(Kim S. M, 2015) 저 식염오징어젓갈에서 항산화지표인 DPPH로 라디칼 소거 효과를 확인하였다(이경국, 2012). 오징어 식해에서는 α-glucosidase, elastase 등이 강하게 나타났다(조원일, 김상무. 2012).

젓갈류의 품질은 여러 가지 요인에 의해서 결정될 수 있으나, 크게 관능측면에서 향미, 기호 특성과 감칠맛 및 냄새 관여 성분과 색택, 영양성분 등 이화학적 특성, 관여 미생물의 특성, 생리적 작용 특성 등이 관계된다.

젓갈류의 품질특성은 다른 식품들처럼 원료의 상태, 초기 선도 등과 함께 사용량이 많은 소금, 숙성발효 온도와 기간 등에 직접 관계된다. 적절한 숙성, 발효과정을 거친 제품은 비린내가 거의 나지 않으며, 발효식품 고유의 구수한 향미를 갖고 영양성분도 필수아미노산 함량이 높아진다. 그러나 이상 발효되었거나 부패한 제품은 비린내, 유황취와 디메틸아민취(DMA취) 등 역겨운 악취를 내며, 암모니아 등 휘발성 염기질소의 함량이 높아 기호성을 떨어뜨린다.

젓갈류의 발효에서 품질에 미치는 요인 중 가장 중요한 것은 염도와 발효, 숙성 온도 및 기간이라 할 수 있으며, 이 조건들은 품질에 큰 영향을 미친다(김영명, 2014).

또한 젓갈류는 공기와 접촉하여 쉽게 산화되는 특성이 있다. 원료의 질소 성분은 숙성발효과정에서 불쾌한 향미를 갖는 과산화지질 등으로 변화되기 쉬우며, 지질분해 효소의 영향을 받아 다양한 향미 특성을 나타내는 휘발성, 비휘발성 지방산으로 분해된다.

소량이지만 원료에 함유된 글리코겐이나 유리당은 숙성발효과정에서 유기산이나 알코올로 변환될 수 있으며, 세포 내에 있는 핵산(ATP)은 분해되어 ADP, AMP, IMP, Hx, HxR 등 다양한 향미 특성을 갖는 분해산물이 된다. 젓갈은 적절한 염도 조건에서는 일반 미생물의 생육, 증식이 저해되지만 상당한 수준의 미생물을 함유한다.

이외에도 젓갈은 공기나 빛과 접촉함으로써 산화, 갈변반응을 쉽게 일으켜 색이 변하기 쉬우며 액젓의 경우 육 분해성분인 인산과 마그네슘 및 단백질과 상호작용에 의해 형성되는 모래와 비슷한 스트루바이트(Struvite)와 유사한 구조의 불용성 염류를 생성하기도 한다.

주요 젓갈과 양념젓갈 및 액젓(fish sauce)의 성분을 포함한 이화학적 품질특성에 각 표에 제시하였다(하상도, 2005).

재래식 멸치젓갈의 아미노산 함량을 비교해 보면 〈표 4-20〉과 같다.

표 4-20 재래식 멸치젓갈의 아미노산 함량 비교표 (단위 : mg %)

구분	A사	B사	C사	D사	E사	F사	G사	H사
Asp	277.4	514.9	605.3	117.5	740.1	340.2	678.7	132.2
Thr	151.3	418.3	336.9	112.6	586.6	84.6	494.6	213.9
Glu	1797.7	2609.5	1891.3	2161.2	3053.2	2096.6	2495.5	1941.5
Gly	263.3	503.4	382.7	336.1	594.6	295.6	368.2	298.6
Ala	1142.0	1687.1	1266.1	1654.3	1731.0	1331.3	1402.5	1095.2
Cys	134.8	72.0	62.8	272.6	87.1	270.9	17.7	105.8
Val	403.7	749.6	608.8	539.0	755.3	601.6	747.7	491.6
Met	124.0	253.5	257.8	209.1	375.7	217.5	301.6	208.4
Ile	326.0	671.6	612.5	489.3	747.1	557.7	515.4	435.1
Leu	543.4	1125.5	1140.5	823.4	1167.8	1011.1	727.8	787.8
Phe	145.0	387.6	290.8	233.9	403.2	278.9	408.5	220.7
Lys	327.0	597.9	470.0	463.5	691.9	499.0	586.3	420.6
His	33.6	112.7	98.6	47.4	123.5	13.6	67.8	54.1
Pro	53.8	70.9	73.1	7.9	112.5	17.8	102.7	tr
총함량	5866.3	10259.5	8560.3	7588.5	12123.8	7777.0	9987.3	6499.4

재래식 멸치젓갈에는 필수 아마노산이 고루 함유되어 있으며, 특히 감칠맛에 영향을 주는 글루탐산의 함량이 높은 것을 알 수 있다. 제조사 간 총 아미노산 함량은 차이가 있으나, 이는 원료와 발효 조건에 의한 것으

로 여겨진다.

젓갈의 숙성 여건에 따른 아미노산 조성을 비교해 본 결과는 〈표 4-21〉과 같은데, 동굴숙성이 재래발효 방법에 비하여 총 아미노산 함량이 높아 발효, 숙성이 잘 진행되었음을 볼 수 있다. 특히 글루탐산과 알라닌 함량이 높아 맛과 관계가 있을 것으로 생각된다.

표 4-21 숙성 조건에 따른 젓갈의 아미노산 함량 비교 (단위: mg%)

구분	동굴숙성* 멸치젓갈	재래식 멸치젓갈**	
		A사	B사
Taurine	4.72	2.90	3.44
Aspartic acid	36.56	39.86	154.10
Threonine	216.74	47.12	133.12
Serine	82.00	5.48	4.22
Asparagine	4,183.40	1,422.39	1,926.96
Glutamic acid	932.92	316.88	440.77
Proline	191.12	22.26	72.32
Glycine	247.44	98.62	179.30
Alanine	1,246.38	74.28	363.52
Valine	457.48	142.66	214.96
Cystine	33.68	5.04	13.50
Methionine	141.42	37.16	88.00
Isoleucine	274.64	116.00	116.08
Leucine	306.02	166.72	240.54
Tyrosine	48.56	30.72	51.30
Phenylalanine	255.16	103.32	130.38
Lysine	965.94	452.08	561.58
Histidine	322.42	45.08	64.20
Arginine	187.14	186.50	146.96
Total	10,133.74	3,315.07	4,905.25

* 가염량 15%, 숙성온도 13℃
** 가염량 25%, 숙성온도 상온

몇 가지 양념젓갈의 일반 성분(하상도, 2005)을 비교해 보면 〈표 4-22〉와 같다.

표 4-22 몇 가지 양념 젓갈의 일반 성분

품목	구분	수분(%)	조단백질(%)	염도(%)	pH	VBN(mg%)
명란젓갈	A사	66.40	19.40	5.49	5.05	34.07
	B사	57.56	22.36	4.03	4.85	37.74
	C사	66.30	17.28	6.63	4.85	35.75
	D사	67.58	19.68	4.68	4.05	58.78
창란젓갈	A사	73.78	10.01	6.56	5.25	32.06
	B사	73.62	11.17	7.46	5.05	51.10
	C사	65.19	8.18	5.58	5.15	27.05
	D사	62.66	8.96	6.29	4.90	24.05
오징어젓	A사	69.80	12.91	5.58	5.95	47.73
	B사	69.80	10.66	6.66	4.95	35.40
	C사	70.99	14.34	5.93	5.70	70.14
	D사	69.06	14.31	5.87	4.85	32.04

자료: 민간기업 자료

양념젓갈의 염분 함량은 일반 젓갈에 비하여 현저히 낮고(4~7%), 수분 함량은 50~70%로 비교적 높아 저온 저장하지 않으면 품질변화가 예상된다.

생산량이 가장 많은 새우젓갈의 제조 회사별로 일반 성분(하상도, 2005)을 비교해 보면 〈표 4-23〉과 같다.

표 4-23 재래식 새우젓갈의 성분 비교

구분	수분(%)	조단백질(%)	염도(%)	pH	기타(%)	VBN(mg%)
A사	60.97	9.09	21.40	7.02	5.81	58.12
B사	63.12	7.27	25.42	6.83	3.11	44.89
C사	64.65	6.44	22.73	7.29	3.62	16.37
D사	60.93	8.07	26.59	7.50	3.68	11.02
E사	60.49	7.96	23.04	7.20	4.00	26.06
F사	67.46	4.76	23.88	7.32	3.41	124.60
G사	66.36	5.07	24.26	6.88	2.02	47.43
H사	62.03	8.29	26.69	7.00	1.57	98.87

자료: 민간기업 분석자료

제조회사별로 약간의 차이는 있으나, 염도는 21~26% 범위로 고염도이며, 수분은 60~66%에 이른다. 품질 지표인 휘발성 염기질소(VBN) 함량은 한 제품에서 크게 높아 변질되었을 가능성이 높다. pH는 염기성 제품의 특징인 알칼리성을 띠고 있다.

한편, 김치 제조와 조미용으로 많이 사용하고 있는 멸치액젓의 제조회사별 일반 성분을 비교해 보면 〈표 4-24〉와 같다.

표 4-24 재래식 멸치액젓의 일반 성분 비교

구분	수분(%)	총 질소(%)	염도(%)	pH	산도(mL)	NH_2-N(mg%)
A사	70.1	0.96	23.2	5.34	11.58	371.4
B사	66.6	1.73	22.2	5.65	22.85	638.1
C사	68.3	1.40	22.2	5.68	17.01	470.2
D사	70.7	1.23	21.5	5.80	16.06	421.8
E사	65.5	1.95	22.6	5.64	24.58	662.2
F사	71.0	1.26	20.8	6.23	12.03	460.6
G사	68.7	1.58	21.0	5.67	20.52	680.3
H사	70.0	1.04	23.0	5.66	15.24	430.2
I사	67.6	1.71	21.1	5.51	22.71	618.3

자료: 민간기업 분석자료

염도는 다른 젓갈과 비슷하게 20~23% 수준이며 수분함량도 60~70%로 큰 차이가 없다. 맛과 관련되는 아미노산성 질소 함량은 300~600 mg%로 제조회사마다 차이가 있으며, 이는 발효 조건과 발효 기간에 관계가 있을 것이다.

한편, 조미원으로 경쟁 관계가 있는 콩 간장과 액젓의 성분을 비교해 보면 〈표 4-25〉와 같다(김영명, 2014).

표 4-25 액젓과 콩 간장의 성분 비교(%)

성분	액젓*		콩 간장
	범위	평균	
pH	5.3~6.7	6.0	4.7~4.9
염분	22.5~29.9	26.2	16.0~18.0
총 아미노산	2.9~7.7	5.3	5.5~7.8
글루탐산	0.3~1.32	0.85	0.9~1.3
총 유기산	0.21~2.33	1.27	1.4~2.1
아세트산	0 ~2.00	0.87	0.1~0.3
젓산	0.06~0.48	0.27	1.2~1.6
호박산	0.02~0.18	0.10	0.04~0.05
환원당	Trace	Trace	1.0~3.0
에탄올	Trace	Trace	Trace

* n =12

액젓과 콩 간장의 두드러진 차이는 pH로, 알칼리성 발효를 하는 젓갈은 평균 6.0인데 비하여 콩 간장은 4.7~4.9로 산성을 띠고 있다. 염도는 젓갈이 콩 간장보다 높은 경향이 있고, 성분에서는 큰 차이가 보이지 않는다.

② 젓갈류 품질 규격 기준

젓갈류의 품질 규격, 기준은 주로 관능적 기준과 이화학적 품질기준으로 구분되나, 세분화되지 못한 실정이다. 이어서 젓갈의 전통식품 품질 규격, 기준과 KS 표준규격기준을 각각 제시하고자 한다.

〈표 4-26〉에서 보는 것과 같이 젓갈류의 전통식품인증은 33, 제품 47종에 이른다. 상당량의 젓갈이 전통식품으로 인증받고 있다.

표 4-26 품질인증 대상 수산전통식품 분류와 제품의 종류

분류	제품의 종류
젓갈(24)	오징어, 명란, 창란, 조개, 꼴뚜기, 까나리, 어리굴, 소라, 곤쟁이, 멸치, 대구아가미, 명태아가미, 토하, 자리, 새우, 오분자기, 밴댕이, 자하, 가리비, 청어알, 우렁쉥이(멍게), 갈치속, 한치, 전복
액젓(4)	멸치, 까나리, 청매실멸치, 새우
식해(2)	가자미, 명태
죽류(6)	북어, 대구, 전복, 홍합, 대합, 굴
게장류(3)	꽃게, 민꽃게, 참게
건제품(2)	굴비, 마른가닥미역
기타(6)	조미김, 고추장 굴비, 재첩국, 양념 장어, 부각류(해조류), 어간장

〈표 4-27〉는 수산전통식품의 품질 인증기준을 나타내는데, 전통식품으로 인증을 받기 위해서는 품목에 따라 관능적인 요인과 이화학적 기준을 만족시켜야 한다.

표 4-27 수산전통식품 품목별 품질기준

구분	원료	관능적 품질	이화학적 품질
양념젓갈	국산	• 색택, 향미, 협잡물 • 중등 이상의 품위	타르색소 불검출
액젓	국산	• 색택, 향미, 협잡물 • 중등 이상의 품위	• 수분: 70.0 이하 • 염분: 23.0 이하 • 전질소: 1.0% 이상
식해	국산	• 색택, 향미, 협잡물, 조직감, 외관 • 중등 이상의 품위	–
게장	국산	• 원료게, 침장원 상태 • 색택, 향미, 조직감 • 중등 이상의 품위	• 대장균군: 10^2 cfu/mL 이하 • 대장균: 음성

*기타 위생 요구사항: 식품위생법에 따름(식해, 게장)

한편, 젓갈류도 KS 표준 규격을 제시하여 품질 규격화를 꾀하고 있다. 〈표 4-28〉에서 보는 바와 같이 총질소 함량과 일부 제품에서 아미노산 함량을 규정하고 있다.

표 4-28 젓갈류 식품의 KS 표준규격

품질 규격	멸치 액젓	멸치 조미 액젓	명란젓	창란젓	오징어 젓	대구 아가미 젓	조개젓	어리 굴젓
성 상	• 색택, 풍미, 청징 • 이미, 이취 배제		• 색택, 풍미, 양념 배합 상태 양호 • 이미, 이취, 이물, 이종품 혼입 배제					
수분(%)	68.0 이하	70.0	63.0	72.0	70.0	75.0	73.0	70.0
염도(%)	25.0 이하	25.0	8.0	8.0	8.0	8.0	8.0	7.0
총질소(%)	1.2 이상	0.5	2.80	1.30	1.70	1.40	1.30	1.20
아미노질소 (%)	0.6 이상	0.3	–	–	–	–	–	–

4. 향후 발전 방향

젓갈류 시장은 3천억 원 내외로 다른 발효식품에 비하여 그 경제 규모는 작은 편이나, 우리 전통발효식품에서는 빼놓을 수 없는 위치를 차지하고 있다. 그리고 육류를 사용한 유일한 발효식품으로서 영양적 가치가 높고, 조미료로서 중요한 역할을 한다. 특히 채소류 중심 식단에서 육류 발효식품을 첨가하여 필수아미노산을 공급하는 기능은 간과할 수 없는 중요역할이며 식물성 단백질 분해물과는 차이가 나는 감칠맛을 주어 한국전통 식단의 차별화에 기여하고 있다.

앞으로 전통 젓갈류 산업을 더욱 육성, 발전시키기 위해서는 다음과 같은 조치와 지원이 필요할 것으로 여겨진다.

① 연구개발 여건의 개선

젓갈류는 장기간 발효해야 하는 특성상 연구가 지속적으로 이루어져야 하는데, 여러 제약 요건으로 이 분야 연구가 활발히 진행되지 못하고 있다. 이에 대한 배려가 필요하며 이 분야 연구를 통하여 공정을 개선하고, 품질특성 등을 과학적으로 구명해야 한다.

② 미생물 및 효소 연구 활성화

젓갈 발효에 관여하는 미생물을 체계적으로 연구하고 이들의 기능을 밝힘과 동시에 고염에서 증식, 활동하는 이들의 특성을 활용하여 용도를 개발하는 연구가 필요하다. 관여하는 효소의 특성을 체계적으로 연구하여 기능을 밝히고 발효를 관리하는 방법을 밝혀야 한다. 특성이 다른 내염성 효소의 활용도 확대로 검토되어야 한다.

③ 위생 안전 관리

현재 젓갈 생산 공정에서 위생적으로 문제가 될 수 있는 분야를 집중적으로 연구, 검토하고, 이 문제점들을 개선할 방법을 제시해야 한다. 젓갈용 원료의 처리, 발효과정에서 일어날 수 있는 안전상의 문제, 유통 중 어려움 등을 해결하여 안전성이 보장된 제품생산과 유통이 이루어지도록 지원해야 한다. 특히 개방식 발효탱크를 밀폐식으로 대체하여 발효 중 오염을 막아야 한다. 젓갈의 안정성은 소비자의 최대 관심사이다.

④ 저염화 연구 추진

젓갈의 특성상 안전성 보장을 위하여 고염이 불가피하지만, 소비자는 고염식을 피하는 추세이므로 최대한 염 사용량을 낮추면서 안정성을 확보하는 방안이 연구되어야 한다. 젓갈의 저염화는 젓갈의 사업 확대와 밀접한 관계가 있으므로 여러 기술적 수단을 동원하여 새로운 방법을 찾아야 한다. 특히 발효 온도를 관리하여 저염 발효가 가능하도록 유도해야 한다.

⑤ 정책 부서의 통합관리 체제 구축

원료의 생산과 가공은 연결되어 있고, 젓갈도 결국 원활한 원료공급이 전제되지 않으면 발전하기가 어렵다. 따라서 전체 수산 가공과 젓갈 산업을 종합 지원할 수 있는 행정체계의 구축이 필요하다. 또한 전통식품으로서 젓갈의 위상을 재점검하기 위하여 정책지원, 국가표준화, 품질인증 등을 전담할 관리부서를 제안한다.

05

식초

식초는 우리나라 4대 전통발효식품 중 하나이며 오랫동안 조미료로 이용되었고, 치료용으로 사용된 역사 기록도 있다. 상쾌한 신맛을 갖고 있어 많은 식품에 조미용도로 사용하여 식감을 좋게 하거나 식욕을 돋우는 역할을 하고 있다. 주로 전통적으로 막걸리 등 알코올음료를 자연발효하여 생산해 왔으며, 법적으로는 합성초산을 희석한 것도 허용하고 있다.

발효식초는 곡류나 과실을 원료로 알코올발효 후 여기에 초산균을 접종하고 초산발효를 유도하여 식초 제품을 얻는다. 식초는 법적(식품공전)으로 "식초라 함은 곡류, 과실류, 주류 등을 주원료로 하여 발효시켜 제조하거나, 이에 곡물 당화액, 과실 착즙액 등을 혼합·숙성하여 만든 발효식초와 빙초산 또는 초산을 먹는 물로 희석하여 만든 희석초산을 말한다"라고 정의하고 있다. 이 정의에 의하여 국내에서 판매되고 있는 식초는 발효식초, 희석초산, 기타식초가 있다.

1. 식초의 역사

서양에서는 기원전 3,000년경부터 식초가 이용되었다고 추정한다. 곡류보다는 포도나 사과의 즙 등에서 먼저 알코올 발효가 일어났고, 더 놓아두면 공기 중 초산균이 관여하여 식초가 만들어졌다. 과실식초는 바빌로니아에서 대추야자를 발효시켜 만든 것이 처음이며, 조미료와 식품저장, 치료약 등으로 사용하였다. 발사믹 식초는 17세기 로마인들에 의해서 생산된 것으로, 특히 몬테나 지역의 식초는 현재까지 명품으로 인정받고 있다(서권일, 원영선, 2021).

동양에서는 3천 년 전경부터 식초를 이용하였고, 과일을 처음 이용한 서양과는 달리 곡류를 기질로 알코올 발효한 것을 사용하였다. 중국인들은 3,000년 전 쌀 식초를 제조하였고, 대표적인 농서인 『제민요술』에도 붉은색, 갈색, 검은색 등 다양한 식초에 대한 기록이 있다(윤서석, 1993).

우리나라에서 식초의 기원은 정확히 알 수 없으나, 『지봉유설』에 초를 다른 말로 쓴 술이라 한 것을 보면 식초의 기원이 술과 함께였다고 추측된다. 『고려도경』에는 앵두가 초맛 같다고 했으며, 『해동역사』에도 조리에 식초가 쓰인 기록이 있다. 『향약구급방』을 보면 부스럼이나 중풍 치료에 식초를 사용한 기록이 있다. 조선시대에는 『고사촬요』에 보리를 재료로 발효한 식초 기록이 있고, 『동의보감』에도 초는 성질이 온하여 맛이 시고 독이 없어 옹종(擁腫)을 없애고 혈운(血暈)을 부수며 모든 실혈(失血)의 과다나 심통(心通)과 인통(咽通)을 다스린다고 하였다. 어육과 채소 독을 소멸시킨다고 하며 초의 약성을 기술하고 있다. 그 외 『규곤시의방』, 『산림경제』, 『동국시세기』, 『증보산림경제』, 『색경』, 『규합총서』에도 식초가 소개되고 제조 방법이 설명되었으며, 그 종류도 다양하다(진중현, 2014).

일본은 5세기경 중국으로부터 건너온 것으로 기록되어 있으며, 평안시대(794~1192년) 귀족들이 생선이나 건어물을 식초나 소금에 찍어 먹는 것을 즐겼고, 카마쿠라시대(1185~1333년)부터 무로마치시대(1336년~1573년)까지 식초는 조미료로서 대표적인 자리를 차지하였다. 에도시대(1614년~1615년)에도 식초가 널리 사용되었으며, 이후 스시와 함께 먹게 되었다(진중현, 2014).

식용과 함께 약용으로도 다양하게 사용한 역사가 있으며, 이를 구분해 보면 〈표 4-29〉와 같다.

표 4-29 의료용으로 사용한 식초의 예

구분	사용 원료	적용 질병
고대 아시리아	식초	귀 감염
고대 페르시아	Citrus 과일, 라임, 식초	체내지방 감소
그리스, 로마	식초	소화촉진, 괴혈병
스파르타	식초	체력보충
중세시대	허브(라벤더, 로즈마리)식초	배탈, 두통
가레노스	벌꿀, 식초	기침
영국	식초	구강청결
히포크라테스	식초, 벌꿀, 후추	거담작용, 여성질환
이집트	식초	미용, 식용부진 등

자료: Cal Orey, The healing powers of vinegar, 2006

식초는 역사적으로 여러 질병 관리에 사용된 것은 물론이고 현대에서도 초산의 살균효과를 이용하여 살균 혹은 저장기간 연장에 사용한다.

세계적으로 식초 수출량이 가장 많은 나라는 이탈리아이다. 몬테나 레지오 에밀리아 지역에서 트레비아노 포도 품종으로 만들어 3~12년 이상 숙성한 식초로 400년 전통을 갖고 있다. 발사믹 식초는 세계 시장의 34%(2005)를 차지하고 있으며, 일본 가고시마의 100% 현미식초도 전통 식초로 200년의 역사를 갖고 있다. 특히 지금도 옹기에서 당화, 알코올 발효, 초산 발효를 같이한다. 흑초라고도 한다(안종성, 2018).

근래 한국에서는 식초가 기존의 조미 개념을 벗어나 물이나 탄산음료 등으로 희석해서 먹는 음용 식초로서 용도가 확대되고 있으며, 일부 회사에서 나오는 제품은 음료 베이스로 활용되고 있다(농수산물유통공사, aT, 2022). 이와 같은 소비 변화는 식초에 건강 기능성이 부각되면서 나타난 현상이다.

처음 식초는 희석식초에서 시작하여 식생활 변화에 따라 과실발효식초로 변화되는 과정을 거쳤다(농수산물유통공사, aT, 2018).

식초 시장의 변천은 〈그림 4-36〉과 같이 크게 도입기, 성장기, 성숙기, 심화기로 구분할 수 있다(이충환, 2015).

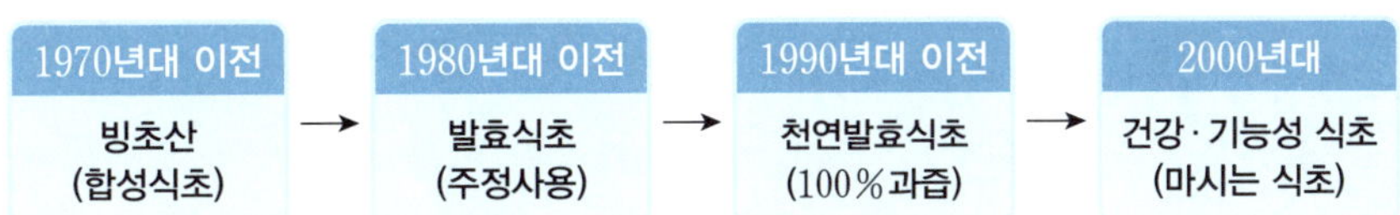
1970년대 이전
빙초산
(합성식초)
1980년대 이전
발효식초
(주정사용)
1990년대 이전
천연발효식초
(100%과즙)
2000년대
건강·기능성 식초
(마시는 식초)

그림 4-36 국내 식초의 소비 흐름 변화

① 도입기

초기(1950~1970) 식초는 합성식초, 즉 빙초산을 희석하여 만든 제품이 시장을 석권하였고, 이 식초의 강하고 단순한 맛에 소비자의 입맛이 적응되었다. 1970년대에 들어서면서 식생활의 향상 및 고급화 경향에 따라 일부 업체에서 과실식초와 함께 양조식초를 생산, 판매를 시작함으로써 양조식초가 범위를 넓혀가기 시작하였다. 대규모 생산, 공급을 위해서는 합성식초의 수요가 많았으나, 일반가정을 중심으로 발효식초의 수요가 늘었고, 절임 업체는 합성식초를 사용하는 양분화 현상이 진행되었다.

② 성장기

주정을 희석하여 발효시킨 양조식초가 식초 시장의 주류를 형성하게 되었고, 1990년대에는 감식초를 시작으로 100% 과실을 원료로 한 발효식초가 소비자의 선택을 받기 시작하였다. 합성식초에 비해 산도는 낮으나 발효식초의 차별화된 향미와 영양, 기능성을 앞세워 소비자의 눈길을 끌었다. 이때 발효식초의 단점인 저산도의 장벽을 넘어 5~7%의 산도에서 12~13%까지 올렸고, 그 이후 18~19%에 이르는 3배 식초를 출시하는 등 식초 시장에 기술 경쟁이 일어났다. 이후 기능성을 앞세운 새로운 식초 제품들이 선보였다(서일권, 원영선, 2021).

③ 성숙기

천연발효식초의 수요가 늘어나면서 다양한 기능성을 앞세운 제품들이 다양하게 시장에 나타났다. 원료의 특색과 원산지, 건강 트랜드를 앞세워 제품화하는 경향이 뚜렷해졌고, 음료 시장으로 크게 확대되는 변화를 겪고 있다. 식초가 음료화되면서 희석방법으로 산도를 낮춰 바로 음용이 가능한 제품들이 등장하였고 소비자의 호응도가 높아졌다.

④ 심화기

건강식품 시장에서 헛개, 홍삼, 에너지드링크, 비타민 음료 등이 출시되면서 과실식초 시장이 위축되는 경향을 보였으나, 식초 시장도 변화를 꾀하여 프리미엄 식초 제품으로 경쟁하게 되었다. 특히 현미발효식초, 사탕수수당, 생과일을 넣어 만든 과실발효식초, 완전한 천연 지향적 제품, 생채소를 이용한 차별화된 식초가 시장에 출현하고 있다. 가히 프리미엄 식초 시대라 할 수 있다(농수산물유통공사, 2018). 현재 식초는 다양한 형태로 진화하고 있다.

큰 변화는 조미의 차원을 넘어 각종 기호성 음료로서 소비층을 넓히고 있으며, 제조업체들이 모여 '웰빙' 식초라는 행사를 하는가 하면 외국 제품과 비교, 전시회를 통한 판매 전략을 구상하고 있다. 특히 식초와 함께 각종 과실을 첨가한 제품과 식초를 바탕으로 한 미용 제품 등은 새로운 시도이며, 판매 확대를 위한 좋은 구상이라 여겨진다(이충환, 2015).

2. 식초의 종류와 제조 방법

① 식초의 종류

전통 식초는 사용 원료의 종류에 따라 곡물식초와 과실식초로 나눌 수 있으며, 약초를 부재료로 사용한 식초도 있다. 주로 당화 과정이 필요한 탄수화물을 원료로 한 현미, 백미, 수수, 보리, 밀, 기장 등을 사용할 수 있으며, 당화 과정이 필요하지 않은 각종 과실류를 원료로 사용할 수 있다(표 4-30).

표 4-30 전통 식초의 종류와 제조 방법

원료	종류	제조 방법
현미	현미식초	현미를 고두밥으로 지어 식힌 후 누룩과 섞어서 항아리에 넣고 물을 붓는다. 알코올 발효 후 1개월 이상 발효한다.
찹쌀	나미초방	찹쌀 1말을 쪄서 밀 누룩과 섞고 물 한 말과 함께 항아리에 넣고 3주간 발효한다.
	사절초	올기장 쌀을 볶아서 두 말의 물과 누룩가루를 섞어 항아리에 담고 일주일 후에 좁쌀 5되를 첨가하여 2주간 방치한다.
보리	대맥초방	밀누룩 1, 물 2, 보리 1의 비율로 섞어 항아리에 담고 일주일 후에 좁쌀 5되를 첨가하여 2주간 방치한다.
	보리초	보리쌀 한 말을 물에 담가 밥을 지어 누렇게 되면 두 매의 물을 넣고 3주가량 발효한다.
좁쌀	대초 (대초방)	맥완 2말, 물 2말, 좁쌀밥 3말의 비율로 항아리에 넣고 1주일 후와 3주 후에 물을 추가한다.
쌀	만년초	여름철 맛이 변한 술에 동일 분량의 쌀과 누룩, 물을 섞어서 항아리에 넣고, 한 달 후 섭취한다.
	만년초방	맛이 변한 쌀과 초, 물을 동일 분량 섞어서 항아리에 담고 9사발의 물을 첨가한다.
	무국초방	쌀 3말을 3일간 물에 담근 후 쪄서 항아리에 담고 9사발의 물을 첨가한다.
밀	밀쌀초	밀 넉 되를 찐 후 닥나무 잎으로 엎어서 곰팡이가 피면 물로 씻어 한 말의 쌀 고두밥과 함께 넣어 입구를 봉한다.
		묵은쌀 한 말로 고두밥을 지어 항아리에 넣고 누룩을 약한 불에 말려 식힌 후 물과 함께 항아리에 넣는다. 49일 동안 숙성한 후 솥에서 끓여 초를 회수한다.

	밀초	밀 한 말을 무르게 쪄서 떡같이 만든 후 물 일곱 사발과 누룩 한 되를 합하여 담근다.
		밀 세 말을 무르게 지어 항아리에 넣고 묽은 술 두 섬가량을 붓는다.
		밀 한 말을 푹 삶아서 식히고 익힌 보리 10사발에 누룩 5사발을 넣어 항아리에 넣고 끓인 물을 붓는다. 잘 저어 입구를 봉하고 14일 후부터 음용한다.
술지게미	술지게미초	찐 곡식과 술지게미를 섞어서 항아리에 넣고 7일간 보관한다. 식초 향기가 나면 물을 부어서 하루 정도 지난 뒤 초를 내린다.
감	감식초	연시를 항아리에 담아 6개월에서 1년간 자연 발효한다.
		감과 분쇄한 누룩을 섞어 3개월 정도 발효한 후 6개월간 숙성한다.
복숭아	도초방	잘 익은 복숭아를 항아리에 넣고 일주일 후 껍질과 씨를 제거하여 밀봉하여 2주간 발효한다.
매실	매실초	매실을 하루 동안 물에 담가 쓴 즙을 낸 후 소금 석 되를 뿌려 입구를 봉한다. 1주일 후 매실즙을 다른 항아리에 담아둔다.
		매실의 씨를 제거한 후 식초 다섯 되를 섞어 볕에 말렸다가 사용할 때 불을 쳐서 초를 만든다.
배	배식초	씨를 제거한 배를 곱게 갈아서 2주간 알코올 발효 후 물을 넣어준다. 모시천으로 입구를 덮고 4개월간 숙성한다.
사과	사과식초	사과의 씨를 제거하여 2주간 알코올 발효한 후 물을 첨가한다. 모시천으로 입구를 덮고 4개월간 숙성한다.
대추	조초방	설익은 대추 1말을 물과 함께 항아리에서 밀봉한다.
도라지	길정초방	껍질을 제거하고 햇볕에 말린 도라지를 항아리에 넣고 청주를 부어 발효한다.
꿀	밀초방	끓는 불에 꿀을 타서 병 안에 넣고 입구를 밀봉하여 발효한다.
누에	초석잠식초	누에형 초석잠을 잘게 잘라서 고두밥, 누룩과 함께 항아리에 넣어 알코올 발효를 한다. 한 달 이후 중초를 넣고 2개월 정도 초산발효하고, 1년 이상 숙성한다.
창포	창포초망	창포뿌리를 썰어 고두밥, 물과 함께 항아리에 넣어 3주간 발효한다.
연꽃	연화초방	밀가루와 연꽃을 곱게 빻아 반죽하여 누룩을 만든다. 한 달 후 현미를 쪄서 물을 붓고 7첩으로 밀봉하여 49일 동안 발효한다.

현재 생산되고 있는 식초는 알코올 식초, 곡류식초, 과실식초이다. 식초 시장을 거시적으로 보자면 1970년대 빙초산 시대에서 2000년대 기능성 식초 시대로 변화해 왔다(박은희 등, 2016).

식초 제조에는 다양한 원료가 사용되고 있으며, 제조 방법도 원료에 따라 다르다. 특히 발효할 때 여러 약효가 있다는 약초를 함께 사용한 경우가 특징적이다.

여러 과실류를 원료로 사용하여 기능의 폭을 넓게 하고 있다. 근래 유통되는 식초를 용도별로 분류해 보면 〈표 4-31〉과 같다.

표 4-31 식초의 용도별 분류 및 시장 상황

구분	원료 및 용도	제품 유형	시장점유
조미용 식초	• 음식의 간을 맞추려는 조리용 식초로서 주정을 발효하여 생산 • 빙초산을 희석하여 생산	• 양조식초, 사과식초, 합성식초 등	• 대기업 위주의 시장
건강용 식초	• 곡류 또는 과실을 원료로 발효시켜 낮은 산도의 음료용 식초	• 감, 포도, 밀감, 감자, 현미 식초 등	• 일부 기업의 참여로 새로운 시장형성 중

현재 유통되는 식초는 기업의 규모에 따라서 구분되고 있으며, 특화 상품들이 출현하고 있다. 발효 소재로 현미, 보리, 수수, 기장, 차조 등을 이용한 오곡식초는 영양학적으로 우수하며, 비타민 등 미량 영양성분이 많다. 과실을 이용한 식초는 생산되는 지역에 따라 특산품화하였으며, 먼저 과실로 알코올 발효를 한 다음 주로 자연 상태에서 초산발효가 일어나도록 한다. 감식초가 이런 방식으로 많이 생산되고, 사과나 배를 원료로 이용할 수도 있다. 발효를 촉진하기 위하여 효모나 종균을 사용하기

도 하지만, 자연 발효한 것이 발효 기간은 늘어나는 대신 품질이 더 우수하다.

일부 제조업체에서는 식초 발효 시작 전에 기존에 있던 발효된 식초는 넣어 종초로서 역할을 하게 한다. 『음식디미방』(1598~1580)에서는 식초 제조 방법과 매실초 제조 방법을 제시하고 있다. 매실초는 씨를 뺀 매실을 식초에 담가 며칠간 놓아둔 후 건져내 말린 후 가루로 만들어 놓고 필요에 따라 물에 녹이면 식초로 사용할 수 있게 하였다.

과실식초는 같은 원료를 사용하더라도 제조 방법에 따라 맛과 풍미를 다르게 할 수 있다. 이들 외에도 지역에 따라 창포, 꿀, 질경이를 이용한 식초들이 알려져 있다. 이런 경향에 따라 식초 발효한 제품들이 다양하게 개발되고 있으며, 미용에 초점을 맞춘 파인애플, 자몽, 알로에와 석류를 이용한 제품들이 선보이고 있으며 특화상품으로 영역을 넓혀가고 있다.

② 식초의 제조 방법

식초 발효의 과정은 비교적 단순하다. 전분질 원료(곡류 등)를 사용하는 경우 누룩 등을 이용하여 당화(당화효소 이용, 아미레이스)시킨 후 효모로 알코올 발효를 유도하여 알코올을 만들고 만들어진 알코올이 다시 초산균에 의하여 초산을 생산하게 한다. 과실을 사용할 때 이미 과실에 당이 존재하므로 당화 공정 없이도 바로 알코올 발효가 일어나고, 이어서 초산균이 작용하여 초산, 즉 식초가 만들어진다.

알코올로부터 초산이 만들어지는 과정을 간단히 설명하면 다음과 같다.

에틸알코올(CH_3CH_2OH) + 산소(1/2 O_2) →

알데히드(CH_3CHO) + 물(H_2O) →

수화알데히드(hydrated aldehyde) + 산소(1/2 O_2) → 초산 + H_2O

결국 에틸알코올 + 산소(O_2) → 초산 + H_2O의 과정을 거친다. 이론적으로 1 g의 에틸알코올(주정)은 1,304 g의 초산과 0.351 g의 물을 만들어낸다. 그러나 발효 중 휘발되거나 공정 중 손실량이 발생하여 수율은 이론치의 85~90% 수준이다.

초산발효는 산화 과정으로 1 kL의 초산을 얻기 위해서는 50 m^3의 공기가 필요하다. 따라서 산업적으로 대량생산을 위한 초산발효를 할 때는 많은 공기를 발효탱크 내에 불어넣어준다. 그러나 전통 식초 발효 방법은 공기를 불어 넣지 못하기 때문에 주둥이가 넓은 용기에 발효액을 넣어 표면을 넓게 함으로써 공기와의 접촉면을 넓혀 관여하는 초산균이 표면에서 증식하도록 한다. 초산균이 표면에서 증식하기 때문에 균체가 발효액 위에 피막을 형성하면서 서서히 초산 발효가 일어난다(정치식 발효). 따라서 정치식 발효는 발효 기간이 길게 걸리나 서서히 발효가 일어나 발효 진행 중 새로운 물질이 생성되어 향미가 우수한 차별화된 제품을 얻을 수 있다.

대량생산할 때는 발효 중 열이 발생하기 때문에 탱크에 냉각장치를 설치해야 한다.

식초의 개략적인 제조 공정을 보면 〈그림 4-37〉과 같다.

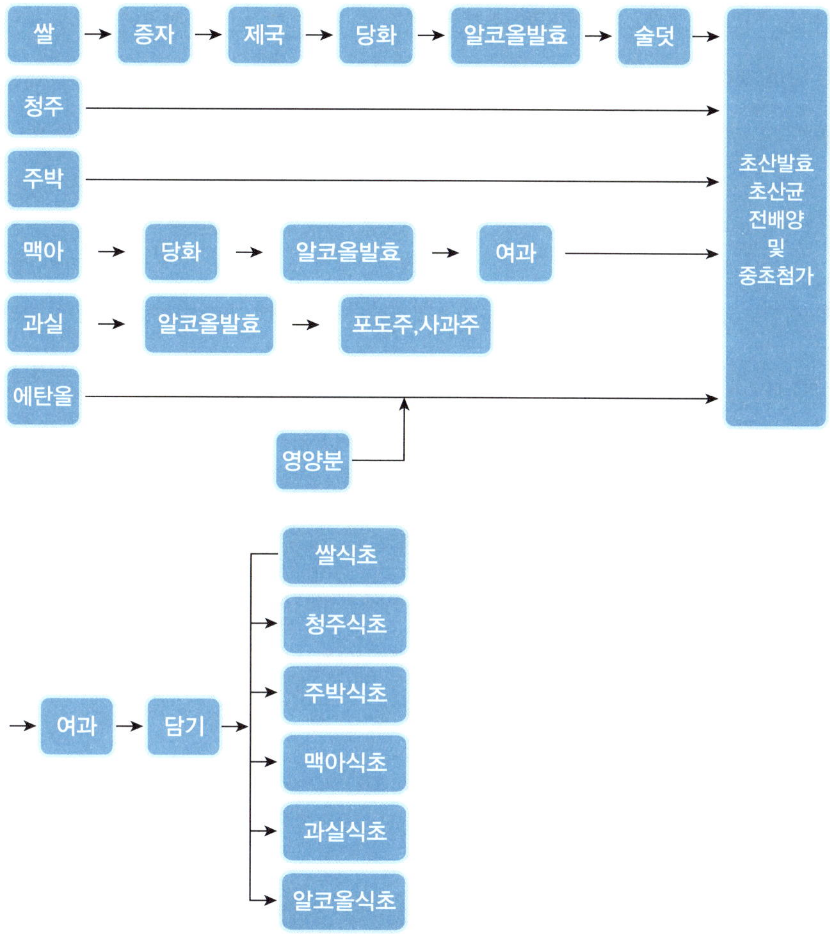

그림 4-37 여러 식초의 제조 공정(심상국 등, 2012)

식초 발효는 사용하는 원료에 따라 처리 방법이 다르다. 전분질을 이용하는 경우 제국한 고지로 당화 과정을 거치고 이어서 알코올 발효로 초산균이 이용 가능한 알코올을 만든다. 알코올이 만들어지면 초산균이 증식할 수 있는 영양소를 첨가하여 초산발효를 한다. 원료에 따라 맛과 향이 다른, 다양한 발효식초가 만들어진다.

발효액에 영양원이 있으므로 특별한 경우(에탄올만을 사용할 때)가 아니면 별도로 영양원을 넣어줄 필요는 없다.

• 초산균

에탄올을 산화하여 초산을 생성하는 관여 균을 초산균이라 통칭하는데, 이 균의 특징은 그람음성, 호기성으로 간균의 형태를 갖고 있으며 대표적으로 Acetobacter 속에 든다. 이 속의 균종은 *A. aceti*, *A. acetosum*, *A. mesoxydans*, *A. rancens*, *A. viniacetati*, *A. acetigenum* 등이며, 포도 식초에서는 *A. orleans*를, 알코올 식초에서는 *A. aceti, A. acetigeum* 등이 이용된다. 이 균들은 순수한 균의 형태로 구입하여 사용할 수도 있으나 직접 전통 식초로부터 기능이 우수한 균을 분리하여 사용하기도 한다. 많은 경우 종초를 사용한다. 식초 생산 균 중에는 발효 중 섬유질 형태의 점질 막을 형성하는 *A. oxydans, A. suboxydans*는 식초 발효에 적절하지 않은 균이다.

대량생산할 때는 균주 선택이 생산수율과 품질에 크게 영향을 미친다.

• 식초 발효와 숙성 방법(심상국, 2012)

식초 발효법으로는 정치법(표면발효법), 통기발효법(탱크 내에 공기주입), 심부배양법(전면발효법, 액내발효법) 등이 있다.

정치법(靜置法)

오래전부터 가정에서 식초를 만들 때 사용했던 방법으로 간단하게 만들 수 있으나, 온도, 습도, 공기공급 관리가 어렵고 개방되어 잡균이 오염될 가능성이 높다. 발효 기간이 길고 대량생산에 적합하지는 않으나 독특하고 차별화된 제품을 생산할 수 있다. 적용 범위가 넓고 향미가 진한 장점이 있다. 이전에 식초가 만들어진 액(종초)을 새로 발효할 액에 부어 넣어 우수 균을 접종하는 방법을 쓴다. 종초의 양은 배양액 대비 30~50%를 사용하여 확실하게 균 관리가 가능하게 한다. 가능하면 초산균 증식에 적당한 30℃ 전후를 유지하도록 한다. 우리 선조들은 식초단지를 부뚜막에 놓아 적정온도를 관리하는 슬기를 보였다.

정치발효는 발효가 액의 표면에서 일어나므로 담금양에 비하여 표면적이 넓어야 발효 속도가 빠르다. 담금용기로는 나무통, 옹기 등을 사용할 수 있다. 잔여 알코올 농도가 0.3~0.4%까지 낮아지면 주 발효를 끝내고 발효액의 반, 혹은 일부를 남겨두고 다른 저장조로 옮겨 매일 교반해주면서 2~3개월 숙성시킨다.

서양에서는 포도주 식초를 만들 때 오르레안 법(Orleans process) 또는 프랜치 법(French process)으로 발효하는데, 나무통을 이용한 정치발효법의 일종으로 방법은 다음과 같다. 우선 떡갈나무 통에 1/3의 종초를 넣고 여기에 계속하여 식초균을 부착시킨다. 위에서 일정량의 술을 뿌려 연속식으로 발효하고 통의 밑에서도 일정량의 포도주를 새로 넣어 발효시킨다. 그러다 일정량이 되면 중간에서 다시 발효액을 빼낸다.

통기발효법(通氣醱酵法)

발효에 산소가 많이 필요한 식초균에 강제로 공기를 불어넣어 발효속도를 높이는 방법이다. 독일에서 1932년에 완성된 발효 탑(Generator)을 이용한 속양법이 여기에 속한다. 이 장치는 보통 직경 430 cm, 높이 460 cm 크기의 목재, 또는 내산성 재질로 만들어진 밀폐탱크를 이용한다. 통 밑에 격자를 놓고 통 내부에 너도밤나무 대팻밥을 채운다. 대팻밥 대신 코르크스, 등나무, 옥수수대를 사용하기도 한다. 이 충전물은 사전에 잘 씻고 식초에 담가두어 식초를 흡수하도록 한다. 이 충전물에 배양된 식초균을 부착시킨다. 이렇게 준비가 되면 통 상부에서 알코올이 10~12% 함유된 원료액을 고루 살포한다. 알코올액은 초산균과 접촉하면서 초산발효가 일어나는데, 낙하한 액은 재순환시킨다. 이때 충분한 양의 공기를 공급하는 것이 중요하다. 이 과정을 거치면서 알코올 10~20%, 산도 1% 정도의 원료 액은 8~10일 발효 기간을 거치면서 산도 10%, 알코올 0.3%까지 도달되면서 식초가 만들어진다. 이런 방법으로 제조하면 초산으로 전환율은 88~90% 정도에 이른다.

심부배양법(沈部培養法)

통기발효법보다도 더 빠르게 발효 속도를 올리기 위해 고안된 방법으로 초산균과 발효액, 그리고 산소의 접촉 속도를 높여 가속한다. 초산균이 혼입된 배양액에 강제로 공기를 불어 넣어 교반하면서 발효통 전체 구역에서 발효가 일어나게 고안되었다. 이 발효통은 독일의 Frings가 고안한 아세테이터(Acetator)가 사용된다. 이 장치는 회분식(단속식)과 연속식으로 운영이 가능하고, 연속식으로는 5~8%, 회분식으로는 10~12%까지 초산 농도를 올릴 수 있다. 발효액의 초산 생산 수율을 최적화하기 위하여 희망 산도에 따른 알코올 함량을 조정해야 한다.

발효 온도는 30℃ 전후가 좋고 초산균은 38℃가 넘으면 대부분 사멸한다. 따라서 발효 중 발생하는 열을 적당히 식혀주어야 한다. 특히 많은 양의 산소가 필요하므로 송풍이 중단되지 않도록 각별한 주의가 필요하다. 발효 중 알코올 농도가 0.2% 정도 될 때까지 발효한 다음 발효액의 35%를 빼내고 다시 담금액을 보충하여 발효를 계속한다. 보통 초산 함량 12%에 도달하는 데 35시간 정도 소요되어 다른 발효법에 비하여 10배 정도 빠르다.

최근에는 우수 식초균 선발과 발효기법이 개선되어 최종 식초 농도가 18%까지 이르게 되었다.

숙성

식초 발효가 끝난 액은 독특한 초산의 자극취 때문에 기호성이 떨어지므로 보통 상당 시간 숙성 과정을 거친다. 보통 2~3개월이 소요되며, 이때 생성되었던 초산의 내용물과 반응하여 에틸아세데이트(ethyl acetate) 등 방향물질이 생성되면서 순화된다. 또한 미분해되었던 단백질이나 펙틴과 전분 등 미용해 물질이 침전되면서 맑은 액이 된다.

숙성이 완료되면 최종 품질평가를 마치고 여과, 포장하여 상품화한다.

기타 식초 음료차를 위해서는 숙성, 완료된 발효액에 제조회사별 레시피에 따라 조성을 달리한 음료형 제품을 생산한다.

● 식초의 성분

발효가 끝난 식초는 주산이 초산이나 그 외 fumaric acid, lactic acid, α-ketoglutaric acid, succinic acid, malic acid, gluconic acid 등의 유기산과 포도당 등 잔류 당, glutamic acid 등 아미노산, 그 외에 다양한 휘발성 향기 성분이 존재한다.

3. 식초의 기능

식초는 처음 조미료의 역할뿐만 아니라 오래전부터 의약용으로 사용되어 왔으며, 근래에는 과학기술을 통해 새로운 생리적 기능이 밝혀지고 있다. 이에 따라 식초가 함유된 음료가 새로운 영역으로 진출하였으며 여러 특성을 부여하기 위해 노력하고 있다. 대기업도 참여한 식초 음료 시장은 최근 기능성 음료로 변신해 가고 있다. 이에 따라 식초 단독보다는 과실 등 다른 기능성 부재료를 첨가하여 생리적 효과를 높이려는 노력이 진행되고 있으며, 건강음료의 개념을 부각하여 외국 시장을 탐색하고 있다(서일권, 원영선. 2021). 특히 식초가 제2의 콤부차로 성장할 가능성을 점치기도 한다.

실험을 통해 여러 과실 및 토마토 등 과채류를 식초 발효에 이용하는 경우 여러 기능성이 있음이 확인되었다(서권일, 원영선, 2021), 섭취량은 하루 2~3스푼을 희석해 2개월 이상 섭취 시 효과가 있다고 발표하였다. 이는 주정식초에 비하여 비타민, 유기산 등 다양한 영양성분에 기인한 것으로 판단된다.

마늘(20%)을 넣어 발효한 식초에서 특징적으로 체중 감소 효과가 입증되었고 plasma glucose, total cholesterol 등은 차이가 없었으나 TG는 감소하였다. 그러나 당뇨 유발 쥐에서는 이들 수치가 낮아지는 경향을 보였다(Choi, M. J. et al., 1999). 왕겨 연소 응축물을 식초에 섞어 식중독 미생물의 증식 억제 효과를 본 결과, 뚜렷한 살균효과 및 상승효과가 나타났다(Jo, S. C. et al., 2005). 식초 발효 시 무독화 옻과 복분자를 넣어 발효하자 이들의 항산화 효과가 시판용 제품보다 높았고, 비만유도 쥐에 실험한 결과 혈중 중성지방의 감소 효과가 나타났다. 소변 및 혈청 분석 결과에서는 비만억제 효과가 확인되었다(이종환 등, 2015). 아울러 식초 급여는 골다공증 예방과 칼슘 흡수에도 긍정적인 결과를 도출하였다. 동물 실험 결과, 대부분 체지방 감소로 인해 체중이 낮아지는 결과를 얻어 식초가 체중 조절에 효과가 있음을 확인할 수 있다. 이러한 효과 외에도 피로회복, 스트레스 해소, 혈압 강하 효과도 제시되고 있다(진중현, 2014).

식초는 체내의 인슐린반응(insulin response)을 낮추고 포만감을 높여 식욕을 감소시킨다. 이처럼 식초 섭취량과 포만감 사이에는 직접적인 상호 연관 관계가 있다(Ostman, E. et. al. 2005). 또한 식초 섭취에 의한 다양한 기능성이 입증되었다. 즉 항균, 항염증, 항산화 효과, 혈당 조절, 지방대사 조절, 체중 조절 등이 보고되고 있다(Chen, H. et al., 2016).

다른 연구 결과에 의하면 유기산이 풍부한 식초를 계속 마시면 정자의 손상을 막는다. 초콩, 초란과 같이 먹어도 효과가 있고 채소, 해조류 등과 같이 먹으면 상승효과가 있었다(진중현, 2014).

식초의 살균효과는 잘 알려져 있으며 양조초의 경우 IgE 생산억제로 알레르기 완화 경향이 있다(정동효, 2012). 비만 유도 쥐에서 주정식초와 천연 발효한 사과, 현미, 레몬, 발사믹 식초를 첨가한 식이 실험에서 비만 억제 효과가 뚜렷하였고, 천연발효식초의 효과가 더 높았다. 특히 간에 지방 축적률이 낮았다(Son H, K. 2017).

난소를 절제한 쥐를 대상으로 식초를 1.4~1.6% 첨가한 식이실험에서 칼슘 흡수효율이 높아졌으며, 용해도도 증가하여 골다공증 개선 효과가 있음을 확인하였다(Kishi, M., 1999).

〈표 4-32〉에서 보듯 과실식초에는 페놀성 화합물이 상당량 함유되어 있다. 이들은 여러 기능성을 나타내는데, 특히 강한 항산화 효과, 항당뇨, 항종양과 함께 비만억제 효과를 보이고 있다(Budak, N. H., 2014).

표 4-32 각종 과실식초 중 페놀성 화합물과 함량

식초 종류	페놀성 화합물	총 페놀성 화합물 (mg/L GAE)
사과 식초	Gallic acid, catechin, cpicatechin, chlorogenic acid, caffcic acid, and p-coumaric acid	400 to 1000
포도 식초	Gallic acid, catechin, cpicatechin, chlorogenic acid, caffcic acid, syringic acid, and ferulic acid.	2000 to 3000
백포도 식초	Gallic acid, protocatechchuic acid, protocatechualdehyde, tyrosol, p-OH-benzoic acid, catechin, p-OH-benzalde-hyde, sicingic acid vanillin, caftaric acid, cis-p-coutaric acid, trans-p-coutaric acid, [extaric acid, caffeic acid, cis-p-coumaric acid, trans-p-coumaric acid, l-ferulic acid, ferulic acid	200 to 1000
전통 발사믹 식초	Puran-2-carboxylic acid, 5-hydroxyfuran-2-carboxylic acid, 4-hydroxybenzoic acid, vanillic acid, protocatechuic acid, syringic acid, isoferulic acid, p-coumatic acid, gallic acid, ferulic acid, and caffeic acid	

*GAE: Galic acid 기준

또한 난소를 절제한 쥐를 대상으로 식초를 0.4~1.6% 첨가한 식이실험에서 칼슘흡수율이 높아졌으며, 용해도도 향상되어 골다공증 개선에 효과가 있음이 확인되었다(Kishi, M. et al., 1999).

4. 향후 발전 방향

① 건강식품으로서 역할 강조

식초는 조미료의 차원을 넘어 건강에 긍정적인 영향을 주는 조미료로 알려져 있다. 따라서 단순한 초산 발효의 개념을 넘어 복합 발효 산물을 얻기 위한 노력이 필요하다. 특히 건강기능성이 알려진 다양한 약용식물과 같이 발효하여 이들 성분에 의한 상승효과를 극대화하고 작용 기작도 밝혀야 한다. 발효에 의한 새로운 성분의 생성과 기능들도 동물시험과 인체 적용 시험을 통하여 입증해야 한다. 특히 늘어나고 있는 성인병(당뇨, 고혈압, 비만 등)의 예방 가능성을 과학적으로 확인하여 소비자 건강을 지킬 수 있는 기능을 확인해야 한다.

② 식초 발효 미생물의 발굴, 육성

식초 발효균의 선발, 유전공학기술을 적용한 육종을 통하여 발효기술을 한 단계 상승시켜야 한다. 지금까지 관련 기업에서 많은 연구가 진행되었으나, 신 균주의 선발, 육종, 그리고 발효기술을 더욱 발전시켜 생산비를 낮추고 발효 기간을 단축하는 등 경제성을 향상시키기 위한 종합연구의 필요성이 대두된다. 특히 고산도 발효 시 관여 미생물의 산 저항성을 높이는 것도 한 과제가 될 것이다.

③ 이너뷰티 소재로서의 기능성 확대

미용 효과에 대한 관심이 높아짐에 따라 식초를 바탕으로 한 이너뷰티 시장 확대 방안이 검토되어야 한다. 특히 피부미용, 노화방지, 배변 효과, 항스트레스 등은 상당 부분 식초에서 그 기능이 확인되었으므로 확인된 기능을 더욱 강화하는 방법이 종합적으로 이루어져야 한다. 이 분야는 관련 학문 간 융·복합 연구가 필요하다.

이 분야는 블루오션으로 우리가 노력하면 한발 앞서 나갈 수 있고, 우리나라가 화장품에서 상당한 위치를 점하고 있으므로 여기에 새로운 개념을 도입하면 새 시장을 개척하는 데 도움이 될 것이다.

④ 고급화 차별화 제품생산

국내 식초 시장은 타 분야에 비하여 큰 규모는 아니지만 세계로 눈을 돌리면 그렇지 않다. 이탈리아의 발사믹이 세계 명품으로 주목받고 있으며, 수출량도 적지 않다. 우리나라는 발효 기술이 상당히 적립되어 있고, 이미 전통발효식품으로 식초가 자리 잡았으므로 기존의 기반을 이용하면서 앞선 과학기술을 접목하면 경쟁력 있는 제품개발이 가능할 것이다. 미생물의 선발육종과 제조 방법, 그리고 사용 원료를 복합적으로 연구하기 위한 치밀한 접근이 필요하며 연구 효과를 높이기 위하여 학문 간 융합이 필요하다.

5

발효식품의 건강 기능성

발효식품은 우리 인류 역사에서 오랫동안 중요한 위치를 차지한 식품의 하나다. 그러나 근래까지도 발효식품이 우리 인체에 끼치는 영향에 대해서는 과학적으로 폭넓게 알려지지 않았다. 최근에 이르러 과학에 근거한 많은 연구 결과로 발효식품의 다양한 기능성을 확인하고 있다. 이런 노력으로 발효식품은 인간에게 주어진 가장 큰 선물이자 건강을 지키고 장수 여건을 만들어 줄 수단으로 여겨지고 있다. 특히 식품 섭취에 따라 유전인자의 특성이 변할 수 있다는 학술적 연구 결과가 발표되면서 인간 건강에 식품이 미치는 영향이 지대하다는 사실이 학술적으로 밝혀지고 있으며 Nutrigenomics와 Epigenomics라는 학문 영역을 이루고 있다(Kim, K. C. 2023).

많은 농축수산물은 자연 상태에서 조건이 맞았을 때 공존하고 있던 미생물의 작용으로 여러 변화가 일어난다. 그 변화는 인간에게 이로움을 주기도 하고 해를 끼치기도 한다. 인간의 건강에 도움을 주면 발효라고 하지만 반대로 음식을 먹지 못하게 하거나 오히려 건강에 위해를 끼치면 부패라고 구분하고 있다. 이는 어디까지나 인간을 기준으로 한 분류이며, 각종 식품소재에서 증식하는 미생물 입장에서는 자신의 생존을 위해 먹이를 먹고 생명을 유지하는 한 방법일 뿐이다.

우리는 발효와 부패 모두 과학의 영역으로 끌어왔다. 우리에게 이로운 발효는 그 기능을 더욱 확대하고 이용하는 쪽으로 발전시켜 왔으며 부패나 변질은 어떻게든 방지하여 우리 건강을 지키기 위해 노력해왔다. 위해를 끼치는 경우에 대해서도 많은 연구를 통해 원인을 밝혔고, 방지할 방법을 알아가고 있다. 특히 식중독 원인에 대하여 많은 연구가 진행되고 있다.

세계적으로 발효식품은 노화 억제, 장수와 깊은 관계가 있으며 발효식품을 많이 먹는 지역에서는 거주민의 평균 수명이 길고 건강 상태가 좋다는 사실이 밝혀지고 있다(Heeba, H. Nisha, P. 2021,, Das, G. et al., 2020).

건강과 장수에 관계하는 요인은 식품발효에 관여하는 미생물 그 자체의 기능과 함께 이들 미생물이 생성하는 2차 대사산물인 기능성물질이라고 밝히고 있다. 아울러 사람의 정신 영역에도 영향을 미쳐 불안장애를 경감시키기도 한다(Tae, T. and Kim, T. S. 2024).

이 장에서는 발효식품이 우리의 건강에 어떤 긍정적 영향을 미치는지 제시하고 구체적인 기능을 설명하고자 한다.

1. Probiotic microorganisms

2022년 식약처는 Probiotic을 일정량이 인체의 장에 들어가 건강에 유익한 기능을 하는 미생물이라 정의하였다. 이 미생물은 장 내에서 위산이나 담즙에 견뎌야 하고 대장에서 증식할 수 있는 특정을 가지고 있어야 한다. 이 분야의 연구는 계속 진행되고 있으며 관여되는 미생물의 범위도 넓어지고 있다(Tamang, P. et al.,[b] 2016).

이 범주에 드는 Probiotic은 젖산균류(Lactobacillus, Enterococcus, Bifidobacterium)가 가장 잘 알려져 있으며 그 외에 일부 효모, 즉 Saccharomyces, Bacillus 속 균 등도 Probiotic으로 알려져 있다.

세계적으로 가장 많이 알려진 Probiotic이 함유된 식품은 발효식품 이다(Vinderota, G., et al., 2023). 관련 식품으로는 발효유가 잘 알려져 있으며, 그 외에 김치 등 채소류 발효제품에서도 기능성이 밝혀지고 있다(박건영, 1997). Probiotic 자체로 기능성을 갖는 동시에 위장에서 문제를 일으키는 *Helicobacter pylori*의 증식을 억제한다고 알려져 있다(Asgan B. et al., 2020).

한국의 전통발효식품인 장류, 김치 등은 제품별로 체중조절, 심혈관 질환 억제, 항암효과 등이 확인되고 있다

현재 Probiotic으로 사용 가능한 균종·속은 많이 알려져 있으며 그 범위도 계속 넓어지고 있다. 기능이 확인된 균종이라 하더라도 인체적용시험을 통한 기능성과 안전성이 확인되어야 국가의 허가를 받을 수 있다.

발효식품의 중 Probiotic의 기능과 역할에 대해서는 6장에서 더 자세히 설명하고자 한다.

2. 영양소의 합성

발효과정을 거치면서 새롭게 생성되는 영양소가 많다. 이러한 영양소로는 비타민, 필수 아미노산, 생리활성물질 등이 있으며, 이들은 인체 내

에서 여러 기능성을 갖는다(Holzapfel, W. H., et al., 1995). 곰팡이 발효식품인 인도네시아의 Tempe는 발효 후 folic acid, niacin, riboflavin, nicotine amid와 pyridoxine이 생성된다(Astuie, M. 2015). 관여 균에 따라서는 vitamin B_{12}와 함께 vitamin B complex가 생성된다(Ramirez, J. F. et al., 2004). 동양에서 생성되는 발효식품 중 Bacillus가 관여하는 발효식품은 riboflavin, niacin의 함량이 증가하는 것이 발표되었다(Sarka, P. K., et al., 1999).

콩 발효식품에서는 대부분 유리아미노산의 함량이 증가하는 현상을 보인다(Nikkuni, et al., 1995). 특히 대두 발효에서 기능성이 알려진 daidzein, genistein과 glycitene은 발효과정을 거치면서 aglycone으로 변화시켜 소화흡수와 기능성을 향상시킨다. 이는 대두 발효의 특징적 현상이다. 그 외에 함유된 특정 물질 분해 기능도 알려져 있다(Kudou, S. et al., 1991). 아프리카에서 소비량이 많은 카사바의 경우 cyan 화합물인 cyanogenic gycoside 등 영양저해물질이 존재하는데 젖산균 발효로 이들이 무독화된다고 알려져 있다(신동화, 2019).

3. 고혈압과 심혈관 질환 억제

발효유나 프로바오틱 미생물을 섭취하는 경우 고혈압이나 심혈관 질환 발생 억제 효과가 있으며, 특히 콩 발효제품에서도 비슷한 효과를 기대할 수 있다(Liu, C. F. and Pan, T.M. 2010). 아울러 심혈관 질환도 억제 가능성이 있다. 또한 통곡물 발효산물을 섭취하는 경우 고중성지방혈증, 고혈압, 만성동맥질환, 인슐린저항성, 그리고 고 호모시스테인 혈증(Anderson, J. W., 2003) 등을 완화하는 역할을 한다. 그 외 콩 발효식품 섭취 시 콜레스테롤 수치를 낮추는 효과가 인정되고 있다(Hermosilla, J. A. et al., 1993. Lee, H. J., 2004). 중국에서 생산하는 발효차는 심혈관 질환 억제 효과(Mo. H. et al., 2008)가 있고, 한국 된장에 함유된 이소플라본은 관상 동맥질환 억제 효과가 증명되었다(Kwak C. S. et al., 2012, Shin, S. K. et al., 2011).

또한 한국 발효제품을 정기적으로 섭취 시 고혈압과 2형 당뇨 발생이 억제된다는 효과가 입증되었다(Jeong, J. K. et al., 2014). 그 외 발효식품에서의 관련 질환 억제 효과가 입증되고 있다. 한국 된장에서 유효성 물질은 phyto estrogen은 isoflavone isomer라고 발표되었다(Shin, S. K. et al., 2011).

4. 항암, 항변이, 항염증성 효과

일부 젖산균 발효식품은 항암효과가 있다는 것이 입증되고 있으며, 항변이, 항 염증성 효과도 제시되고 있다(Tamang, J. P. et al., 2016[b]).

김치를 먹을 때 여러 기능성 효과가 나타난다고 보고되었으며(Park, K. Y., and Ju, J., 2018), 위장 궤양 등이 발생하는 것을 억제하는 효과가 밝혀지고 있다(Kim, H. Y. et al., 2014). 발효식품 중 주로 젖산균 발효제품에서 항암, 항돌연변이성 활성이 확인되고 있으며(Otes and Cagind, 2003) 전통발효방법으로 제조한 고추장은 여러 항암효과가 밝혀지고 있다(Jung, S. J. et al., 2022). 된장에서도 다양한 항암효과를 보이고 있으며 특히 간의 해독작용에도 효과가 입증되고 있다(Hwang, K. M et al.,

2008, Jeong, J. K. et al., 2014). 청국장의 경우 항암효과가 있다고 알려진 Isoflavone 함량은 삶은 콩보다도 2배 높다(Lee, Y. W. et al., 2007).

대부분의 발효식품에서 정도의 차이는 있지만 항암효과를 포함한 다양한 기능성이 확인되고 있으며 그 원인은 발효 관여 미생물과 발효산물로 확인된다(Bruah, R. et al., 2022).

5. 위장관질환 억제

발효식품의 원인균인 젖산균은 위 장관의 증상을 감소시키는 효과가 있다고 연구, 보고되고 있다(Verna, E. C. and Lucak, S. 2010). 이 젖산균이 생성하는 젖산은 강력한 살균효과를 가진다. 이러한 작용으로 김치 발효 시에도 식중독균을 대부분 사멸시키는 효과가 있다(Kim, Y. S. et al., 2008). 장 관내에서 젖산균이 증식한 발효식품이 이런 문제를 일으키는 식중독균 등 유해미생물의 증식 억제에 관여한다는 결과다. 생균이 살아있는 유제품을 먹었을 때 면역기능개선 효과가 있으며(Granier, A. et al., 2013), 김치는 대장 염증성 질병 완화에 기여한다(Lim, J. et al., 2011).

6. 항 알레르기 작용

케피어에서 분리된 *Lactobacillus kefiranofaciens* M1은 항알레르기 효과가 있고(Hong, W. et al., 2010). 카제인이 분해되면서 알레르기 반응을 경감시키기도 한다(Alessandri, C. et al., 2012).

김치에서 분리된 Lactobacillus 균은 면역사이토카인 IL−12와 IFN−r 생성을 증가시켜 Th1/Th2 사이토카인 균형을 조절하며 아토피피부염 및 식품 알레르기의 완화 능력이 있다(Won et al., 2011). 오메가-3 다가불포화 지방산이 풍부한 발효 생선유는 알레르기 감작을 줄일 수 있다(Han, S. et al., 2012).

7. 항당뇨 및 골다공증 개선

고섬유질 식품 섭취는 당뇨환자의 인슐린 요구를 줄일 수 있으며, 비당뇨병 환자의 인슐린에 대한 민감성을 증가시킬 수 있다(Meyer, K. et al., 2000). 프로바이오틱 다히(dahi)를 보충한 식단은 포도당 불내성, 고혈당, 고인슐린혈증, 산화 스트레스 및 이상지질혈증을 유의하게 지연시켜 당뇨병의 위험을 낮출 수 있다고 한다(Yadav, H. et al., 2007). 청국장을 매일 섭취하면 인슐린 민감성을 증가시켜 당뇨병을 조절할 수 있다(Shin, S. K. et al., 2011. Tolhurst, G. et al., 2012).

일본 노년 여성의 골다공증 예방에 도움이 될 수 있는 낫토에 존재하는 비타민 K_2는 뼈의 형성을 자극한다(Yanagisawa, Y. and Sumi, H., 2005). 요거트에 함유된 마그네슘, 칼슘, 인, 칼륨 등과 같은 무기질과 단백질을 함께 섭취하면 건강한 뼈의 형성을 촉진하는 기능을 할 수 있다(Chandan, R. C. and Kilara, A. 2013).

8. 항비만 작용

WHO 통계에 의하면 세계적으로 비만인구는 4억 명, 과체중은 16억 명에 이르며 2천8백만 명은 비만 관련 질병으로 사망한다(Wicifiski, M. et al., 2020). 이런 심각한 상황에서 비만과 과체중 인구를 줄이기 위한 범세계적인 노력이 필요하다. 비만과 과체중은 음식물 섭취량과 운동 등 여러 요인이 관계되나 특히 음식물이 중요한 기능을 한다.

발효식품 섭취에 의한 항비만 효과에 대한 여러 연구결과가 발표되었으며 관련 식품의 범위도 넓다(Kerry, R.G. et al, 2018, Jung, S. J. et al., 2022). 식품별로 다양하게 관여 균들에 따른 체지방 감소 효과도 연구한 결과들이 발표되고 있다.

균종에 따라서도 항비만 효과가 확인되고 있다. *L. gasseri*는 체지방 축적을 억제하는데, 특히 lepein의 분비를 억제하기도 한다(Kim, E. K. et al., 2011). 이들과 함께 *Lactobacillus. casei, L. acidophilus, Bifidobacterium longum*은 과콜레스테롤증을 억제하는 효과가 있다고 보고되었다(Han, K., et al., 2015). 또한 Crohn's disease(CD), 대장 궤양 등도 probiotic의 효과와 관계가 있다(Hur, H. J., et al., 2004). 특히 capsaicin을 함유한 발효식품, 즉 김치나 고추장 등에서 항비만 효과가 두드러지고 있다(Jung. S. J. et al., 2022). 이들은 염증성 질환을 일으키는 cytokine의 수준을 낮춰주며 혈액 중 축적제어에도 관여한다.

이와 같은 항비만 효과는 특히 고추장에서 관련 연구가 많이 진행되었다. 고추장에 함유된 capsaicin이 항비만 효과와 관계되는 것으로 보이며, 고추장 섭취에 의한 복부지방 감소 효과가 입증되기도 하였다(Han, A. L. et al.,2022). 즉, 고추장은 capsaicin 효과와 함께 발효에 의해서 항비만 효과는 더 상승한다는 것이 증명되었다(Choo, j. 2000). 또한 청국장환 섭취에서도 항비만 효과가 입증되었고 이는 지방 대사지수(Apo B)와 관계가 있다(Byun, M., et al., 2016).

전체적으로 발효식품, 특히 김치나 장류식품 섭취에 의한 항비만 효과는 폭넓게 과학적으로 입증되고 있다. 김치에서 분리한 *Lactobacilus brevis*는 체중조절 기능이 입증되었고 항염증성 질환억제효과를 보인다(Park, J. E. et al., 2022). *Weissella koreansis*의 경우도 체내 지방축적을 방지하고 지방세포의 관련 유전자에도 영향을 미친다(Moon, Y. T. et al, 2012). 또한 가자미 식혜에서 분리한 *L. plantarum*의 경우도 동물시험에서 지방축적에 의한 체중증가를 방지한다고 보고되고 있다(Park. J. E. et al, 2013). 이런 관련 연구 결과를 종합 해 볼 때 probiotic은 인체 내에서 여러 경로를 통하여 비만 억제기능을 확인할 수 있다.

9. 젖당 불내증 개선

사람에 따라서는 장내에서 젖당을 포도당과 갈락토스로 분해하지 못하여 설사 등 젖당불내증을 겪는 경우가 있다. 충분한 양의 β-D-galactosidase를 생산하는 균주를 이용하여 요구르트를 만들면 이와 같은 부작용을 막을 수 있어 상업적 생산이 시도되고 있다(Singh R. and Sambyal, 2023). 신선한 요구르트를 섭취하는 경우(균이 살아있음), 살균 처리한 경우보다 젖당의 분해와 소화가 더 잘된다는 것이 밝혀졌다(Pedone, C. A. et al., 2000). 케피어는 젖당 불내증을 완화시키는 것으로 알려져 있다(Hertzler, S. M. and Clancy, S. M. 2003).

10. 정신 영역에 미치는 영향

지금까지 여러 연구 결과를 종합해 보면 Probiotic이나 Prebiotic들이 동물을 포함한 인간의 신경계와 뇌 기능에 영향을 미친다는 것은 여러 면에서 확인되고 있다.

대장에 존재하는 미생물들, Microbiome이 장 세포에 영향을 주어 면역기능이나 신경전달체계에 영향을 준다는 사실은 여러 연구 결과를 통해 알려져 있다. 특히 정신 영역인 불안증세 등도 장내 미생물과 관계되며, 한국에서 즐겨 먹는 김치 등 발효식품이 긍정적 영향을 준다고 알려져 있다(Tae, H., and Kim, T. S., 2024). 또한 장내에 공생하여 오랫동안 친숙해진 Microbiome은 영양 생성과 대사 및 면역기능에 관여한다(Sampson, T. R. and Mazmanian, S. K. 2015). 아울러 장내 세균과 뇌 기능은 서로 연결되어 있으며 우울증과 불안증세를 예방하거나 전달하는 역할로 장과 뇌 기능의 연결 축을 이룬다고 여기고 있다(Slyepchenko, A. et al., 2014). 또한 정신의학 분야에서도 장내 미생물이 관계하고 있으며 장-뇌 연결축이 형성된다는 것을 밝히고 있다(Barbosa, R. S. D., and Vieira-Coetho, M. A. 2020). 즉, 장-뇌 축은 신경전달체계를 의미하기도 하지만 장내세균총이 암 환자들의 불안이나 우울증 감소에 기여하지는 못한다는 보고도 있다(Ye, Z. et al., 2022).

정신생물학 분야에서는 상업적으로 제공하는 장내 미생물이 정신의학적인 측면에서 유익하며 앞으로 이 분야의 연구가 더 진행될 것으로 판단하고 있다(Sarkar, A. et al., 2016). 장내 미생물과 정신의학적 반응에 대해서는 많은 연구가 긍정적 효과를 제시하고 있으나 앞으로 이들 작용의 기작과 영향에 대해서는 더 많은 연구가 진행될 것으로 기대한다.

장내 미생물은 장내에서 역할에 그치지 않고 신경기능에 영향을 미쳐 뇌 기능과 연관된다는 것도 많이 밝혀지고 있다.

11. 발효식품의 부정적 관점

지금까지 발효식품의 장점과 긍정적인 면을 제시하였다. 일반적으로 알려진 세상 이치와 같이 밝은 면이 있으면 어두운 그림자가 있다. 발효식품 또한 다음과 같이 몇 가지 부정적인 측면이 있다.

① 바이오게닉 아민(biogenic amine)

발효과정 중 질소화합물의 분해산물로 바이오게닉 아민이 생성될 수 있다. 이 물질은 저분자 물질로 아미노산이 탈산 작용으로 만들어지며 발효미생물이 관여한다(Zhai, H. et al., 2012). 이러한 유해물질은 장류식품, 사워크라우트, 어류 발효제품, 치즈, 포도주, 건조소시지 등에도 존재할 수 있다. 바이오게닉 아민은 냉동어류나 염장어류 등에 대하여 200 mg/kg으로 설정되어 있으나 다른 식품에 대해서는 법적 규제 범위는 설정되어 있지 않다(식품공전, 2024). 발효 조건과 미생물 관리로 바이오게닉 아민의 생성량을 감소시킬 수 있다.

② Mycotoxin 생성 가능성

단백질원을 발효 기질로 사용하는 경우 곰팡이 독소 생성 가능성이 있다. 특히 콩을 기질로 하여 발효하는 경우 *A. flavus*가 증식하여 생성하는 aflatoxin이 대표적인 곰팡이 독소이고, *A. parasiticus, A. wentii, A. ostianus* 등도 관여된다. 그 외 곰팡이 독소로는 sterigmatocystin류, ochratoxin, 황변미독, rubratoxin, paturin, penicillic acid 등이 있다(신동화 등, 식품위생학, 2022).

이러한 미생물의 증식을 억제하기 위해서는 관련 곰팡이의 오염을 최대한 방지하고 안정성이 입증된 우수 균에 의한 발효관리가 필요하다.

그 외 발효과정 중 생성되는 유해물질과 함께 오염 가능성이 높은 식중독 미생물로는 *Baccilus cereus*가 있으며 법적으로 발효식품에서 10^4/g이하로 규제하고 있다.

6

장내 미생물의 역할과 기능

01 마이크로바이옴에 대한 이해

02 Prebiotic

03 Postbiotic

04 치료제로서 Probiotics

우리 건강에 관계되는 인자는 다양하다. 육체적으로는 운동, 정신적으로는 스트레스 감소 등이 거론되고 있으나 그중 음식이 우리 건강과 가장 관계가 깊다는 것은 폭넓게 통설로 잘 알려져 있다. 음식도 종류에 따라서 그 기능이 다르나 특히 발효식품은 관여 미생물과 발효 산물의 역할로 21세기에 들어 장내 건강과 깊은 연관관계를 갖고 있다는 것이 밝혀지고 있다.

마이크로바이옴(microbiome)은 바이오 산업의 핵심 기술로 프로바이오틱스(Probiotics)와 프리바이오틱(Prebiotic)을 기반으로 한 식품과 화장품까지 확대되고 있으며 관련 기술을 이용한 의약품까지 진출할 것으로 예측된다. 마이크로바이옴 시장은 계속 확대될 것으로 예상된다(최성원, 2020).

발효식품은 식품 자체가 갖고 있는 각종 기능성 성분과 함께 발효식품을 만드는 원인이 되는 관여 미생물의 역할이 크게 부각되고 있다(곽승화, 2019). 또한 발효 중 생성되는 물질의 건강 기능성에 관여한다는 연구가 많이 진행되어 있다. 발효식품의 기능성은 크게 3가지로 구분되어 설명되며 각각 특이한 기능이 알려져 있다(Kelly, R. G. et al., 2018).

발효식품의 대상별 기능을 분류하면 〈그림 6-1〉과 같다.

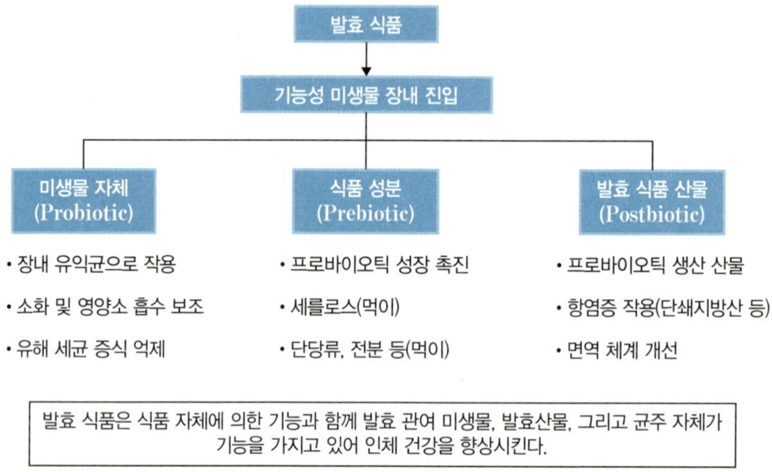

그림 6-1 발효식품 미생물의 대상과 기능

미생물의 장내 작용에 따라 미생물 자체인 Probiotic, Probiotic의 성장을 돕는 Prebiotic 그리고 미생물의 작용으로 생성되는 물질인 Postbiotic으로 구분되고 있다.

발효식품에 관여하는 미생물은 여러 속, 종이 알려져 있다. 가장 넓게 알려진 균종은 젖산균류(Lactobacillus)이며 이 속 외에도 Bifidobacterium, Bacillus, Lactococcus, Enterococcus, Pediococcus, Stereptococcus, Bacteroides, Akkermansia, Saccharomyces 속이 알려져 있다(Kelly et al., 2018).

01

마이크로바이옴에 대한 이해

마이크로바이옴은 인체에 공존하는 상재균(常在菌), 공생균, 병원균 등 모든 미생물 통틀어 포함하는 개념으로 세균, 바이러스, 곰팡이까지 포함되나, 좁게는 Probiotic으로 구분하기도 한다. 인체에 관계된 마이크로바이옴은 인간 체중에서 1~3%를 차지하는 것에 불과하지만 영양분 흡수, 약물 대사조절, 면역기능 등 인체에 중요한 생리기능을 담당하고 있다(식약처, 2022). 마이크로바이옴은 95%가량이 장을 포함한 소화기관에 상존하지만 그 외에 신체 부위에도 분포되어 있다.

알려진 마이크로바이옴의 주요 기능은 〈표 6-1〉과 같다.

표 6-1 마이크로바이옴의 주요 기능

역할	기능
영양분 흡수	마이크로바이옴 구성에 따라 동일한 영양분을 흡수하더라도 사람에 따라 영양분 흡수 양상이 상이
약물 대사조절	체내에 유입된 약물이나 발암 물질로부터 인체를 보호하는 기능
면역 작용 조절	인체 면역체계와 상호작용을 통해 외부의 병원성 미생물로부터 인체를 보호
발달 조절	마이크로바이옴 생성물질은 뇌의 발달과 신경 조절을 통한 행동에도 영향

마이크로바이옴은 장내에서 영양 흡수에 관여하거나 면역 작용에 영향을 주는 등 다양한 긍정적인 기능을 하고 있으며 근래 연구 결과에 의하면 장내 미생물총의 상태를 알지 못하고는 건강을 챙길 수 없다는 이론까지 대두되고 있다.

마이크로바이옴이 인체 내에서 작용하는 기능과 관련 산업을 살펴보면 〈표 6-2〉와 같다(식의약 R&D 이슈 보고서, 2022, 곽승화, 2019).

마이크로바이옴은 인간과 공생의 역할을 하며, 특히 장내에서 숙주와의 밀접한 관계를 형성하여 여러 기능을 하고 있다. 식물에서도 토양미생물 등 여러 공생역할을 하고 있다는 것이 밝혀지고 있다. 또한 특정 항생제에 대한 저항성을 갖는 경우도 있다. 이런 기능을 바탕으로 관련 산업이 발전할 수 있을 것이다.

인간 마이크로바이옴은 식품은 물론이고 화장품, 피부치료제 등이 등장하여 시판되고 있다. 장내 마이크로바이옴(Probiotics)은 건강기능식품으로 거대시장을 형성하고 있으며 시판되고 있는 제품들도 상당수에 이

표 6-2 마이크로바이옴의 기능 분류 및 관련 산업

구분	역할	관련 산업
Human Micro-biome (인간 마이크로바이옴)	인체 내·외부의 여러 서식지에서 다양한 생태학적 지위를 획득하여 인간과 공생관계를 유지하는 미생물군의 집합체	• 식품 발효 및 유가공 산업 • 화장품, 피부치료제
Gut Microbiome (장내 마이크로바이옴)	주로 위 장관 내에 존재하여 미생물과 미생물, 숙주와 미생물 간의 복잡한 상호관계를 이루는 미생물군으로, 인간(동물) 마이크로바이옴의 일부	• 건강기능식품 • 질병치료제 • 축산(생장, 사료, 예방)
Phytobiome (식물 마이크로바이옴)	식물과 토양·공기·물·기후 등의 환경, 그리고 식품과 연관되어 있는 미생물·동물·기생식물, 등의 모든 생물 군집의 총합	• 농업(육종, 비료, 영양제)
Resistome (항생제 내성 관리)	항생제에 대한 저항성을 가진 미생물과 관련된 모든 유전자들의 집합	• 농축수산물 생산업 • 식의약품 제조

른다. 농업에서는 두류의 뿌리혹박테리아와 같이 상호이익을 주고받는 경우가 있는가 하면 토양개량제로도 미생물이 이용되고 있다. 관련 미생물의 이용 사례는 앞으로 더욱 확대될 것이다. 또한 온실가스의 15%를 점하는 동물사육에서 적절한 마이크로바이옴 급여로 장내에서 생산되는 메탄가스를 상당량 감소할 수 있다고 한다.

개념을 좁혀 인체와 관계된 Probiotic으로서 건강기능이 더욱 많이 알려지고 있으며, 이는 인체, 특히 대장에 상존하는 기능성 미생물들의 역할에 집중되고 있다.

인간의 장내 미생물들은 인간과 공생관계를 이루며 인간 건강에 중요한 역할을 하고 있다. 인체와 공존하는 마이크로바이옴의 기능은 점점 다양한 분야로 확대되고 있다. 대장에는 10^7~10^{12} cfu/g 정도의 장내미생물이 공존하고 있으며 비만도 이들 장내미생물과 깊은 관계가 있다는 것이 증명되고 있다(곽승화, 2019).

세계적으로 이용되고 있는 Probiotic은 〈표 6-3〉과 같다(Kelly, R.G., et al.,2018).

표 6-3 세계적으로 이용되고 있는 프로바이오틱

미생물 속(genus)		미생물 종(species)
1	*Lactobacillus*	*L.Plantarum, L. paracasei, L.acidophilus, L. casei, L.rhamnosus, L. crispatus, L. gasseri, L. reuteri, L. bulgaricus*
2	*Propionibacterium*	*P. jensenii, P. Ireudenreichii*
3	*Peptostreptococcus*	*P. productus*
4	*Bacillus*	*B. coagulns, B.subtilis, B. laterosporus*
5	*Lactococcus*	*L. lactis, L. reuteri, L. rhamnosus, L. casei, L. acidophilus, L. curvatus, L. plantarum*
6	*Enterococcus*	*E. faecium*
7	*Pediococcus*	*P. acidilactici, P.pentosaceus*
8	*Streptococcus*	*S. sanguis, S. oralis, S. mitis, S. thermophilus, S. salivarius*
9	*Bifidobacterium*	*B. longum, B. catenulatum, B. breve, B. animalis, B. bifidum*
10	*Bacterodies*	*B. uniformis*
11	*Akkermansia*	*A. muciniphila*
12	*Saccharomyces*	*S. boulardii*

〈표 6-3〉에는 12속이 제시되어 있으며 이 속의 다양한 종들이 열거되어 있다. 이 중에는 법적으로 허용된 것도 있으나 연구 결과로만 제시된 것들도 있다. 국가마다 법적으로 사용이 허용된 것이 다르며 식품 산업

분야에서 사용되는 Probiotic은 건강기능식품, 노인, 영유아를 대상으로 한 특수목적 식품 등이 생산되어 시판되고 있다. 가장 큰 세계시장은 식음료 분야이며 이어서 헬스케어 활용 분야로 매년 성장하고 있다(식약처, 2022).

Probiotic을 인체에 적용하기 위해서는 동물시험과 인체 적용 결과가 안전하고 부작용이 없는 것이 입증되어야 한다.

각 Probiotic이 생산하는 생리활성물질은 〈표 6-4〉와 같다(Kerry R. G. et al., 2018).

표 6-4 Probiotic과 생성되는 생리활성 물질

프로바이오틱	활성 기능성 물질
Lactobacillus plantarum	Bacteriocins
Lactobacillus rhamnosus	Heat-killed I.GG
Lactobacillus paracasei	Soluble mediator
Faecalibacterium praunitzil	Butyrate
Lactobacillus brevis	Polyphosphate
Lactobacillus pentosus	Exopolysaccharides
Lactobacillus gasser	Short-chain fatty acids

Probiotic별 생리활성물질은 각기 다르며 이렇게 생성된 물질이 인체에서 특수한 기능을 발휘한다.

우리나라 법으로는 Probiotic으로 사용할 수 있는 균종은 〈표 6-5〉와 같이 5속 20종이 허가되고 있다(식약처, 2022). Lactobacillus 속 균이 가장 많고 그 외 속은 숫자가 많지 않다.

표 6-5 법적으로 사용 가능한 Probiotics

	종 류(학 명)
Lactobacillus	*L. acidophilus, L. casei, L. gasseri, L. delbrueckii ssp. bulgaricus, L. helveticus, L .fermentum, L .paracasei, L. plantarum, L .reuteri, L. rhamnosus, L. salivarius*
Lactococcus	*Lc. lactis*
Enterococcus	*E. faecium, E. faecalis*
Streptococcus	*S. thermophilus*
Bifidobacterium	*B. bifidum, B. breve, B .longum, B. animalis ssp. lactis*

국가별로 허용된 균 속과 종은 차이가 있다. 앞으로 안전성과 유용성이 확인되면 허가되는 균 속, 종은 계속 확대될 가능성이 있다.

한편 장내 미생물 분포가 비만과 관계된다는 것이 밝혀지고 있으며 〈표 6-6〉과 같이 특정 장내 세균 총에 따라 비만 체질이 된다는 것이 밝혀지고 있다(Duran H. et al., 2021).

표 6-6 비만과 정상인의 대장 내 특정 미생물 분포

Phylum	Control mean rel. freq. (%)	Control std. dev. (%)	Obesity mean rel. freq. (%)	Obesity std. dev. (%)	p-values	Differences between means	95.0% lower CI	95.0% upper CI
Firmicutes	61.45	12.61	37.39	20.09	6.94E- 05	24.06	13.28	34.85
Bacteroidetes	32.44	12.29	53.73	21.74	6.01E- 04	21.29	-32.67	-9.91
Actinobacteria	1.79	2.05	0.56	0.71	1.83E- 02	1.22	0.23	2.22

〈표 6-6〉에서 보면 비만인의 경우 정상인보다 Bacteroidetes 문이 Firmicutes에 비하여 월등히 높은 것을 확인할 수 있다. 즉 장내 미생물

분포가 인간의 비만 여부를 결정하는 중요 요인이 된다는 것을 보여준다.

이런 특성을 이용하여 비만 억제를 위해서, 귀리를 기질로 이용하여 특정 Probiotic을 배양한 대용 우유를 생산할 가능성을 제시하고 있다(EL-Batawy, O. L. et al., 2019)

02

Prebiotic

Probiotic도 미생물이기 때문에 이들이 성장하는 데는 영양소가 필요하다. 이처럼 미생물에 의해 이용되는 영양원을 Prebiotic이라 하며 보통 인체의 장내에서 잘 분해되지 않는 물질들이 포함된다(Rostoll, R. A. and Gibson, G. R. 2015). 이 범주에 드는 물질로는 inulin, oligofructose, fructoligosaccharide, galactose와 xylose를 함유한 올리고당이 대표적이고 섬유소들도 포함된다.

이 물질들은 Probiotic이 장내에서 이용할 수 있으며 증식하면서 생산하는 발효산물은 기능성을 발휘하게 된다. 발효산물 중에는 butylic acld 등 단쇄 지방산이 대표적인 물질인데 이들이 장내 면역 기능과 관계가 있다. 따라서 Probiotic이 장내에서 잘 증식하게 여건을 만들어 주기 위해서는 Probiotic의 먹이인 비소화성 물질들이 필요하다. 이런 면에서 발효식품은 발효 관여 미생물과 함께 이들 미생물이 필요로 하는 Prebiotic도 같이 공급하여 상호보완적인 관계를 유지해야 할 것이다.

한편 미생물에 따라 이용하는 Prebiotic을 정리해 보면 〈표 6-7〉과 같다

(Cisenia, A. et al., 2014). 이를 통해 Probiotic에 따라 이용하는 Prebiotic은 서로 다르다는 사실을 알 수 있다.

표 6-7 미생물별 이용하는 Prebiotic들

Prebiotics	Probiotics
Fructo-oligosacchrides	*Bifidobacteria, Bacteroides fragilis, Peptostropococcaceae, Klebsiellae*
Inulin	*Bifidobacterium animelis, Lactobacillus acidophilus, Lactobacillus paracasei*
Isomalto-oligosaccharides	*Bifidobacteria, Bacteroides fragilis group*
Lactullose	*Bifidobacteria lactis, Lactobacillus bulgaricus, L. acidophilus. L. rhamonosus*
Loctosucrose	*Zymomonas Mobilis*
Xylo-oligosaccharides	*Bifidobacterium adolescentis, L. plantarum*
Galacto-oligosaccharides	*Bifidobacterium longum, B. catenulatum*
Fructo-oligosaccharides	*Bifidobacterium bifidum, B. lactis*
Arabinoxylan and Arabinoxylan oligosaccharides	*Bifidobacterium sp.*
Resistrnt starch-1,2,3,4	Bacteroides, *Eubacterium rectai*

Probiotic은 인체에만 국한되지 않고 여러 동물들도 체내에 다양한 미생물을 보유하면서 이들의 기능을 활용하고 있다. 유칼립투스 잎에는 독성이 있지만, 호주에 사는 코알라에게는 이 독성물질을 무독화하는 기능을 가진 장내 미생물이 있어 이 잎을 주식으로 먹는 데 문제가 없다. 갓 태어난 새끼는 어미의 변을 먹어서 이 미생물을 보충한다. 토끼도 영양분이 남아있는 자기 변을 먹는데, 이때 같이 섭취하는 미생물이 소화를

돕는다(Frediansyah, A. 2017, 김형자. 2024).

이처럼 생명체는 공존하는 미생물을 다양하게 이용하면서 공생 관계를 유지하고 있어 미생물과 동물의 관계가 끈끈함을 보여주고 있다.

03

Postbiotic

〈그림 6-1〉에서 구분한 것과 같이 발효 관여 미생물의 경우 미생물 자체(Probiotic)와 이들 미생물이 증식하도록 도움을 주는 먹이인 prebiotic으로 구분하고 있다. 여기에 부가되어 Postbiotic은 알려진 Probiotic이 Prebiotic을 먹이로 하여 새롭게 생산하는 산물들이다.

이에 관여하는 미생물은 〈표 6-8〉에 표시되어 있다(Kelly, 2018).

〈표 6-8〉에서 보듯이 관여 미생물에 따라서 생산되는 생리활성물질이 서로 다르다. 즉, *L. plantarum*의 경우 bacteriocin을 생산하는가 하면 *Faecalibacterium parausnitzii*는 butyrate를 생성하고 *Lactobacillus gasser*는 장내에서 특별한 역할을 하는 단쇄 지방산(butylic acid 등)을 생산하고 있다. 이들 산물은 독성이 없고 독소 물질이 아니며 포유동물의 장내 효소에 의해서 분해되지 않는다. 모두가 이들 Probiotic의 대사산물로 알려져 있다.

이 미생물들에 의해서 생성되는 물질은 미생물에 따라 다를 수 있으며, 기질 물질과 배양 조건에 따라서도 달라질 수 있다.

표 6-8 Probiotic이 생산하는 postbiotics

생리활성 물질	관여 균주(생산)	Prebiotics
Piacteriocins	*Lactobacillus plantarum*	Fructooligochaccharide–양파, 무, 이파리가스
Heat–killed LGG	*Lactobacillus rhamnosus*	Inulin–바나나, 치커리, 대두, Isomalto oligochaccharide–된장, 꿀, 미소
Soluble mediator	*Lactobacillus paracasei*	유당– 탈지우유,
Butyrate	*Faecalibacterium praunitzil*	Arabinixylan, oligosaccharide, 곡류
Polyphosphate	*Lactobacillus brevis*	
Exopolysaccharides	*Lactobacillus pentosus*	
Short–chain fatty acids	*Lactobacillus gasser*	

04

치료제로서 Probiotics

마이크로바이옴을 이용하여 질병을 치료하는 방법과 적용 예는 〈표 6–9〉와 같다(김세미 등, 2023, Sorbara, M. et al., 2022).

다양한 Probiotic들이 여러 방법으로 질병 치료에 응용되고 있으며 현재까지 활용되는 방법은 건강한 사람의 분변이식, 프리바이오틱스 이용, 생균(단일균주, 혼합균주, 유전자변형 균주)을 제품화하여 식용, 생균에서 유래된 유효물질(단백질, 대사물질 등, Postbiotics) 이용이 있다.

앞으로 이 분야는 여러 관련 분야 학자에 의해서 연구가 진행되면서 새로운 시도가 계속될 것으로 기대된다.

표 6-9 마이크로바이옴 기반 치료제 분류

<table>
<tr><th colspan="2">구분</th><th>방법</th><th>장점</th><th>한계점</th></tr>
<tr><td colspan="2">분변이식</td><td>• 포자를 배양하거나 정제한 대변 또는 혼합균주를 이식
• 클로스트리디움 디피실 감염증 치료 입증</td><td>• 온전한 공동체의 이동
• 임상에서 입증된 효능</td><td>• 공여자 샘플의 스크리닝, 확장성, 다음에 따른 효능의 잠재적 가변성
• 공여자를 찾기 어렵다.</td></tr>
<tr><td rowspan="3">생균</td><td>단일 균주</td><td>• 기능성을 가진 하나의 균주를 이용</td><td>• 하나의 균주만 배양하여 생산이 비교적 쉬움</td><td>• 미생물의 생태계를 변화시킬 만큼의 효능이 나오기 어려울 수 있다.</td></tr>
<tr><td>혼합 균주</td><td>• 여러 종류의 균주 혼합</td><td>• 알려진 혼합균주 구성
• 개별 격리 및 잠재적으로 자립 가능</td><td>• 균주마다 적합한 배양 조건이 다르다.</td></tr>
<tr><td>유전자 변형 균주</td><td>• 원하는 기능을 갖도록 변형된 균주</td><td>• 올바른 위치에서 원하는 대사산물 또는 화합물 생산
• 다양한 목적을 위해 엔지니어링 가능</td><td>• 유전자 변형에 따른 안전성 이슈</td></tr>
<tr><td colspan="2">균 유래 유효물질</td><td>• 균주가 분비한 유약한 단백질 또는 대사 산물을 직접 보충</td><td>• 상대적으로 준비가 쉬우며 안전성 평가, 기존 방식을 따를 가능성이 있다.</td><td>• 정제 과정이 필요</td></tr>
</table>

자료: Sorbara and Pamer Nat, Rev. Microbiol. 2022; 미래에셋리서치센터

7

발효식품의 미래

01 산업적 측면

02 발효식품에 대한 기대

01

산업적 측면

세계 발효식품 시장 규모는 2022년 기준 58,829.69백만 불이었고 2031년까지 123,738백만 불에 이를 것으로 추산되며 연평균 7.72%씩 성장할 것으로 예상된다(Business Research Insight, 2024).

발효식품은 식품 자체만의 역할도 대단히 크며, 아울러 발효에 관여하는 미생물이나 사용하는 원료, 발효 조건에 따라 새로운 신제품이 생산될 수 있다. 특히 소비자의 소득 증가에 따라 기존 식품의 영역을 넘어 새로운 형태의 식품을 원하는 경향이 더욱 두드러지는 추세이다. 이러한 소비자의 요구를 충족시키기 위해서는 발효기법을 통해 향과 맛을 다양하게 변화시키는 방법을 선택할 수 있다.

미생물은 다양한 원료를 이용하여 분해나 합성 과정을 거치면서 기존의 성분이 아닌 완전히 새로운 물질을 만들어 우리 감각기관을 만족시키는 역할을 할 것이다. 또한 발효에 관여하는 미생물은 발효식품을 생산하는 기능뿐만 아니라 항생제 등 의약품 생산에 관여하고 있으며 영양소 등 생리활성물질을 다양하게 만들어 낸다. 특징적으로 맛의 보강에 필요한 증미성 조미원을 만들어 식생활을 풍요롭게 하고 있다. 다양한 아미노산의 생산 산업은 계속 성장하고 있으며 인간에게 필요한 것을 넘어 동물의 사료첨가제로서도 큰 시장을 형성하고 있다.

특히 발효식품의 특징인 유용 미생물, 즉 Probiotic 등의 마이크로바이옴 시장은 2019년 811억 달러에서 연평균 7.6%씩 성장하여 2023년 1,087억 달러 시장이 될 것으로 예측된다(식약처, 2022). 이와 같이 발효 산업은 계속하여 새로운 분야로 영역을 넓혀가고 있으며 근래 큰 사회문제로 대두된 산업폐수에 무공해 처리 방법을 도입하여 친환경산업으로 주목받고 있다. 특히 사육두수가 늘고 있는 가축이 내는 가축분 등도 특정 미생물을 이용하여 악취 제거와 함께 유용한 유기질비료로 전환시키는 처리가 가능함을 입증하고 있다.

생명체인 미생물에서는 우리가 아직까지 알지 못하는 새로운 역할이 계속 발굴될 것이며 친환경적인 역할을 기대할 수 있을 것이다.

앞으로 미생물을 어떻게 활용하느냐에 따라 고부가가치 산업의 방향이 달라질 것이며, 기업의 이윤 창출을 위한 큰 매개체로서도 기대하는 바가 크다. 이런 이유로 세계 각국은 새롭고 기능성이 우수한 미생물 확보와 이 미생물 확보원 발굴을 위한 노력을 계속하고 있다.

02

발효식품에 대한 기대

발효식품은 식품 그 자체만으로도 인체에 유익한 역할을 할 뿐 아니라 발효식품의 미생물과 발효산물이 인체에 긍정적인 기능을 한다는 사실은 이미 잘 제시되었다. 이 분야가 전망이 밝다는 것도 전문가들의 공통적인 생각이며 질병의 예방 치료까지도 거론되고 있다(Baruah, M. et al., 2022, Singh, R. K., et al. 2017).

발효식품에 관여하는 미생물로부터 다음과 같은 역할을 기대할 수 있다.

첫째, 발효는 미생물이나 미생물이 생산한 효소의 작용으로 일어나므로 우선 우수한 균주를 선발하고 확보해야 한다. 또한 최적의 발효 조건을 확인하고 관리함으로써 균일하고 우수한 품질의 제품을 만들 수 있다.

둘째, 우리 전통발효식품의 기능성을 과학적으로 폭넓게 확인하고 세계에 알려야 한다. 이를 위해서는 국제적인 학술발표가 큰 역할을 할 것이다. 발효에 관여하는 미생물은 인체에 긍정적 영향을 주는 것으로 알려져 왔으며, 이들의 직접적인 작용과 함께 발효산물의 기능을 계속 밝혀내야 한다.

셋째, 발효식품은 발효 조건과 관여 미생물을 달리함으로써 다양한 신제품을 개발할 수 있다. 기존 발효제품의 품질개량뿐만 아니라, 새로운 형태의 소비자 선호 상품을 내놓을 수 있다. 특히 차별화된 발효기법을 적용한 음료, 절임류, 소스 등을 출시하면 소비자의 선택 폭을 넓힐 수 있을 것이다.

넷째, 건강에 부정적 영향을 미치는 발효식품의 요인을 제거하는 노력이 계속되어야 한다. 김치나 절임, 젓갈 등에는 거부반응을 줄 수 있는 유해 성분과 과도한 매운맛이거나 소금을 과다하게 사용하는 경우 이는 소비층을 확대시키지 못하는 제한 요인으로 작용할 수 있다. 소금의 사용은 보존성과 관계가 있으므로 가능한 한 저염화하되 부패와 변질을 막을 방법을 개발해야 한다. 또한 발효식품에서 진균독(mycotoxin)이나 바이오게닉 아민(biogenic amine)이 생성되는 문제는 심각하게 고려되어야 하고, 이를 방지하기 위한 연구와 생성 방지 방법이 도입되어야 한다.

다섯째, 발효식품은 발효기법을 폭넓게 이용하므로 미생물과 효소, 그리고 발효로 얻어지는 특수기능성 성분 등을 폭넓게 이용할 수 있다. 즉 균 자체나 효소 혹은 발효산물을 별도로 생산하여 기능성 상품으로 활용할 가능성이 있다. 예를 들면 김치 발효에 관여하는 젖산균 중 GABA를 많이 생산하는 예가 빈번하게 밝혀지고 있으며, 콩 발효로 얻어지는 펩타이드의 기능성은 학문적으로 인정되고 있다. 이 분야의 연구를 활성화하여 새로운 사업으로 확대시킬 수 있으므로, 관련 학자와 기업 간 긴밀한 협조가 이루어지면 새로운 영역으로 전통발효식품의 용도를 확대할 수 있을 것이다.

끝으로 발효식품은 다양한 우수 미생물의 보고이다. 수많은 관여 미생물이 어떤 기능을 갖는지 확인되면 또 다른 새로운 영역으로의 발전이 가능하다. 발효식품은 유익한 미생물을 폭넓게 확보가능한 좋은 자원이며 앞으로도 독특한 맛과 향 그리고 영양원으로서 바람직한 역할을 기대할 수 있을 것이다.

참고문헌

가사협(1993),『제민요술』, 윤서석 옮김, 민음사, pp.97–99, 156–158

강상모, 이철수, 유천권, 서원상(1998),「청국장에서 분리한 *Bacillus subtilis* K–54 이 분비하는 혈전용해효소의 정제 및 특성」,『한국산업미생물학회지』 26(6), pp.507–514

곽승화(2019),「프로바이오틱스(Probiotics)와 인간의 건강」,『Bric View』, R23. pp.1–7.

곽지은 외(2022),『한국장류제조총람』, 농림축산식품부, 한국장류협동조합, pp.81–94

구후모(2022),「산 분해 간장」,『한국장류제조총람』, 농림축산식품부, 한국장류협동조합, pp.271–283

한국장류제조총라 앞뒤로을 겹낫표입니다. 다른 참고문헌 참고

권대영, 정경란, 양혜정(2017),『고추전래의 진실』, 자유아카데미, pp.59–88

김건수(2016),「마이크로바이옴 연구현황 및 전망」, 제103회 한림원학토론회,『100세 건강과 장내 미생물 과학: 어디까지 왔나?』, 한국과학기술한림원, pp. 10–11

김동호, 김승호(1999),「Mucor 및 Rhizopus속 균류를 이용한 콩알메주 발효의 생화학적 특성」,『한국식품과학회지』 31(1), pp.176–182

김상무(2021),「수산발효식품」,『한국의 발효식품』, 신종화 편저, 도서출판 식안연, pp.267–310

김세미 외(2023),「마이크로바이옴–암 연구동향」,『BioIn』, pp.2–3

김순자(2016).『명장 김순자의 김치』, 더한스, pp. 276–279.

김영명, 김동수(1990)a, 「그 원료와 제품」, 『한국의 젓갈』, 한국식품개발연구원, pp. 9-445

김영명, 김동수(1990)b, 「그 원료와 제품」, 『한국의 젓갈』, 한국식품개발연구원, pp9-32

김유, 김영(1491, 1641), 『수운잡방』(16세기 음식조리s-1), 미간행 한문 필사본

김정수, 윤선(1998), 「콩, 메주, 된장의 Isoflavone 함량 및 β-Glucosidase 활성 측정」, 『한국식품과학회지』 31(6), pp.1405-1409

김형락, 김명휴, 박성한, 김미선, 백근석, 조현욱, 성치남(2007), 「된장섭취에 의한 elicobacter pylori의 생장 억제」, J. of Life Science 17(12), pp.1695-1700

김형자, 조선일보(2024.4.16). 신문은 선생님. 한 번에 먹이 소화 못하는 토끼.

나혜진, 김성훈, 왕승혜(2019), 「장류산업 실태조사 및 활성화 방안연구」, 농식품부, 식품환경연구센터, pp. 6-7

농수산물유통공사(aT) (2018). 「가공식품세분시장 현황」(발효식초시장), pp.42-49

농수산물유통공사(aT) (2022), 「식초, 가공식품 세분시장」, pp.99-127, 137-138.

농수산식품유통공사(aT) (2013).

농촌진흥청(2015), 「항비만 효과, 김치 고춧가루 유산균 결정한다」, 농촌진흥소식

박건영(1997), 「한국 전통발효식품(된장, 김치)의 발암안정성, 항돌연변이 및 항암기능성」, 『식품과학과산업』 30(2), pp.89-102

박건영(2014), 「발효식품과학과 산업의 종합발전 방향」, 『한림원 연구보고서』, 한국과학기술한림원 98, pp.4-56

박관화, 이상열, 민용규(1983), 「자연발효 대두식품의 영양적 가치와 그의 제조 중 효소 활성 변화」, 『한국식품과학회지』 15(2) pp.101-107

박은희, 최찬영, 권훈주, 김명동(2016), 「전통식초의 종류와 제조방법에 관한 문헌연구」, 『식품과학과산업』 12월호, 한국식품과학회, pp.94-99

서권일, 원명선(2021), 「식초발효산업의 현황과 발전방향」, 『한국의 발효식품』, 신동화 편저, pp.311-354

송영애, 김랑기, 진경은, 채채희(2012), 『허균이 탐한 신 도문대작』, 이상미디어
식약처(2019), 「식품공전해설서(식품별 기준 규격)」, pp.279-299
식약처(2022), 「식의약 R&D 이슈 보고서(마이크로바이옴)」, pp.1-18
식약처(2023), 「식품공전, 절임류 또는 조림류」, p.198
식약처(2024), 「식품공전, 수산물에 대한 규격기준」
신동화(2004), 「콩발효 식품의 제조 기술 변천과 기능성」, 『한국콩연구회지』 21(1), pp.49-63
신동화(2006)[a], 「장류의 건강기능성」, 한국전통식품의 건강기능성 심포지엄(KINTEX), Proceeding, pp.155-181
신동화(2006)[b], 「장류의 세계화 전략」, 한국전통식품의 세계화전략 산업 심포지엄(KINTEX), Proceeding, 한국식품영양과학회, pp.27-37
신동화(2018), 『넓게 보는 식품과학기술개론』, 한미의학, pp.71-114
신동화(2019), 『건강 100세, 발효식품이 답이다』, 자유아카데미, pp.68-150
신동화(2022), 「장류개괄」, 『한국장류제조총람』, 농림축산식품부, 한국장류협동조합, pp.11-32
신동화, 오덕환, 우건조, 정상희, 하상도(2022), 『식품위생안전성학 3판』, 한미의학, pp.78-103.
신시아 브라운(2009), 『빅 히스토리』, 프레시안 북, pp.44-57
심상국 외(2004), 『발효식품학』, 진로연구사, pp.137-147
안종성 외(2018), 「대사체학을 이용한 전통발효식초의 품질 특성 규명」, 『한국식품영양과학회 학술대회발표집』, pp.282-283
앤드류 H. 놀(2015), 『생명, 최초의 30억 년』, 김명주 옮김, 뿌리와 이파리, pp.111-126.
오창경(1997), 「김치의 항 돌연변이원성과 유산균에 의한 아질산염 소거」, 제주대학교 식품공학과 박사학위 논문, pp.84-94
유발 하라리(2015), 『사피엔스』, 조현욱 옮김, pp.18-69

윤기도, 권동진, 홍석산, 김수일, 정건섭(1996), 「대두 및 대두발효식품의 항 돌연변이성」, 『산업미생물학회지』 24(4), pp.525-528

이경국, 김상무(2012), 「저식염 오징어젓갈의 숙성 중 품질변화 및 최적유통기간 설정」, 『한국식품영양과학회지』 41(5), pp.687-694

이상주(2022), 「고추장」, 『한국장류제조총람』, 농림축산식품부, 한국장류협동조합, pp.294-311

이성우(1981), 『한국식경대전』, 향문사, pp.149-153

이성우(1993), 「한국 전통발효식품연구의 현황과 전망」, 『한국산업미생물학회 심포지움 논문집』, pp.1-10

이시경, 배동호, 허석, 최기현(1998), 「청국장으로부터 분리한 Bacillus subtilis KCK-7에 의한 fibrin 분해 효소 생산 배지 최적화」, 『산업미생물학회지』 26(3), pp.226-231

이종호, 김미혜, 임상선(1991), 「메주 발효 및 된장 숙성중의 지질산화와 갈변」, 『한국식품영양과 학회지』 20(2), pp.148-155

이철호(2017)a, 『한국음식의 역사』, 자유아카데미, pp.46-57

이철호(2017)b, 『한국음식의 역사』, 자유아카데미, pp.217-245

이철호(2023), 『한국 근현대식품사』, 도서출판 식안면, pp.14-15

이철호(2024), 「대한해협연안의 원시토기문화에 관한 소고」, 『한국식생활문화학회지』, 39(5), pp.235-245

이철호, 안보선(1995), 「김치에 대한 문헌적 고찰」, 『한국식문화학회지』 10(4) pp.311-319

이충환(2015), 「양조식초의 건강기능효과구명 및 상품성 증진기술개발」, 완결과제 최종보고서(과제 번호: PJ009826), 농촌진흥청, pp.10-15

이형재, 남희섭, 신재익, 안창원, 이형주, 문태화(1995), 「된장으로부터 Angiotensin Converting Enzyme(ACE) 저해 Peptide의 분획」, 『한국식품과학회지』 27(2), pp.230-234

임재민, 권선화, 배명숙, 정근옥, 문숙희, 박건영(2006),「검정콩(서리태) 청국장의 특성과 항돌연변이 효과」,『대한암예방학회지』11(3), pp.218-224
장지현 등(2001),『한국음식대관 제4권: 발효, 저장, 가공식품』, 한림출판사, pp.13-85
장지현 외(1972),「한국발효식품의 현주소」,『한국식문화연구』제 6호, 고려대학교 민족문화연구소
장지현(1975),「한국 저채류기원」,『성심논문집』제6집
장지현(1989),『한국전래 발효식품사 연구』, 수학사, pp.76-144, 346-446
전은정(2022),「된장」,『한국장류제조총람』, 농림축산식품부, 한국장류협동조합, pp.284-293
정도연(2022),「장류의 제조방법」,『한국장류제조총람』, 농림축산식품부, 한국장류협동조합, pp.201-283.
정도연, 조성호(2021),「장류산업의 과거, 현재 그리고 미래」,『한국의 발효식품』, 신동화 편저, 도서출판 식안연, pp.127-192
정동효(2004),『아시아 전통발효식품사전』, 신광출판사, pp.1-275
정동효(2012),『발효식품의 기능성』, 신일북스, pp.199-211.
정학유(1816),「농가월령가」,『한국식영대전』, 경문사, pp.231-232
조명철, 임은영(2022),「고추」,『한국장류제조총람』, 농림축산식품부, 한국장류협동조합, pp.95-114
조승화(2022),「장류를 이용한 가공제품」,『한국장류제조총람』, 농림축산식품부, 장류협동조합, pp.312-322
조원일, 김상무(2012),「저식염 오징어 식해의 생리활성 및 유통기한 설정」,『한국식품과학회지』44(1), pp.61-68
조후종(1991),「김치와 전통 식생활」,『국민영양』, pp.91-95
진중현(2014),「식초분야, 발효식품과학과 산업의 종합 발전방향」,『한국과학기술한림원』, 한림연구보고서 98, pp.160-192
최성원(2020),「마이크로바이옴 지장동향과 유망기업 및 연구개발현황」, 한국마케팅

연구소, pp.153-349.

최신양, 최미정, 이정진, 김현정 홍석산, 정건섭, 이봉기(1999).「순창 재래식된장의 암세포 성장억제 효과」,『한국식품영양과학회지』28(2), pp.458-463

최연배, 손헌수(1998),「대두가공식품 중의 이소플라본 함량」,『한국식품과학회지』30(4), pp.745-750.

최혜선(2022),「콩」,『한국장류제조총람』, 농림축산식품부, 한국장류협동조합, pp.63-80

최홍식(2004),『김치의 발효와 식품과학』, 도서출판 효일, pp.15-192, 73-123

최홍식(2016),『김치 100그램의 행복』, 자유아카데미, pp.19-43, 73-123

최홍식, 박경숙, 문갑숙, 박건영(1990),「지방질의 산화에 대한 된장 및 그 추출물의 항산화 특성」,『한국영양식량학회지』19(2), pp.163-167

하상도, 김애정(2005),「젓갈의 안전성 연구동향」, 식품과학과 산업 6월호, 한국식품과학회

함경식(2022),「소금」,『한국장류제조총람』, 농림축산식품부, 한국장류협동조합, pp.115-135

홍태희(2004),『발효식품학』, 지구문화사, pp.190-199

황혜성, 한복려, 한복진(1995),『한국의 전통음식』, pp.162

『고사신서(攷事新書)』, 서명은(1771), 日用門, 上, 卷之13, 造醬法制

『구황보유방(救荒補遺方)』, 벽곡절식방조(辟 穀絕食方條)

『구황촬요(救荒撮要』(1554), 침장법조(沈醬法條, 장담그는 법)

『규곤시의방(閨壼是議方)』(1985), 황혜선 편

『규합총서』(1988), 이만수 역, 기린원, pp.47-53.

『도문대작』, 허균(1611) 26권, 12책, 어패류 40종. 소채류 25종

『동국세시기』(1849). 홍만선 편. 11월조(동치미, 석박지).

『동국이상국집(東國李相國集)』, 이규보(1241), 후집, 12권

『동의보감(東醫寶鑑)』, 탕액편(湯液篇), 곡부(穀部), 장조(醬條)
『미암일기』, 유희춘(1567~1577), 12책.
『사시찬요초(四時纂要抄)』(1655), 2月, 9月條
『산림경제』, 홍만선(1643~1715), 4권 4책, 필사본
『삼국사기』, 김부식(1145) 권 8, 신라본기, 제8, 신문왕 3년 2월조
『삼국유사(三國遺事)』 卷5, 금현감호조(金現感虎條)
『상시무서』, 최승로(982), 28조
『음식디미방』, 정부인 안동장씨(2007), 영야군, pp.349-355
『제민요술(齊民要術)』, 윤서석(1993) 편, 민음사, pp.156-163
『주방문(酒方文)』, 작자, 연대 미상
『주서(周書)』, 이역전(異域傳), 백제조(百濟條)
『증보산림경제(增補山林經濟)』, 유중림(1780), 卷之8, 治膳, 醬諸品條
『태종실록』(1401~1418) 22권 등
『해동농서(海東農書)』, 서호수(1736~1900), 卷之6, 造料物法, 造醬條
『훈몽자회(1957)』, 최세진 저, 3360자 기록.

Alessandri, C., Sforza, S., Plazzo, F., Lambertini, S., Paolella, D., Zannro, C. et al. (2012), Tolerability of a fully maturared cheese in cow's milkallergic children: Biochemical immunochemical, and clinical aspects. PloS One 7:e40945

Anderson, J. W. (2003), Whole grains protect against atheroscleroticcardiovascular disease. Proc. Nutri. Soc. 62, 135 - 142. doi: 10.1079/PNS2002222"

Apostolidis E, Kwon Y. I, Shinde R., Ghaedian R and Shetty K. (2011), Inhibition of Helicobacter pylori by fermented milk and soybean milk using selected lactic acid bacteria and link to enrichment of lactic acid and phenolic content, Food Biotechnology, 25, 58-76

Asgan B., Kermanian F, Yaghoobi M., Vaezi A., Soleimanifar F. and Yaslienifard S. (2020), The anti-*Helicobacter pylori* Effect of Lactobacillus acidophilus, L. platarum and L. rhamnosus in stomach Tissue of c57 BL/6mice.

Astuie, M. (2015), "Health benefits of tempe," in Health Benefits of Fermented Foods, ed. J. P. Tamang (New York, NY: CRC Press), 371–394

Babiker, E. F. E, Kham, M. A. S, Natsudomi, N. and Kato, A. (1996), Polymerization of soy protein digests by microbial transglutaminase for improvement of the funcional properties. Food Research International, 29(7), 627–634.

Baik, S. C., Kim, J. B., Cho, M. J., Kim, Y. C., Park, C. K., Choi, H. H. and Rhee, K. H. (1990), Prevalence of *Helicobacter pylori* infection among normal Korean adult. J. Kor. Soc. Microbiol. 25, 455–462

Barbosa, R. S. D., Vieira-Coelho, M.A. (2020), Probiotics and prebiotics: focus on psychiatric disorders–a systematic review. Nutrition Reviews, 78(6), June, 437–450, doi: 10.1093/nutrit/nuz080.

Baruah, R., Ray, M. and Halam, P. M. (2022), Preventive and therapeutic aspects of fermented foods. J. App Microbial. 132(5), 3476–3489

Budak, N. H,, Aykin, E, Seydim, A. C, Greene, A. K. and Guzel-Seydim Z. B. (2014), Functional properties of vinegar. Journal of Food Science 79(5) R 757.

Business Research Insight (2024), Fermented Foods and Ingredients Market Report. Overview, updated on 15 April. 2024.

Byun, M. Yu, O. Cha, Y. and Park, T. (2016), Korean traditional Chungkookjang improves body composition, lipid profiles and their atherogenic indices in overweight/obese subjects. A double-blind, randomized, crossover, placebo-controlled clinical trial. Eur. J. Clin. Nutr. 70, 1116–1122

Byun, M., Yu, O., Cha, Y., and Park, T. (2016), Korean traditional

Chungkookjang improves body composition, lipid profiles and atherogenic indices in overweight/obese subjects: A double-blind, randomized, crossover, placebo-controlled clinical trial. Eur. J. Clin. Nutr., 70, 1116 - 1122

Cha, Y. S. Kim, S. R. Yang, J. A. Back, H. I., Kim, M. G. Jung, S. J., Song, W. O. Chae, S. W. (2013), Gochujang, fermented soybean-based red pepper paste, decreases visceral fat and improves blood lipid profiles in overweight adults. Nutr. Metab., 10-24

Chandan, R. C. and Kilara, A. (2013), Manufacturing Yogurt and Fermented Milks, 2nd Ed. Chichester: John Wiley & Sons, 477

Chen Hsing-chen (1993), Fish Fermentation Technology in Taiwan, in Fish Fermentation Technology ed. Lee. C. H. Stein Kraus and Alan Reilly, P.J, United Nations University Press. Tokyo, 203-212

Chen, H., Chen, T. and Giudici, P. and Chen, F. (2016), Vinegar Functions on Health: Constituents, Sources, and Formation Mechanisms. Comprehensive Reviews in Food Science and Food Safety 15(6) DOI:10.1111/1541-4337.12228

Chen, Y. Q. (2022), Fermented soy products in china. 한국 장류제조 총괄. 농림축산식품부, 한국장류협동조합. 138-166

Choi, M. J., Cho, H. J., Choi, M. S. and Choi, Y. H. (1999), Effect of garlic vinegar supplementation on changes of body weight, plasma glucose, plasma lipid profile in high cholesterol-fed rats, J. of Food Sci. Nutrition 4(3), 197-199

Choo, J. (2000), Anti-obesity effects of Kochujang in rats fed on a high-fat diet. Korean J. Nutr. 33, 787 - 793

Cicenia A, Scirocco A, Carabotti M, Pallotta L, Marignani M, Severi C. (2014), Postbiotic activities of lactobacilli-derived factors. J Clin Gastroenterol.

Nov-Dec;48 Suppl 1:S18-22. doi: 10.1097/MCG.0000000000000231. PMID: 25291118.

Cui, R., Zhang, C., Pan, Z-H., Hu, T-G .and Wu, H. (2024), Probiotic edible herbs as functuional foods: A rewiew of current status,challences, and strtegies. COMPREHENSIVE REVIEW. http://doi.org/10.1111/1541-4337.13305

Das, G., Paramithiotis, Sivamaruthi, R. S., Wijavya, C.H., Suhata, S., Sanlier, N., Shin, H. S., Patra, J. K. (2020), Traditional fermented foods with anti-aging effect: AS concentric review. Food Research International. 134. August. 1-8

Donohue, D. C. and Salminen, S. J. (1996), Safety of Probiotic bacteria. Asia Pacific Journal of Clinical Nutrition 5, 25-28

Duran, H., Wang, K., Zhang, Q., Zou, R., Guo, M., and Zheng, H. (2021), Characteristics of gut microbiota in people with obesity. DLos one 16(8). doi : 10. 1371/journal. pone. 0255446

El-Bataway, O. L., Mahaoly, S. N., and Gohari, S. T. (2019), Development of functional fermented oat milk by using Probiotic strains and whey protein. International journal of Dairy science. 14(1), 21-28

Farnworth E. R. (2008), Handbook of Fermented Functional Foods, Second ed. CRC Press. 1-24

Frediansyah, A. (2017), Microbial fermentation as means of improving Cassava production in Indonesia, Cassava, Viduranga Waisundara(ed). Intech Open, DOI:105772/intech open,71966

Fung D. Y. C, and Crozier-Dodson B. A. (2008), Tempeh, a mold-modified indigenous fermented food, CRC Press. 475-494

Gibbs B. F., Zougman, A,, Masse R. and Mulligan, C. (2004), Production and characterization of bioactive peptides from soy hydrolysate and soy-fermented food. Food Research International. 37, 123-131

Graham D. Y G. M., Lew, P, D., Klein, D. G., Evans, D. J. Jr., Evans, Z. A., Saeed and Malaty, H. M. (1992), Effect of reatment of *Helicobacter pylori* infection on the long-term recurrence of gastric or duodenal ulcer. Ann. Int, Med. 116, 705-708

Granier, A., Goulet, O., and Hoarau, C. (2013), Fermentation products: immunological effects on human and animal models. Pediatr. Res. 74, 238 - 244.doi: 10.1038/pr.2013.76

Han, A. L., Jeong, S. J., Ryu, M. S., Yang, H. J., Jeong, D. Y., Park, D. S., and Lee, H. K. (2022), Anti-Obesity Effects of Traditional and Commercial Kochujang in Overweight and Obese Adults: A Randomized Controlled Trial. Nutrients. 14, 2783

Han, K., Bose, S., Wang, J. H., Kim, B. S., Kim, M. J., Kim, E. J., and Kim, H. (2015), Contrasting effects of fresh and fermented kimchi consumption on gut microbiota composition and gene expression related to metabolic syndrome in obese Korean women. Mol. Nutr. Food Res. 59, 1004 - 1008

Han, S., Kang, G., Ko, Y., Kang, H., Moon, S., Ann, Y. (2012), Fermented fish oil suppresses T helper 1/2 cell response in a mouse model of atopic dermatitis via generation of CD4+CD25+Foxp3+T cells. BMC Immunol 13:44

Heeba, S. and Nisha, P. (2021), Fermented Food in Aging and Longevity. in Nutrition, Food and Diet Aging and Longevity. Springer Link. 179-192

Hermosilla, J. A. G., Jha, H. C., Egge, H., and Mahmud, M. (1993), Isolation and characterization of hydroxymethyl glutaryl coenzyme. A reductase inhibitors from fermented soybean extracts. J. Clin. Biochem. Nutri. 15,

163 - 174. doi:10.3164/jcbn.15.163"

Hertzler, S. R., and Clancy, S. M. (2003), Kefir improves lactose digestion and tolerance in adults with lactose maldigestion. J. Am. Diet Assoc. 103, doi: 10.1053/jada.2003.50111. 582 - 587

Hesseltine C. W. (1983), Microbiology of oriental fermented foods. Annual Review of Microbiology. 37, 575–601

Holzapfel, W. H. and Wood, B. J. B. (2014), Lactic Acid Bacteria: Biodiversity and Taxonomy. (New York, N.Y. Wiley–Blackwell), 632

Holzapfel, W. H., Giesen, R. and Schillinger, U. (1995), Biological preservation of foods with reference to protective cultures, bacteriocins and food–grade enzymes. Int. J. Food Microbiol. 24, doi: 10.1016/0168–1605(94)00036–6. 343 - 362

Hong, W., Chen, Y. and Chen, M. (2010), The antiallergic effect of kaffir Lactobacilli. J. Food Sci. 75: H244 - H253.

Hui Y. H. (2004), Handbook of food and beverage fermentation technology, Marcel Dekker. 1–22

Hur, H. J., Lee, K. W., anf Lee, H. J. (2004), Production of nitric oxide, tumor necrosis factor–α and interleukin–6 by RAW264. 7 macrophage cells treated with lactic acid bacteria isolated from kimchi. Biofactors. 21, 123 - 125

Hwang, K. M., Jung, K. O., Song, C. H.,; Park, K. Y. (I2008), Inncreased antimutagenic and anticlastogenic effects of Denjang (Korean fermented soybean paste) prepared with bamboo salt. J. Med. Food. 11, 717 - 722

Im J. H. (2013), The effect of Gochujang pills on blood lipids profiles in hyperlipidemia subject: a l2 weeks, randomized, double–blind, placebo–controlled clinical trial/M.S. thesis, Chonbuk National University, Jeonju, Korea.

Itoh H, Tachi H, and Kikuchi S. (1993), Fish fermentation technology in Japan, in Fish Fermentation Technology. Ed. Lee C.H. et. al, United Nations University(Tokyo). 177–186

Jeong, J. K., Chang, H. K., Park, K. Y. (2014), Doenjang prepared with mixed starter cultures attenuates azoxymethane and dextran sulfate sodium-induced colitis-associated colon carcinogenesis in mice. J. Carcinog. 13:9.

Jo S. C, Rim A. R, Park H. J. Park S. M and Lee S.C. (2005), Effect of Chaff vinegar on growth of food-borne pathogenic bacteria. J. Food Sci. and Nutrition. 10, 130–133

Jung, S. J., Chae, S. W., Shin, D. H. (2022), Fermented Foods of Korean and Functionalities. fermentation. 8. 645. https://doi.org/10.3390/fermentation 8110645.

Karim M. I. A. (1993), Fermented fish products in Malaysia, in Fish fermentation techology. Ed. C. H. Lee, et al., United Nation University(Tokyo), 96–106

Kerry, R. G., Potro, J. K., Goudo, S., Park, Y., Shin H. S., Das, G. (2018), Benefaction of Probiotics for human health: Review. J. of Food and Drug analysis. 26, Issue 3, 1–26

Kilara, A., Ramesh C. Chandan, R. C. (2013), Greek-style yogurt and related products. Book Editor(s): Ramesh C. Chandan, Arun Kilara. https://doi.org/10.1002/9781118481301.ch13Citations: 5ePDFPDF

Kim E. K, An S. Y, Lee M. S, Kim T. H. Lee H. K, Hwang. Choe S. J, Kim T. Y, Han S. J. Kim, H. J, Kim, D. J. and Lee, K. W. (2011), Fermented kimchi reduce body weight and improves metabolic parameters in overweight and obese patients. Nutr. Res. 31, 436–443

Kim Y. S., Zheng, Z. B. and Shin, D. H. (2008), Growth inhibitory effects of kimchi(traditional fermented vegetable product) against Bacillus cereus,

Listeria monocytogenes, and *Staphylococcus aureus*. Journal of Food Protection. 71(2), 325−332

Kim, E. K,, An, S. Y., Lee, M. S., Kim, T. H., Lee, H. K., Hwang, W. S., Choe, S. J., Kim, T. Y., Han, S. J., and Kim, H. J. (2011), Fermented kim−chi reduces body weight and improves metabolic parameters in overweight and obese patients. Nutr. Res. 31, 436 – 443

Kim, H. Y., Song, J. L., Chang, H. K., Kang, S. A., Park, K. Y. (2014), Kimchi protects against azoxymethane/dextran sulfate sodium – induced colorectal carcinogenesis in mice. J. Med. Food. 17, 833 – 841

Kim, J. T., Nam, S, W. RoeI H., Myung, N. H and Slun, J. H. 2002. In vitro and in vivo investigation and verification of the substances with anti−Helicobncter pylori activity, Kim, K. C. (2022), Food Alters Geanes: Nutrigenomics and Epigenomics. ed. Shin, D. H. and Shetty, K. in Korean Food Systems. CRC. 147−186, Kor. J. Gastrointerol. 40, 166−172

Kim, S. J, Jung, K. O. and Park, K. Y. (1999), Inhibitory Effect of Kochujang Extracts on Chemically Induced mutagenesis. J. Food Sci. Nutr. 4(1), 38−42

Kim, S. M. (2015), Traditional Korean fermented fish products, international symposium for Marine and Fishery Research, Aug. 7. Indonesia

Kishi M, Fukaya M, Tsukamoto Y, Nagasawa T, Takehana K and Nishizawa N. (1999), Enhancing effect of dietary vinegar on the intestinal absorption of calcium in ovariectomized rats, Biosci., Biotechnol., Biochem. 63(5), 905−210

Knochel S. (1993), Processing and Properties of North European pickled fish products, in Fish Fermentation Technology, Ed. Lee CH, et. al. in Fish Fermentation Technology. Ed. Lee CH et. al, United Nations University(Tokyo). 213−229

KosiKowski F. V. (1997)b., Cheese and Fermented Milk Products, 2nd ed. Amn. Arbor, Edward Bros, Inc.

Kosikowski F. V. and Mistry VV. (1997)a. Cheese and Fermented Milk Food, 3rd ed. Westport, CT:LLC

Kudou, S., Fleury, Y., Welti, D., Magnolato, D., Uchida, T., Kitamura, K., et al. (1991). Malonyl isoflavone glycosides in soybean seeds (Glycine max Merrill). Agric. Biol. Chem. 55, 2227–2233. doi: 10.1271/bbb1961.55.2227.

Kumar, V., Bahuguna, A.,; Ramalingam, S., Lee, J. S., Han, S. S.,; Chun, H. S.,; Kim, M. (2022), Aflatoxin Reduction and Retardation of Aflatoxin Production by Microorganisms in Doenjang during a One-Year Fermentation. J. Fungi. 8, 190

Kurtzman, C. P. and Fetl, J. W. (1998), The yeast, A toxomomic Study, 4th ed, Amsterdan, the Netherlands, Elsevier Science.

Kwak, C. S., Park, S., and Song, K. Y. (2012), Doenjang, a fermented soybean paste, decreased visceral fat accumulation and adipocyte size in rats fed with high fat diet more effectively than nonfermented soybeans. J. Med. Food 15, doi:10.1089/jmf.2010.1224" 1–9

Kwon, S. and Kwon, S. (2017), Utilizing Soybeans for Nutrition and Income In Afghanistan, Nutrition and Education International (NEI) Report.

Lee, H. J, Lee, K. W, Kim, K. H, Kim, H. K. and Lee, H. J. (2004), Antitumor activity of peptide fraction from traditional Korean soy sauce. J. Microbiol. Biotechnol. 14(3), 628–630

Lee, J. (2005), Adhesion of kimchi Lactobacillus strains to Caco-2 cell membrane and sequestration of aflatoxin B1. J Kor Soc Food Sci Nutr. 34, 581–585

Lee, K. E, Choi, U. H. and Ge, J. I. (1996), Effect of kimchi intake on the composition of human large intestinal bacteria. Korean J. Food Sci. Tech. 28, 981-986

Lee, Y. W., Kim, J. D., Zheng, J.,; Row, K. H. (2007), Comparisons of isoflavones from Korean and Chinese soybean and processed products. Biochem. Eng. J. 36, 49-53

Lim, J., Seo, B. J., Kim, J. E., Chae, C. S., Im, S. H., Hahn, Y. S., (2011). Characteristics of immunomodulation by a *Lactobacillus sakei* probio 65 isolated from Kimchi. Korean J. Microbiol. Biotechnol. 39, 313-316

Liu, C. F., and Pan, T. M. (2010), In vitro effects of lactic acid bacteria on cancer cell viability and antioxidant activity. J. Food Drug Anal. 18, 77-86

Mabesa, R. C. and Babaan, J. S. F. (1993). Fish Fermentation Technology in The Philippines In ed. Lee, C. H., Stein Kraus and Alan Railly. P. J. United Nations University Press (Tokyo). 85-94

Mashall, B, J., H., Royce, D. 1., Annear, C. S. Goodwin, J.W, Peannan, J. R. Warren, J. A. Armstrong (1984), Original isolation of *Camnpylobacter pyloridis* from human gastric mucosa. Microbios Lett. 25, 83-88

Meyer, K., Kushi, L., Jacobs, D., Slavin, J., Sellers, T., and Folsom, A. (2000), Carbohydrates, dietary fiber, and incidence of type 2 diabetes in older women. Am. J. Clin. Nutri. 71, 921-930

Mo, H., Zhu, Y., and Chen, Z. (2008), Review. Microbial fermented tea - a potential source of natural food preservatives. Trends Food Sci. Technol. 19, doi:10.1016/j.tifs.2007.10.001. 124-130

Montecucco, C., Rappuoli, R. (2001), Living dangerously how *Helicobacter pylori* survives in the human stomach, Nature Reviews Molecular Cell Biology. 2, 457-466

Moon, Y. J., Soh., J. .R., Yu., J. .J.. Sohn H. S., Cha, Y. S. and Oh, S. H. (2012),

Intracellular lipid accumulation inhibitory effect of *Weissella koreensis* OK1-6 isolated from Kimchi on differentiating adipocyte. Journal of Applied Microbiology. 113, 652-659

Nagai, T. and Tamang, J. P. (2010), Fermented legumes: Soybean and non-soybean products in Fermented Foods and Beverages. 191-224

Nikkuni, S., Karki, T. B., Vilku, K. S., Suzuki, T., Shindoh, K., Suzuki, C. (1995), Mineral and amino acid contents of kinema, a fermented soybean food prepared in Nepal. Food Sci. Technol. Int. doi:10.3136/fsti9596t9798.1.107. 107 - 111

Nout, M. J. R. and Aidoo, K. E. (2002), Asian fungal Fermented food. In the Mycota, ed. Osiewacz, H. D., New York, Springer-Verlag. 23-47

Oh, C. K., Oh, M.C., Kim, S. H. (2004), The Depletion of Sodium Nitrite by Lactic acid Bacteria Isolated from Kimchi. J. Med. Food(1), 38-44

Ostman, E, Eranfeldt, Y., Persson, L and Bjorck, I. (2005), Vinegar supplementation lowers glucose and insulin responses and increase satiety after a bread meal in healthy subject, European J. of Clinical Nutrition 59(9), 983-989

Otes, S., and Cagindi, O. (2003), Kefir: a Probiotic dairy-composition, nutritional and therapeutic aspects. Pakistan J. Nutri. 2, 54 - 59. doi: 10.3923/pjn.2003.54.59

Papamanoli, E. P., Kotzekidou, P., Tzanetakis, N. and Tzanetaki, E. I. (2002), Characterization of Micrococcaceae isolated from dry fermented sausage. Food Microbiology. 19, 441-449

Parente, E. and Cogan, T. M. (2004), Starter culture: General aspects, in cheese, Chemistry, Physics and Microbiology, 3rd. ed. Elsevier. 123-147

Park, J. A., Pichiah, P. B. T., Yu, J. J., Oh, S. H., Daily, J. W. and Cha, Y. S.

(2012), Anti−obesity effect of kimchi fermented with *Weissella koreensis* OKI−6 as starter in high−fat diet−induced obese C57BL.6J mice. J. Appl Microbiol. 113, 1507−1516

Park, J. E., Oh, S. H. and Cha, Y. S. (2020), *Lactobacillus brevis* OPK−3 from Kimchi prevents obesity and modulates the expression of adipogenic and pro−inflammatory gene in adipose tissue of diet−induced obese mice. nutrients. 12. doi:10.3390/nu12030604

Park, J. E.. Oh, S.−H. and Cha, Y. S. (2013), *Lactobacillus plantarum* LG42 isolated from gajami sik−hae decreases body and fat pad weights in diet−induced obese mice. Journal of Applied Microbiology 116. 145−156

Park, K. Y., Cho, E. J., Rhee, S.H., Jung, K.O., Yi, S.J., June, B. H. (2003), Kimchi and an active component beta−sitosterol, reduce oncogenic H−Rasv12−induced DNA synthesis, J. Med Food. 6, 151−156

Park, K. Y., Ju, J. (2018), Kimchi and its health benefits. In Korean Functional Foods. CRC Press. 43 − 78

Park, S. C. (2023), Korean Ethnic Food Provides New Paradigm for Heathy Longevity. ed. Shin, D. H. and Shetty, K. in Korean Food Systems. CRC. 9−21

Pedone, C. A., Arnaud, C. C., Postaire, E. R., Bouley, C. F., and Reinert, P. (2000), Multicentric study of the effect of milk fermented by *Lactobacillus casei* on the incidence of diarrhoea. Int. J. Clin. Pract. 54, 568 − 571

Phithakpol, B., (1993), Fish Fermentation Technology in Thailand. ed. Lee, C. H. Stein Kraus and Alan Railly. P. J. United Nations University Press(Tokyo), 155−166

Putro, S. (1993), Fish fermentation technology in Indonesia. in Fish Fermentation Technology, ed. Lee, C.. H. SteinKraus and Alan Railly. P. J. United Nations University Press(Tokyo). 107−128

Ramirez, J. F., Sanchez-Marroquin, A., Alvarez, M. M., and Valyasebi, R. (2004), Industrialization of Mexican pulque, in Industrialization of Indigenous Fermented Foods, 2nd ed. Steinkraus, K. Marcel Deckker(New York, N. Y.). 547 - 586

Ray, B., Bhunia, A. (2008), Fundamental Food Microbiology, 4th ed, CRC Press. 165-168

Rostall R. A., Gibson, G. R. Recent developments in prebiotics to selectively impact beneficial microbes and promote intestinal health. Curr Opin Biotechnol. 2015 Apr;32: doi:10.1016/j.copbio.2014.11.002. Epub 2014 Nov 21. PMID: 25448231. 42-46

Sampson, T. R, and Mazmanian, S. K. (2015), Control of brain development, function and behavior by the microbiome. Cell Host Microbe. 17:565 - 76. doi: 10.1016/j.chom.2015.04.011

Sanchez, P. C. (1977), Shortened fermentation process for Philippine rice cake("puto"), The Philippine Agriculturist. 61, 134-140

Sanlier, N., Gokcen, B. B., Sezgin, A. C. (2019), Health. benefits of fermented foods. Critical Review in Food Science and Nutrition. 59(3), 506-522

Sarkar, A., Lehto, S. M., Harty, S., Dinan, T. G., Cryan, J. F., and Burnet, P. W. (2016), Psychobiotics and the manipulation of bacteria - gut - brain signals. Trends Neurosci. 39:763 - 81. doi: 10.1016/j.tins.2016.09.002

Sarkar, P. K., Morrison, E., Tingii, U., Somerset, S. M., and Craven, G. S. (1999), B-group vitamin and mineral contents of soybeans during kinema production. J. Sci. Food Agric. 78, doi: 10.1002/(SICI)1097-0010(199812)78:4〈498::AID-JSFA145〉3.3.CO;2-3. 498 - 502

Sato, K. (2022), Fermented soy products in Japan. 한국장류제조총괄. 농림축산식품부, 한국장류협동조합. 167-186

Shah, N. P. (2015), "Functional properties of fermented milks," in Health Benefitsof Fermented Foods, ed. J. P. Tamang. CRC Press. 261 - 274

Shin, D. H. (2023), Korean Fermented Foods for Healther and Longevity. ed. Shin, D. H. and Shetty, K., in Korean Food Systems. CRC. 107–145

Shin, S. K., Kwon, J. H., Jeon, M., Choi, J., and Choi, M. S. (2011), Supplementation of Cheonggukjang and Red Ginseng Cheonggukjang can improve plasma lipid profile and fasting blood glucose concentration in subjects with impaired fasting glucose. J. Med. Food 14, doi: 10.1089/jmf.2009.1366. 108 - 113

Singh, R. K., Chang, H–W., Tan, D., Lee, K. M., Ucmak, D., Wong, K., Abrouk, M., Farahnik, B., Nakamura, M., Zhu, T. H., Bhutani, T. and Liao, W. (2017), Influence of diet on the gut microbiome and implications for human health. J. of Translational Medicine. 15. article No. 73, 1–65

Singh, R. V. and Sambyal K. (2023), β–galactosidase as an industrial enzyme: production and potential. Chemical Papers. 77, 11–31

Slyepchenko, A., Carvalho, A. F., Danielle S Cha, D.S., Kasper, S., McIntyre, R. S. (2014), Gut emotions–mechanisms of action of Probiotics as novel therapeutic targets for depression and anxiety disorders. 2014;13(10):1770–86. doi: 10.2174/1871527313666141130205242.

Son, H. K., Kim, Y. K., Shin, H.W., Lim, H. J., Moon, B. S. and Lee, J. J. (2017), Comparison of anti–obesity effects of spirit vinegar and natural fermented vinegar productions on the differentiation of 3 T3–L1 cells and obese rats fed a high–fat diet. J. Food and Nutrition Research. 5(8), 594–605

Sorbara, M. T. and Eric G. Pamer, E. G. (2022), Microbiome–based therapeutics. Nature Review/Microbiology. 365–380

Steinkraus, K. H. (1983), Handbook of Indigenous Fermented Foods. Marcel

Dekker. Inc. 95–300

Stewart, C. (2024), The Wonderful World of Fermentation. Food Technology, June, 67–71

Subasinghe, S. (1993), Fermented fishery products in Sri Lanka, Ed, Lee CH et. al, United Nations University(Tokyo), 167–176

Subasinghe, S. (1993), Fermented fishery products in Sri Lanka, ed, Lee, C. H., United Nations University(Tokyo), 167–176

Tae, H., and Kim, T. S. (2024), The effect of prebiotic and Probiotic food consumption on anxiety severity: A nationwide study in Korea. frontiers in Nutrition. Doi 10.3389/fnut.2024.1385518.

Tamang, J. P. (2022), Fermented soy products in India, 한국장류제조총괄, 농림축산식품부, 한국 장류 협동 조합, 187–200

Tamang, J. P. and Kailasepathy. K. (2010)a. Fermented Foods and Beverages of the World. CRC Press. 111–126

Tamang, J. P., Das, S., Pynhunlang Kharnaior, P., Priyambada Pariyar, P., Namrata Thapa, N., Seung–Wha Jo, S.W., Eun–Jung Yim, E. J., and Shin, D. H. (2022), Shotgun metagenomics of Cheonggukjang, a fermented soybean food of Korea: Community structure, predictive functionalities and amino acids profle. Food Research International, 151. 110904

Tamang, J. P., Shin, D. H., Jung, S. J., Chae, S. W. (2016), Functional Properties of Microorganisms in Fermenred Foods. frontiers in Microbiology. 26 doi:10.3389/2016.00578

Tamang, J. P., Watanabe, K., and Holzapfel, W. H. (2016)b. Review: Diversity of microorganisms in global fermented foods and beverages. Front. Microbiol. 7:377. doi: 10.3389/fmicb.2016.00377

The Science Times (2018.3.), 우주 최초의 별 신호 탐지 성공, The Science Times,

2018.3.3.

Tolhurst, G., Heffron, H., Lam, Y. S., Parker, H. E., Habib, A. M., Diakogiannaki, E. (2012), Short-chain fatty acids stimulate glucagon-like peptide-1 secretion via the g-protein-coupled receptor FFAR2. Diabetes Metab. Res. Rev. 61, 364–371. doi: 10.2337/db11-1019"

Tyn, M. T. (1993), Trends of Fermented Fish Technology in Burma. ed. Lee, C. H., Stein Kraus and Alan Railly. P. J. United Nations University Press(Tokyo). 155-166Lee. C. H. 129-153

Urushibata, Y, Tokuyama, S. and Tarha, Y. (2002), Characterization of the *Bacillus subtilis* ywsc gene, involved in λ-polyglutamic acid and production. Journal of Bacteriology. 182(2), 337-343

Verna, E. C., and Lucak, S. (2010), Use of Probiotics in gastrointestinal disorders: what to recommend? Ther. Adv Gastroenterol. 3, doi:10.1177/1756283X10373814. 307–319

Vinderota, G., Cotter, P. D., Freitas, M., Gueimonde, M., Holscher, H. D., Ruas-Madiedo, P., Salminen, S., Swanson, K. S., Sanders, M. E., Cifelli, C. J. (2023), Fermented foods: a perspective on their role in delivering biotics. Front Microbiol. May 12;14:1196239. doi: 0.3389/fmicb.2023.1196239. PMID: 37250040; PMCID: PMC10213265. Visc med Apr. 38(2), 137-143

Wiciński, M. Gębalski, J. Gołębiewski. J. and Malinowski, B. (2020), Probiotics for the Treatment of Overweight and Obesity in Humans-A Review of Clinical Trials. Microorganisms. Aug; 8(8): doi: 10.3390/microorganisms80811481148

Won, T. J., Kim, B., Song, D. S., Lim, Y. T., Oh, E. S., Lee, D. I., (2011), Modulation of Th1/Th2 balance by Lactobacillus strains isolated from kimchivia stimulation of macrophage cell line J774A.1 in vitro. J. Food Sci. 76, doi: 10.1111/j.1750–3841.2010.02031.x" H55 – H61.

Wong, P. W. and Jackson H. (1977), Fermented food of Sabah, Symposium on Indigenous fermented foods, Bangkok, Thailand.

Yadav, H., Jain, S. and Sinha, P. R. (2007), Antidiabetic effect of Probiotic dahi containing *Lactobacillus acidophilus and Lactobacillus casei in* high fructose fed rats. Nutrition 23, doi: 10.1016/j.nut.2006.09.002. 62 – 68

Yanagisawa, Y., and Sumi, H. (2005), Natto bacillus contains a large amount of water–soluble vitamin K(menaquinone–7). J. Food Biochem. 29, doi: 10.1111/j.1745–4514.2005.00016.x. 267 – 277

Ye, Z., Zhang, Y., Du, M., Lu, S., Zhao, Q, and Yang, S. (2022), The correlation between Probiotics and anxiety and depression levels in cancer patients: a retrospective cohort study. Front Psychol. 13:830081. doi: 389/ fpsyt.2022.830081

Zakaria, F. (1978), Improvement of the emulsification properties of soy protein by limited pepsin hydrolysis. 11, 42–22

Zakaria, F. and McFeeters, R.F. (1978), Improvement of the emulsifications properties of soy protein by limited pepsin hydrolysis. 11, 42–22

Zhai, H., Yang, X., Li, L., Xia, G., Cen, J., Huang, H. (2012), Biogenic amines in commercial fish and fish products sold in southern China. Food Control 25, doi: 10.1016/j.foodcont.2011.10.057. 303 – 308

찾아보기

ㄱ

가능성 83
가리 38
간장 84, 157
간장독 134
감마 아미노 부틸산 212
개량식 고추장 168
개량식 된장 163
개량식 메주 152
개량식 양조간장 159
계림유사 139
고려시대 김치 196
고미스 33
고사신서 141
고이구치 간장 84
고체발효 25
고초균 30, 31
고추 148
고추장 165
고추장 메주 153, 154
곡류 149
곡류 발효제품 29, 67
골다공증 269
곰팡이 175
공생관계 281
공생균 279
구황보유방 141
구황촬요 140
군드럭 47
굴간장 109
굴페이스트 109
규곤시의방 141
규합총서 200, 215
그래바드 피쉬 111
극소동물 5
글로불린 130
글리시닌 130
기능성 192
길항작용 8
김부식 137
김치 17, 53, 194
김치류 202
김치의 역사 195
김치의 종류 201

ㄴ

나우-마이-동 66
남프라
낫토 30, 92
넴차 101
느가-피 122
느간 프야 에 123

ㄷ

다마리 간장 84
다와다와 31
담뿍장 172
당서 138
대두 발효식품 30
대화본초 148
도문대작 198, 215

도사 71
도우츠 83
도우치 31, 88
동국세시기 200
동의보감 140
동이족 129
된장 91, 161
두장 81, 82

ㄹ
라이신 131
라케레트 111
레구멜린 130
레벤후크 5
류중림 136

ㅁ
마이크로바이옴 279
마티에스 110
마혜우 77
막장 172
말장 139
맘 102
메수 64
메주 150
멸치젓 220
명란젓 225
명치액젓 233
몰디브 생선 121
몽계필담 148
문종 138
미소 91
미아스마(Miasma) 6
미암일기 214
미이코톡신 178

ㅂ
바궁 122
바궁 알라망 122
바실리스 176
바아오게닉 아민 273, 298
박-시안-동 48
박테리아 7
발라오 발라오 122
발루트 104
발효 3, 9, 11
발효 향신 조미식품 166
발효과학 13
발효기법 7
발효란 104
발효식품 5, 17, 21, 43, 127, 263, 295
발효식품 출현 22
발효장유 82
발효제품 132
배추 202
백간장 85
버롱이스다 122
버터밀크 33
베본톳 102
베지마이트 53
벨라칸 114
병원균 279
본초강목 148
부두 112
부패 10
부패균 28
빵류 68
뿌리혹박테리아 281

ㅅ

사시찬요초 139, 215
사워크라우트 28, 45
산개저 198, 199
산림경제 200, 215
산분해 간장 160
삼국사기 137
삼국시대 137, 138
삼국지 137
삼국형성기 15
상고시대 김치 196
상시무서 138
상업 규모 13
상재균 279
새우젓 221
색경 141
생리활성물지 295
세균 175
세종실록지리지 214
소금 149
소스류 188
소시지 100
소이돈 65
소이범 65
소이짐 66
손 모우 102
송화단 104
쇄미록 214
쇼유 31
숏츠루 106
수르스트뢰임 112
수메르인 31
수산물 35
수안 카이 51
수후 89
숙성 255
쉬넬 마티에스 111
슈후 31
시(豉) 139, 141
식문화 43
식초 240
식초의 기능 256
식초의 역사 241
식초의 종류 245
식품위생법 151
식해(食醢) 215, 219, 227
식혜(食醯) 79
식혜고추장 167
신문왕 137
신문왕 3년 36
신제품 192
심부배양법 254
쌈장 172
쓰케모노 194

ㅇ

아글리콘 164
아리안족 23
아미노산 153, 183
액젓 230, 234
액체발효 25
양념 205
양념장 188
양념젓갈 230
어간장 108, 118
에쿵 66
엔제라 72
엡 66
염분 함량 212
염장기술 129

염절임 16, 204
오기 74
오사카생물협약 8
오징어젓 224
올리브 54, 56
요거트 34
요구르트 32
우수 균주 192
우스구치 간장 84
우유 33
우주 생성 3
우지 76
유과 78
유루 108
유해균 28
육류 37
육류제품 39
육취 135
음식디미방 249
이까나고와 코나고 106
이까쇼유와 이시루 107
이들리 69
이소플라본 147, 164
이토로그 나 말라트 103
인도의 콩 발효제품 86
일본식 된장 85
임원십육지 200, 215

ㅈ

자(鮓) 216
자아디 120
장(醬) 134, 137
장(漿) 137
장류 17, 129, 136, 145
장류의 규격 157
장아찌류 194
장즙 138, 140
재래식 메주 152
저채류 194
전국장 140
전통 고추장 166
전통 된장 142
전통발효식품 15, 18, 297
전통식품표준규격 151
절임류 189
젓갈 35, 37, 129, 212
젓갈류 17
젓갈의 역사 214
정제염 150
정치법 253
젖당 불내증 271
젖산균 34, 175
제룩 51
제민요술 35, 135, 214
조림류 190
조선시대 김치 198
조선요리학 15
조직대두단백 147
주례(周禮) 35
주방문 141
주서 137
죽순 45, 64
죽순해 198
준 고체발효 25
즙디히 141
즙장 96, 172
즙저 139
증보산림경제 136, 200
증편 77
진균독 298

진장 140
질병의 예방 297

ㅊ

채소 26
채소 종류 27
천일염 150
첨장 140
청국장 10, 96, 169
청국장 쿠키 191
청국장환 190
청장 140
초산균 252
초산발효 250
치료제 291
치즈 32
친칼룩 115
침채류 129

ㅋ

카사바 38
카이 켐 103
카제인 34
카카오 59
칼피 50
캡사이신 128, 206
커피 56
컨츄리 햄 101
케피어 33
콩 147
콩 간장 234
콩 된장 85
크루아상 79
크릴소스 109
키네마 30, 94
키슬라 74
키갑 이칸 113

ㅌ

타우코 91
탈지대두박 147
태조 138
템페 30, 86
템포약 63
토기 이용 24
통기발효법 254
투아 나오 30, 95
툰그림바이 97
트라시 우당 117

ㅍ

파세올린 130
파이토케미칼 44
파티스 122
팔아아-라아아 119
페놀화합물 147
페다 116
페카삼 113
펩타이드 127, 153, 183, 213, 298
포장 139
포졸 79
포채 52
푸루 83
푸토 70
프로바이오틱 128
피단 104

ㅎ

하몽 102

한국음식대관 135
한국전통음식 17
함단 104
핫 비팀 104
항 돌연변이성 206
항 알레르기 268
항당뇨 269
항비만 269
항비만 효과 186
항산화 효과 185
항생제 295
항암 206
항암 효과 184
해(醢) 36, 216
해동농서 141
핵산(ATP) 229
향신료 205
향장 102
허빙각 이씨 200
혈중 지질개선 184
형전용해 184
혜(醯) 216
호퍼 73
홈 초이 49
황곡균 131
효모 175, 178
후-다이와 수안-타이 51
후성유전학 18
훈몽자회 140
휘발성 염기질소 233
희석식초 243
히링 66

기타

Aakhone 98
aflatoxin B1 206
aglycone 266
Aspergillus oryzae 152
Aspergillus sojae 152
Baccilus cereus 274
bacteriocin 289
Bacterium 5
Bekang 98
Bifidobacterium 278
Capcicum annum L. 148
Capsicum 148
cyanogenic glucoside 39
cyanogenic gycoside 266
Debaryomyces 178
E. coli 207
Epigenomics 263
Fervere 9
fructoligosaccharide 286
galactose 286
Geotrichum candida 39
Helicobacter pylori 187
inulin 286
Isoflavone 268
Kapto 148
L. monocytogen 207
L. plantarum 289
Lactobacillus 278, 283
Lactobacillus gasser 289
Lactobacillus plantarum 206
Lb. plantarum 55
Leuconostoc mesenteroides 206
Micrococcaceae 177
Mycotoxin 273
Nutrigenomics 263
oligofructose 286

Peruyaan	98
phyto estrogen	267
postbiotic	183, 278, 289
Prebiotic	278, 286
Probiotic	6, 278, 282, 283
Probiotic microorganisms	264
Samonella	207
ß-gluconosidase	206
ß-gluteroidase	206
xylose	286
ά-glucosidase	228

건강을 지켜주는
발효식품 이야기

저　　자　신동화
발 행 인　김지영
발 행 처　자유아카데미
주　　소　경기도 파주시 회동길 37-42
　　　　　파주출판도시
전　　화　031-955-1321
팩　　스　031-955-1322
홈페이지　www.freeaca.com
전자우편　main@freeaca.com (대표)
　　　　　editor@freeaca.com (편집)
　　　　　crm@freeaca.com (영업)
등　　록　제406-2003-017호, 1980. 7. 12
제1판1쇄　2025년 1월 15일 발행

ISBN 979-11-5808-650-3　93570